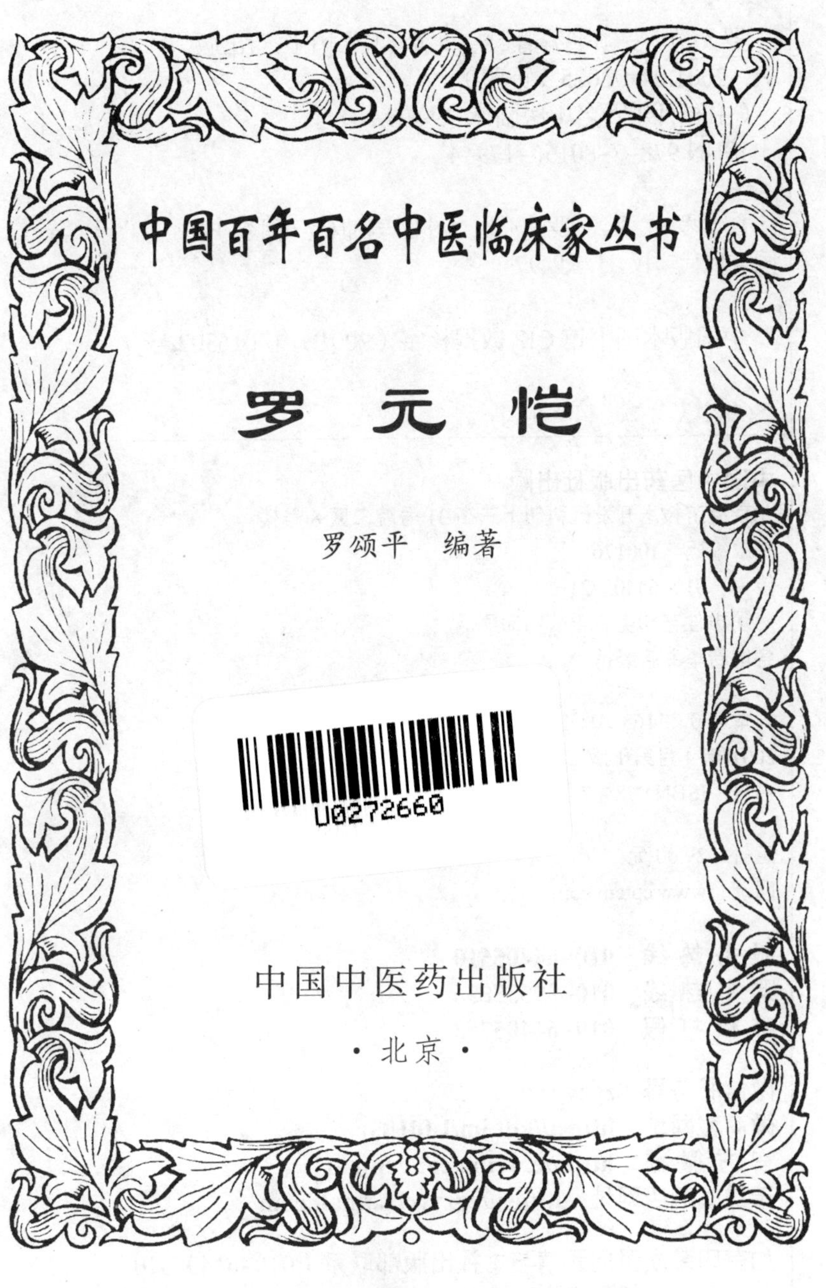

中国百年百名中医临床家丛书

罗元恺

罗颂平　编著

中国中医药出版社

·北京·

图书在版编目（CIP）数据

罗元恺 / 罗颂平编著 . -- 北京 : 中国中医药出版社 , 2001.04（2025.3 重印）
（中国百年百名中医临床家丛书）
ISBN 978-7-80156-179-4

Ⅰ. ①罗…　Ⅱ. ①罗…　Ⅲ. ①中医学临床 – 经验 – 中国 – 现代　Ⅳ. ① R249.7

中国版本图书馆 CIP 数据核字（2001）第 016302 号

中国中医药出版社出版
北京经济技术开发区科创十三街 31 号院二区 8 号楼
邮政编码　100176
传真　010-64405721
廊坊市佳艺印务有限公司印刷
各地新华书店经销

开本 850 × 1168　1/32　印张 7.75　字数 176 千字
2001 年 4 月第 1 版　2025 年 3 月第 5 次印刷
书号　ISBN 978 – 7 – 80156 – 179 – 4

定价　29.00 元
网址　www.cptcm.com

服务热线　010-64405510
购书热线　010-89535836
维权打假　010-64405753

微信服务号　zgzyycbs
微商城网址　https://kdt.im/LIdUGr
官方微博　http://e.weibo.com/cptcm
天猫旗舰店网址　https://zgzyycbs.tmall.com

如有印装质量问题请与本社出版部联系（010-64405510）

出版者的话

祖国医学源远流长。昔岐黄、神农，医之源始；汉仲景、华佗，医之圣也。在祖国医学发展的长河中，临床名家辈出，促进了祖国医学的迅猛发展。中国中医药出版社为贯彻卫生部和国家中医药管理局关于继承发扬祖国医药学，继承不泥古、发扬不离宗的精神，在完成了《明清名医全书大成》出版的基础上，又策划了《中国百年百名中医临床家丛书》，以期反映近现代即20世纪，特别是新中国成立50年来中医药发展的历程。我们邀请卫生部张文康部长做本套丛书的主编，卫生部副部长兼国家中医药管理局局长佘靖同志、国家中医药管理局副局长李振吉同志任副主编，他们都欣然同意，并亲自组织几百名中医药专家进行整理。经过几年的艰苦努力，终于在21世纪初正式问世。

顾名思义，《中国百年百名中医临床家丛书》就是要总结在过去的100年历史中，为中医药事业做出过巨大贡献、受到广大群众爱戴的中医临床工作者的丰富经验，把他们的事业发扬光大，让他们优秀的医疗经验代代相传。百年轮回，世纪更替，今天，我们又一次站在世纪之巅，回顾历史，总结经验，为的是更好地发展，更快地创新，使中医药学这座伟大的宝库永远取之不尽、用之不竭，更好地服务于人类，服务于未来。

本套丛书第一批计划出版140种左右，所选医家均系在中医临床方面取得卓越成就，在全国享有崇高威望且具有较高学术造诣的中医临床大家，包括内、外、妇、儿、骨伤、针灸等各科的代表人物。

本套丛书以每位医家独立成册，每册按医家小传、专病论治、诊余漫话、年谱四部分进行编写。其中，医家小传简要介绍医家的生平及成才之路；专病论治意在以病统论、以论统案、以案统话，即将与某病相关的精彩医论、医案、医话加以系统整理，便于临床学习与借鉴；诊余漫话则系读书体会、札记，也可以是习医心得，等等；年谱部分则反映了名医一生中的重大事件或转折点。

本套丛书有两个特点是值得一提的：其一是文前部分，我们尽最大可能收集了医家的照片，包括一些珍贵的生活照、诊疗照，以及医家手迹、名家题字等，这些材料具有极高的文献价值，是历史的真实反映；其二，本套丛书始终强调，必须把笔墨的重点放在医家最擅长治疗的病种上面，而且要大篇幅详细介绍，把医家在用药、用方上的特点予以详尽淋漓地展示，务求写出临床真正有效的内容，也就是说，不是医家擅长的病种大可不写，而且要写出“干货”来，不要让人感觉什么都能治，什么都治不好。

有了以上两大特点，我们相信，《中国百年百名中医临床家丛书》会受到广大中医工作者的青睐，更会对中医事业的发展起到巨大的推动作用。同时，通过对百余位中医临床医家经验的总结，也使近百年中医药学的发展历程清晰地展现在人们面前，因此，本套丛书不仅具有较高的临床参考价值和学术价值，同时还具有前所未有的文献价值，这也是我们组织编写这套丛书的初衷所在。

中国中医药出版社

2000年10月28日

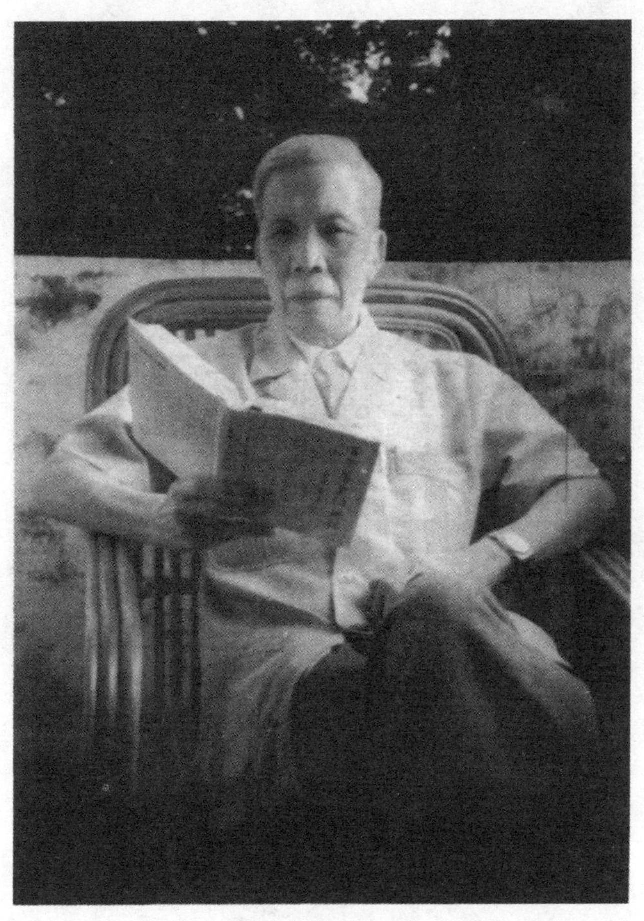

罗元恺

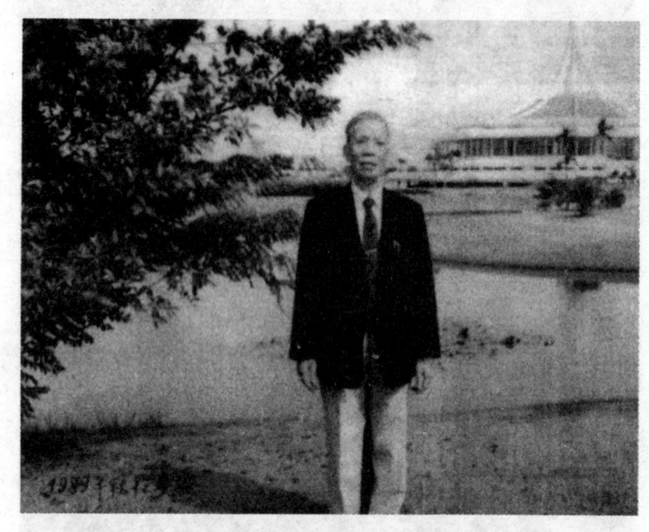

罗元恺 1989 年在泰国讲学时留影

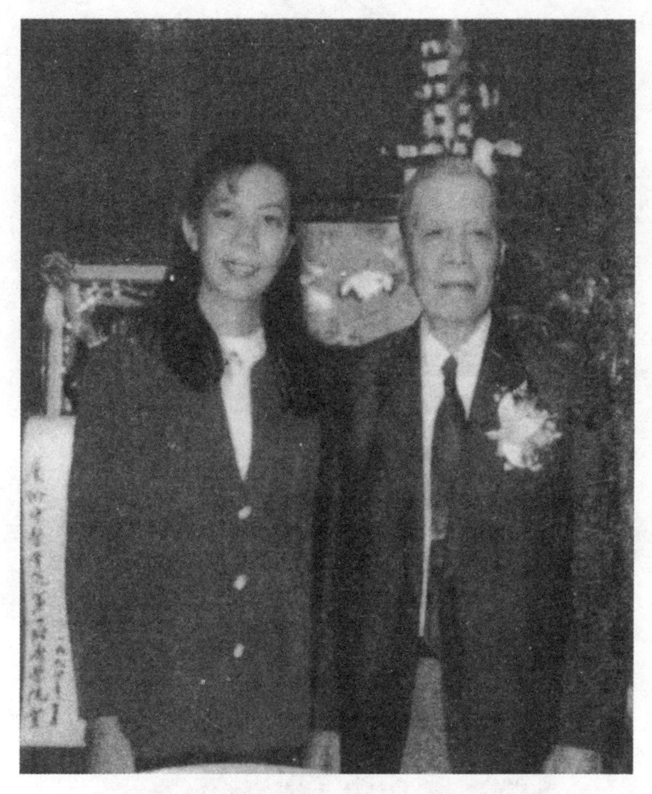

1994年10月，在罗元恺教授八十华诞暨从医从教六十周年庆祝会上，与女儿罗颂平（本书整理者）合影

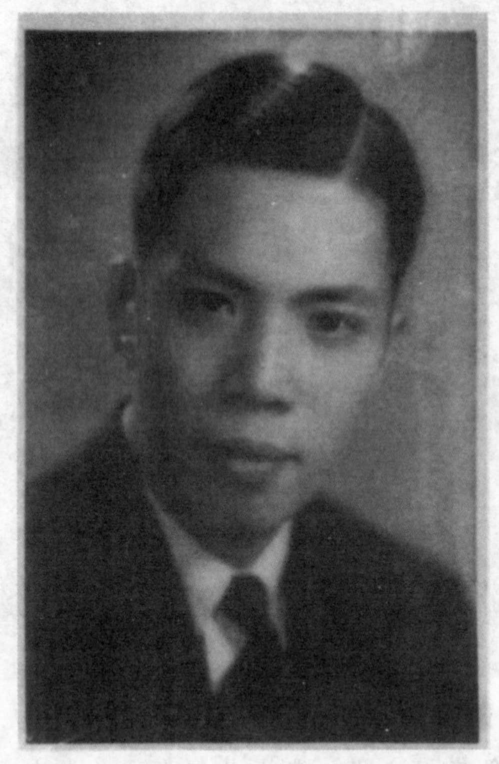

罗元恺 1941 年在香港

生命在於活動
長壽需要靜養

元愷書

八十喜賦 二首

一

光陰如駛八十春術擅岐黃逾六旬回顧歷程
多險阻今朝馳騁向通津

二

八十春秋瞬息過杏林建樹愧無多喜看桃李
花如錦后醫輩出勝叔和

一九九四年十月歲次甲戌 元愷書

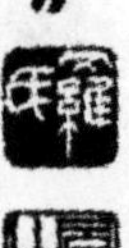

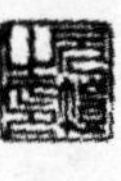

内容提要

罗元恺先生师承家传，学医行医 60 余年，执教广州中医药大学近 40 年。一生博览群书，勤于著述，医德高尚，医术精湛。临证经验丰富，尤其擅治妇科疾病。理论上推崇张介宾，重视肾与脾胃先后二天之本。遣方命药颇有规矩方圆。该书集中反映了罗元恺先生的学术精华，对学医者颇有启迪。

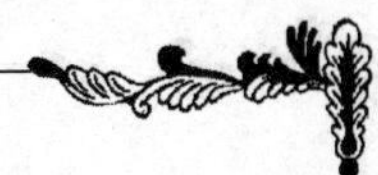

目　录

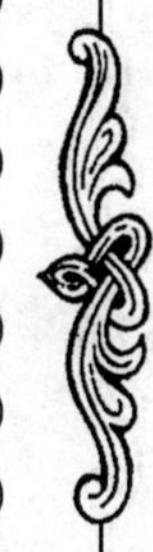

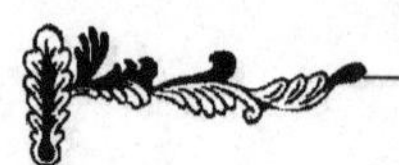

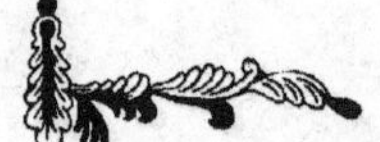

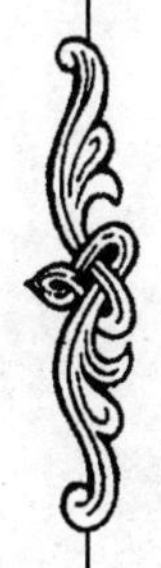

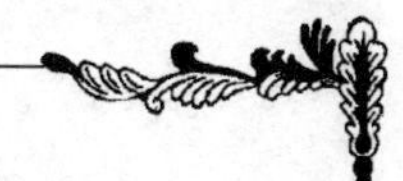

医家小传

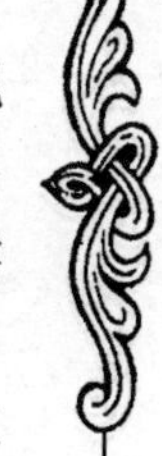

罗元恺，字世弘，1914 年 10 月生于广东省南海县（现为南海市），出身于书香之家。其父罗棣华是晚清的儒生，以儒通医，对岭南温病颇有心得。他幼承庭训，童年曾就读于私塾，诵四书五经及古文诗赋，并得其父之指导及熏陶，对中医学亦有所接触。当他在高小学习时，适逢广州市发生“六·二三”沙基惨案，耳闻目睹青年学生伤亡于外强枪下，激发了他的爱国思想，对帝国主义的蛮横深感愤慨。1930 年考入广东中医药专门学校就读，翌年发生了日本侵占东三省之“九·一八”事变，他参加到广大学生的行列中，到各地进行抗日救国宣传。在其后的八年抗战中，他支持抗日，对汉奸卖国贼深表痛恨。抗战期间，他离乡背井，辗转于湘、桂、粤北等地达 7 年之久，不愿做敌伪的顺民。

在中医学校的 5 年里，罗元恺勤奋学习，诵读了《内经》《难经》《伤寒论》《金匮要略》等经典著作以及本草、温病之古籍，对中医学有了深入的理解。他与同班 10 位同

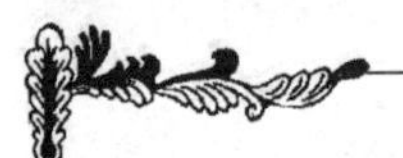

学组成“克明医学会”，共同研讨学习中的疑难问题，撰写医学论文，以互相交流启发，其后还出版了《克明医刊》。经5年的研修与临床实习，1935年罗元恺以总成绩第一名毕业，并留该校附属医院广东中医院工作，担任住院医师，先后在门诊与病房诊治病人，以内科为主，兼顾妇科、儿科。从1935年至1938年末，他在医院遇到并处理了各种疑难重症，为其临床诊疗打下了牢固的基础。

1938年10月，日军在广东大亚湾登陆，直逼广州。广东中医院被迫停业疏散。罗元恺与家人离开广州，返回故乡南海县。1个月后，日军继续进犯南海县，他乃转道香港，行医谋生。1939年，其母校迁至香港，他受聘为金匮要略课教师。

1941年年底，香港被日军攻陷，学校再次停办。罗元恺于1942年年初举家辗转前往广东北部之韶关市开业行医，翌年又与母校之校董、校友等共同筹划在韶关复办中医学校。但正当筹备就绪准备开课时，日军又拟进犯韶关，复校之事乃告吹。他又被迫转往广东西北部之山区连县，除在县城开业诊病外，并与当地老中医赵伯平共同创办了连县中医讲习所（当时政府只准中医学校称讲习所），全部课程均由罗元恺编写讲义及讲授。经两年之努力，已有一个班结业并在当地行医。在抗战期间，虽然颠沛流离，生活艰难，他仍执着于中医教育事业，为培养人才而贡献力量。

1945年日本投降。是年底罗元恺即返回广州，并与校董、校友们取得联系，筹划中医院校的复办。但学校和医院已被当局占作他用，设备也全部散失，故医院延至1948年秋才得以复业，而学校则于1947年逐步收回，同年秋招生复课，罗元恺回母校任儿科教师。

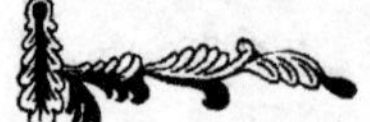

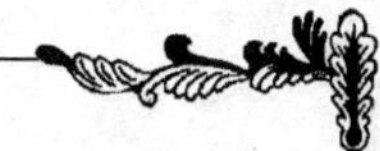

中华人民共和国建立后，罗元恺积极从事中医教学工作。1950年4月，36岁的罗元恺就任广东中医药专门学校校长。从1951年起，还兼任附属广东中医院院长。为了学校和医院的建设，他废寝忘食、夜以继日地辛勤工作。在课程设置、教学方法、医疗质量、学生管理等各个方面，事必躬亲，并广纳人才，使学校和医院的工作很快走上正轨，得到发展。

中华人民共和国成立后，中医工作开始受到重视，广东中医药专门学校也被省文教厅列入广州11所大专院校之列（中华人民共和国成立前，中医学校是被排除在教育系统之外的），学校得到政府资助，学生有助学金，毕业后由国家分配工作，中医工作呈现出前所未有的光明前途。这一切，使罗元恺工作更为振奋。然而，事情的发展并非一帆风顺。1953年8月，广东中医药专门学校被改为广东省中医进修学校，罗元恺被任命为副校长。原中医学校仍办至1955年学生全部毕业为止。按上级制定的课程，中医进修学校主要讲授西医基本知识与技能，欲使原有的中医经进修成为西医士。这是将中医西医化的一种手段。但罗元恺任职后，仍坚持安排一些中医课加以讲授，使进修生的中医水平亦得到巩固和提高。1956年，周恩来总理根据毛泽东的指示，在全国筹办4所中医学院，广州是其中之一。是年5月，罗元恺被任命为广州中医学院筹备委员会委员，参与制订规划和选择校址等工作。

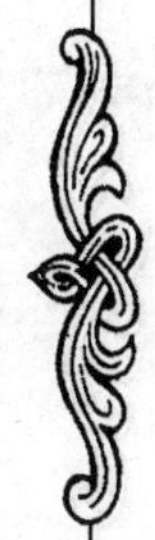

1956年9月广州中医学院招生开学，罗元恺兼任学院的金匮要略教研组组长。1958年，中医进修学校并入中医学院成为进修部，他任进修部主任兼妇儿科教研组主任、院务委员会委员。1971年妇儿科分为两个教研室，他担任妇科

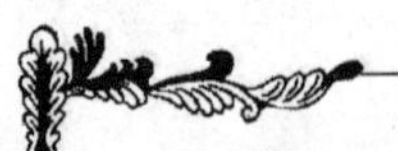

教研室主任，并作为学科带头人负责妇科的医疗、教学、科研工作。1980年担任学院副院长，主管教学与研究生工作。1983年，因年届七旬，乃辞去副院长之职，由卫生部任命为广州中医学院顾问。

中华人民共和国建立以来，罗元恺不仅在事业上有较大的建树和发展，还积极参加了社会政治活动。1951年，他加入了中国民主同盟。1963年当选为第四届广东省人大代表；1978年至1988年连续当选为第五、第六、第七届全国人大代表。并曾担任中华医学会和中华全国中医学会理事、广东省中医学会副主任委员。他还是国务院学位委员会第一届学科评议组成员、卫生部高等中医药院校教材编审委员会委员，首批中医硕士、博士研究生导师。

1984年他任团长率广州中医专家代表团访问泰国，1986年和1989年分别出席了第二、第三届亚洲中医药学术大会。1989年和1994年曾到香港、澳门讲学。

治学严谨，勤于著述

罗元恺从医60年，对中医理论有较深入的研究，对历代中医各家各学派的医著亦广为涉猎。但他尊古而不泥古，善于变通和创新。他比较重视肾脾气血，认为肾主先天，脾主后天，先后天协调，气血旺盛，则人体健壮。精神充足，抵抗力强，自可无病，即或偶患疾病，病亦轻浅而易愈，妇女尤其如此。妇女的生理特点主要是月经与妊娠，月经与肾气的盛衰有直接的关系。经临床验证，闭经、不孕或屡孕屡

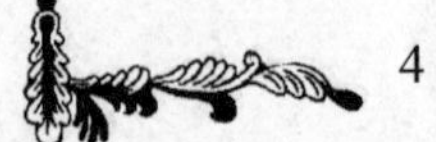

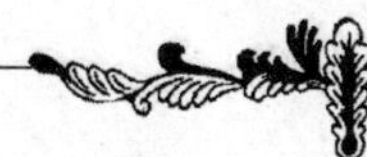

堕的患者亦多有肾虚表现。罗元恺据此提出女性的生殖调节轴为：肾气－天癸－冲任－胞宫。这与西医的生殖内分泌轴，即下丘脑－垂体－卵巢－子宫，实有相似之意义。他曾撰《肾气、天癸、冲任的探讨和与妇科的关系》一文加以阐述，并先后著有《论肾与生殖》《不孕不育症的临床体会》《闭经的调治》《更年期综合征的调治》以及《脾胃学说与妇科的关系》等文，从各个侧面详尽论述肾脾与生殖功能及妇科疾病的关系。罗元恺重视肾脾的学术思想，与明代名医张景岳的观点是一致的。《景岳全书·妇人规》指出：“调经之要，贵在补脾胃以滋血之源，养肾气以安血之室。”又说：“阳邪之至，害必归阴，五脏之伤，穷必及肾，此源流之必然，即治疗之要着。”罗元恺认为这种观点颇为正确，切合临床实际，故特把《景岳全书·妇人规》加以点注出版，除将原文标点断句及逐条注释外，并结合其临床经验，汇集现代医学知识适当给予补充。在卷首撰有《张景岳学术思想及其对妇科的观点简介》一文，指出“景岳对于各家的学术观点既吸收其所长，又不完全苟同而独树一帜”。“在妇科方面，立论比较允当，内容亦较切合实际，对于临床应用，足资参考，值得推崇”。在注释中，对张氏学术上的某些偏见及迷信附合的说法亦加以批判，更增加其实用价值。

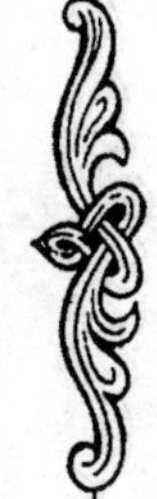

罗元恺除对肾脾深入探讨之外，晚年对血瘀亦颇有研究。认为妇科疾病虽虚证较多，但气滞血瘀也不少见，不仅可见之于痛经、子宫肌瘤等患者，有些不孕症也属此列。他从理论和临床上研究妇科血瘀证的治法，撰有《活血化瘀法对妇产科疾病的疗效》《痛经的证治》《盆腔炎的中医治疗》及《子宫肌瘤的中药治疗》等文加以论述。

就整个中医理论体系而言，罗元恺比较重视阴阳学说，

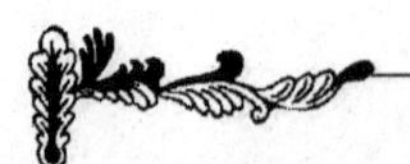

认为阴阳学说是中医理论体系的核心。他撰有《中医学的阴阳五行学说》《阴阳学说是中医理论体系的核心》等文，认为从现存最早的中医典籍《内经》开始，对人体及其疾病的认识都贯穿着对立统一的哲学观点，阴阳学说不仅作为中医理论的指导思想，而且在理、法、方、药各个环节都有具体的运用，这是中医理论具有辩证法思想的体现。

罗元恺治学严谨，主张由博返约。他认为一个医学家除研读医著之外，也应涉猎文、史、哲、数、理、化、天文、地理及其他有关的边缘科学，才能获得广博的知识。因为任何一门学问都不是孤立的，而是可以互相渗透、互相启发，甚或互相移植的。基础宽广而扎实，学问的造诣才能更高深。他认为学医之道，除应具备必要的基础知识外，在医学领域，也同样需要由博返约，由通而专。医者在掌握了中医基础理论之后，就要从理论到实践，从内科到各科，不断地学习，不断地深入钻研，才会有更大的成就。他曾写《博学笃行，业精于专》一文以述其治学精神。他还认为，一个学者不能只是重复古人的理论或治法方药，应作分析和验证，明辨是非，不宜盲从，而应有所创新。如对古人所谓“女子以肝为先天”“黄芩白术乃安胎圣药”等观点，他都持不同意见。曾撰《对“女子以肝为先天”一说的商榷》《漫谈“黄芩白术乃安胎圣药”之说》《对“柴胡劫肝阴、葛根竭胃汁”的评议》等文，对古人的观点加以评析，并提出自己的见解。

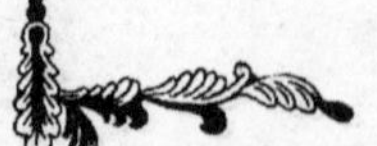

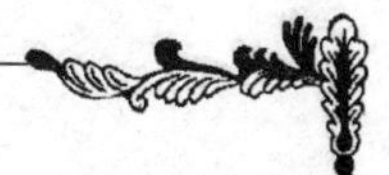

医德高尚，医术精湛

罗元恺20岁考取行医执照，21岁毕业于广东中医药专门学校并开始其医学生涯，60年来一直没有脱离临床。早年主治内科杂病和温病，稍后兼治儿科，中医学院开办后，专于妇儿科，晚年更专于妇科20多年。在担任院校教学行政职务期间，虽然行政工作繁忙，社会活动频繁，仍坚持每周安排一定的时间应诊和查房。他在长期的医疗实践中积累了丰富的临床经验，为无数的病人治愈了顽疾，解除了痛苦。

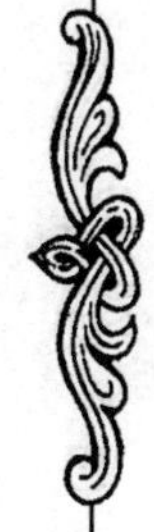

他对先兆流产和习惯性流产（中医称为胎漏、胎动不安和滑胎）有深入的研究，并取得良好的疗效。认为肾主先天，流产的主要原因在于肾气虚衰，冲任不固，防治之法应以补肾健脾、益气养血而固冲任为原则。他采用自创的“补肾固冲丸”为许多反复流产的妇女保住了胎儿，产下健康的孩子。有些病情复杂的病例，经他精心诊治也获痊愈。如1976年一位36岁的患者，曾连续流产4次，经中西药安胎均未见效，其后4年不孕，且月经过多，但各项检查未见异常，多方诊治未愈。罗元恺接诊后，认为是肾气亏损为主，兼有脾虚、冲任不固，遂以补肾健脾调经为先，使经量恢复正常后，继续调补肾脾，半年后便妊娠，经安胎治疗后，顺利分娩，现在孩子已长大成人。1983年，他将原“补肾固冲丸”的处方作进一步调整，与药厂合作研制成“滋肾育胎丸”，经动物实验证实有促进卵巢和子宫血液循环，促使卵

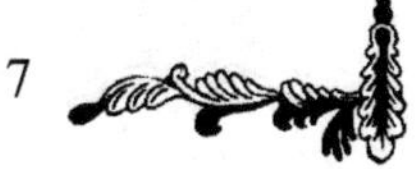

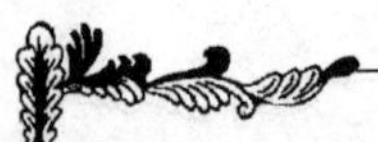

巢黄体生成及增加子宫内膜腺体分泌，经 200 多例临床验证，安胎有效率达 94.35%，通过专家鉴定正式投产，收到良好的社会效益和经济效益，获 1983 年卫生部科技成果乙等奖。现已定为国家中药保护品种。

对于临床常见的痛经，他也有丰富的治疗经验，认为主要是气滞血瘀所致，治宜活血化瘀、行气止痛。因痛症须以止痛为急务，煎服汤药难以应急，故创制了“田七痛经胶囊”，经药理实验，证实有明显的解痉和镇痛作用。临床验证 250 多例，有效率 89.2%，已通过鉴定并由药厂生产，1985 年获广州市科委科技成果三等奖。他还研制了消癥散结的“橘荔散结丸”，主要用于治疗子宫肌瘤，对乳腺增生也有一定效果。

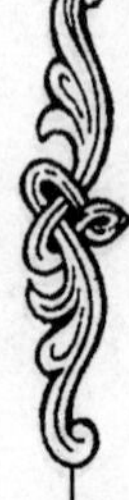

他治疗先兆流产和痛经的经验，已先后被编制成专家系统程序，输入电脑，通过软件的推广，使罗元恺的医疗经验为更多病人带来福音。

他对患者总是一视同仁。应诊时虽有限额，但对远道而来的患者，他都尽量满足其要求，宁愿自己辛苦一点，也给患者加号诊治。来信问病者，亦多给予答复或寄去药方，因而受到患者的尊敬。他出国访问时，除参加学术活动外，也为当地的人民和华侨诊病，被报刊誉为“女同胞的救星”，甚至称其为“送子观音”，可见其医术及声誉之高。

因材施教，诲人不倦

罗元恺是广东中医药专科学校第七期毕业生。在 30 年

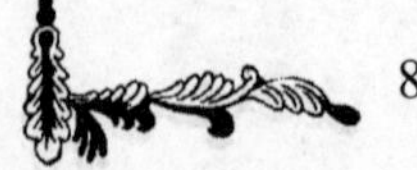

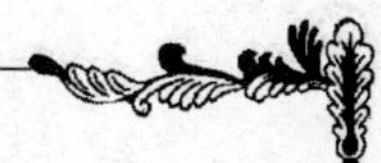

代，虽然已开办了一些中医学校，但中医的传授方式，仍以父子相传、师徒授受为主。这种传统的师承方式，由于接触面较狭窄，难免有偏颇之处，因而容易形成门户之见。有感于此，罗元恺虽有家学渊源，自幼对中医有所认识，仍投考中医药专科学校，以求深造。学成之后，目睹当时中医事业发展缓慢、备受压制与摧残，更痛感发展中医教育之迫切。他从医数年之后，便投身于中医教育事业。几十年来，兢兢业业，乐此不疲，他培育出来的学生遍布国内外，大多数已成为中医工作的骨干。

罗元恺对于中医教学工作，强调因材施教和理论联系实际。在他的教学对象里，既有未出茅庐的青年，也有临床多年的中医或经验丰富的西医及中医院校的青年教师。由于基础不同，教学要求亦各异，所以，他经常为不同的班种编写教材讲稿，结合教学对象的实际需要，或偏重于理论，或详尽于临床，并尽可能增补最新的研究资料。上课前他总是认真备课，就算是同一班种，在每次上课前也要重新准备，不断更新内容。罗元恺一向以临床课教学为主，故特别注重理论与实际相结合。他上课善于结合临床实例，条理清楚，讲解透彻，因而深受学生欢迎。

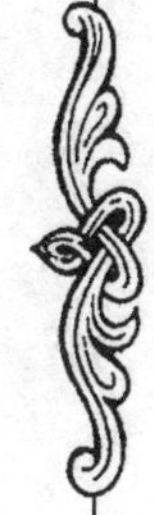

在指导研究生的工作中，他着重于培养他们的治学能力，要求他们在学术上有独立见解，敢于创新。作为一名老中医，罗元恺并不排斥现代医学乃至其他学科的知识和研究手段，他与其他学科的专家真诚合作开展中医科学研究，也鼓励他的研究生采用新的实验手段进行研究，因而取得了较好的成绩。他指导的一篇硕士论文曾在国外刊物上发表并获国家中医药管理局科技成果奖。

罗元恺不仅有丰富的教学经验，而且具有较强的教学行

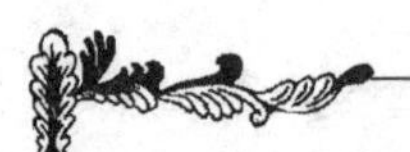

政管理能力。出任中医学校校长期间，为复兴该校作出了卓有成效的贡献。后担任广州中医学院副院长，亦为治理教学秩序、培养研究生等做了大量工作。晚年兼任广州兴华中医药业余学校校长，组织该校的教学工作，由于严格挑选师资，教学质量有保证，因而吸引了大批业余学习中医的人士，使该校成为广州市社会办学的先进单位。

罗元恺在工作之余，喜欢诗词及书法。他有一本诊余诗抄，其中一首述怀曰："年近古稀志未残，中医事业尚艰难。老骥岂能甘伏枥，鼓其余勇续登攀。"他为中医事业奋斗了几十年，晚年仍壮心未已。在古稀之年，他主编了统编教材《中医妇科学》(五版)和高等中医药院校教学参考丛书《中医妇科学》，其后还主编了《实用中医妇科学》，在《新中医》期刊开辟"罗元恺女科述要"和"食用药物与药膳"专栏，其中《罗元恺女科述要》已结集出版。1991~1994年，在国家人事部组织的全国名老中医药专家学术经验继承工作中，他作为首批名老中医药专家，培养指导了张玉珍、罗颂平等两位学术继承人。同时，他还指导了两位博士生。

1994年10月，广东省中医药管理局和广州中医学院举行了"罗元恺教授80华诞暨从医从教60周年庆祝会"，并编印了纪念册。广东省副省长卢钟鹤亲临祝贺，省市领导张高丽、吴南生、杨资元等致信或题词，国家中医药管理局诸国本副局长、广东省中医药管理局张孝娟局长等也题词祝贺。中医界的各级领导、同僚，他的好友、学生、弟子们云集广州，济济一堂，高度评价了罗元恺的学术成就与贡献。

1994年年底，他还赴澳门讲学，举行过两次专题讲座。1995年元月，由于突发脑血栓，罗元恺病重住院，患病期

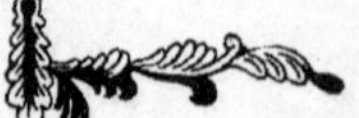

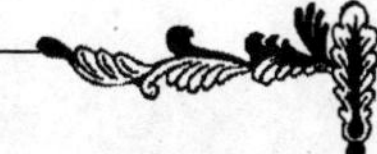

间，他依然神智清楚，并关注着尚未出版的一部专著和他在《新中医》开设的专栏。惜年事已高，难敌二竖，终因多脏器衰竭，于 1995 年 2 月病逝于广州。

（罗颂平）

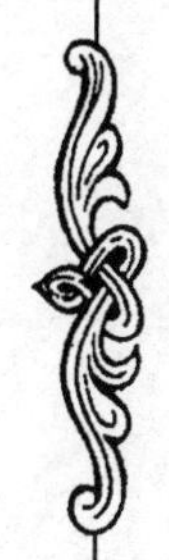

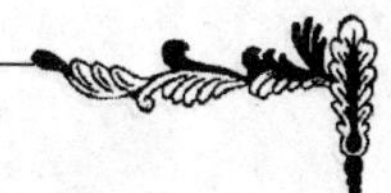

专病论治

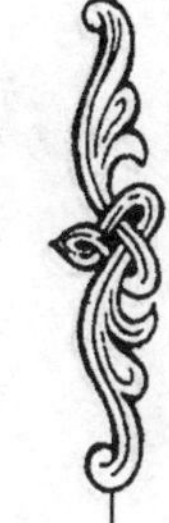

调　经

月经周期的调节及常用调经方药

月经，是女子青春发育期至绝经期每月从子宫排出血性分泌物，它是子宫一种特殊新陈代谢的表征，一生维持35年左右（除妊娠、哺乳期外）。月经是否正常，可反映妇女这一时期的健康情况，为诊视妇女疾病所必须了解的一个重要环节。故古人有“妇女首先问经期”之言。李时珍在《本草纲目·妇人月水》条说：“月经，经者常也，有常轨也。……女人之经，一月一行，其常也；或先或后，或通或塞，其病也。”所谓常，应包括期、量、色、质、痛觉等。经血虽然是从子宫排出，但与整体的脏腑经络、气血、阴阳有密切的关系，其中尤与肾、肝、脾、冲、任更为密切，可

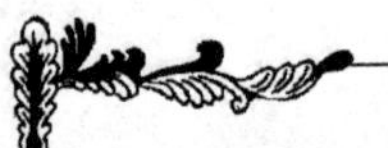

用图式表示如下：

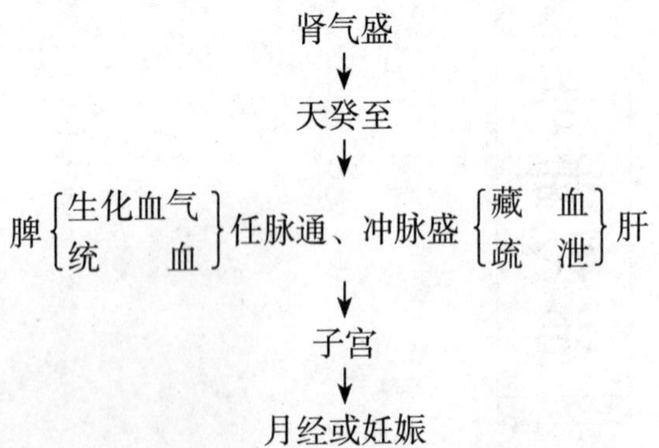

肾主藏精系胞，主生殖。女子肾气盛，至 14 岁左右便促使天癸产生，从而导致任脉通，太冲脉盛，则月经以时下。肾气－天癸－冲任－子宫，这是性生殖轴，肾是其中主要的脏器组织。经血是性生殖轴通过子宫所排出的代谢物，其源在于肾，故《傅青主女科》谓“经水出诸肾”。肾以封藏为本。子宫内膜之充血增厚，目的是为受精卵的着床孕育做准备。在这一过程中，脾主生化血气和统摄血液，肝主藏血以维持滋养之功能，使子宫之血蓄积以备养胎。若未有孕育，而血海已满盈，则通过肝气的疏泄，宣通血脉，使月经来潮。脏腑之间互相协调，共同调节子宫的定期藏泻功能。子宫这种特殊的新陈代谢过程具有显著的节律性，信而有期。《素问·六微旨大论》指出：“故非出入则无以生长壮老已，非升降则无以生长化收藏。是以升降出入，无器不有。……化有大小，期有远近。”月经以一月为一周期；妊娠以十个月为一周期，这是子宫依据机体的具体情况所特定的升降出入之期，期有远近之别。脏腑气血按生理节律定期

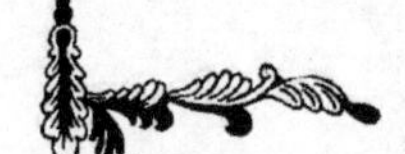

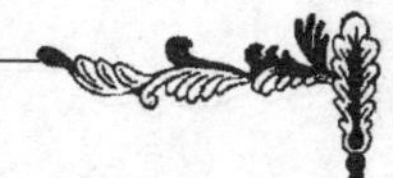

藏泻则为常，否则为病。子宫之主月经、主孕育功能也是如此。

月经的周期变化与人体阴阳二气的转化也有密切关系。阴极则阳生，阳极则阴生。阴消阳长，阳消阴长。由满而溢，藏泻有期。月经周期的变化，亦即子宫的一种阴阳转化。调经之法，要顺应其周期性的阴阳消长，调补肾之阴阳，协调气血之盛衰，助其顺利转化。月经周期中阴阳转化的规律可用以下示意图加以说明：

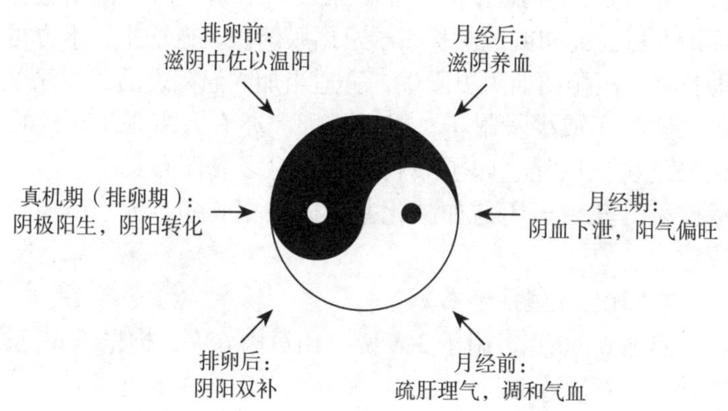

月经的周期、经期、经量发生异常则为月经不调。可表现为先期、后期、先后不定期、过多、过少等，甚至发展为闭经、崩漏。月经不调原因复杂，脏腑气血的寒热虚实，影响到冲任胞宫的藏泻，均可致之。调经的治法，应结合辨证的寒热虚实和月经周期中阴阳定期转化与血气运行之规律，因人、因证、因时用药，则较易取效。兹列举一些调经常用方药，并简介其用法。

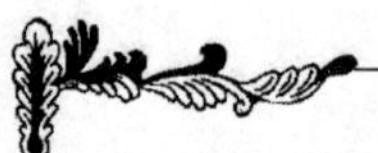

左归饮（《景岳全书》）

熟地 6~60 克，山萸肉 6 克，茯苓 4.5 克，枸杞子 6 克，炙甘草 3 克，怀山药 6 克（分量按原方换算为克，下同）。

原加减法：肺热而燥者加麦冬 6 克，血滞加丹皮 6 克，骨热骨蒸多汗者加地骨皮 6 克，血热妄动者加生地 9 克，阴虚而燥者加当归 6 克。

按：本方原非妇科专用，根据“异病同治”的原则，凡需滋养肝肾者均可用之。月经后血海相对空虚，阴精开始滋长，宜以滋阴养血为主，可于原方加当归、白芍，使胞脉逐渐充盛。此期卵泡渐长，子宫内膜渐次充血增生，本方可助长之。至排卵期阴极阳生，宜适当加入温阳之品，如淫羊藿、紫河车或少量附子，以助排卵。亦有人主张稍佐活血化瘀之桃仁以促进卵子顺利排出，对多囊性卵巢患者较为适宜。方药之运用与加减化裁，应根据其病、证、体质以决定。

右归饮（《景岳全书》）

熟地 6~60 克，附子 3~9 克，山萸肉 6 克，枸杞子 6 克，炙甘草 3 克，炒山药 6 克，杜仲 6 克，肉桂 3~6 克。

原加减法：如气虚血脱，或厥或昏或汗或晕或虚狂或短气者，必大加人参、白术，随宜用之。如火衰不能生土，为呕哕吞酸者，加炮干姜 6~9 克。如阳衰中寒泄泻腹痛，加人参、肉豆蔻，随宜用之。如小腹多痛者，加吴茱萸 1.5~2 克。如淋带不止，加补骨脂 3 克。如血少、血滞腰膝酸痛者，加当归 6~9 克。

按：右归饮即在左归饮之基础上加入温阳之附、桂，作为阴阳双补之剂。如肾气虚、肾阳不振而无排卵者，可于排卵前期用本方促其排卵。现代研究资料证实附子、熟地二药

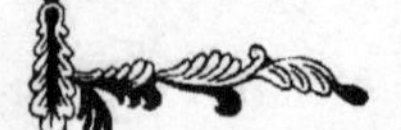

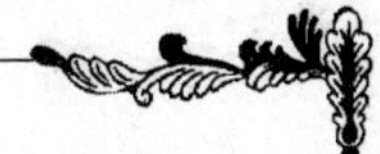

合用具有促排卵之功效。附子用6~9克，熟地用20克左右。对于肾阳虚衰者，右归饮促排卵作用较好。药物加减和用量，应按体质情况随宜运用。

归肾丸（《景岳全书》）

熟地250克，山萸肉125克，茯苓125克，枸杞子125克，怀山药125克，当归95克，炒杜仲125克，菟丝子125克。

制法和服法：炼蜜同熟地膏为小丸。每服100丸，饥时滚水或淡盐水送下。

按：此为平补阴阳之剂。景岳谓本方为“左归、右归二丸之次者也”。排卵期后，宜阴阳气血俱补，本方加入党参190克则更佳。排卵后，黄体形成，其分泌正常，则受精卵易于着床。菟丝子、枸杞子、怀山药等均有促进黄体的作用，辅之以当归、党参补益气血之品，若已受孕，既可巩固胎元，否则亦可促使月经按期来潮。对滋益月经之源，大有裨益，却无催经犯胎之弊。

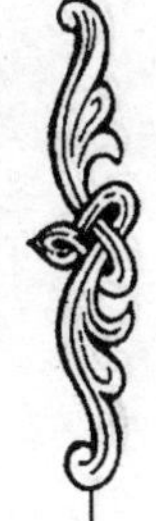

定经汤（《傅青主女科》）

菟丝子30克（炒），当归30克（酒洗），白芍30克（炒），熟地15克（酒蒸），怀山药15克（炒），茯苓9克，柴胡1.5克，芥穗6克（炒黑）。

按：本方以滋养肝肾为主，佐以扶脾，以治肝、肾、脾失调之月经先后无定期者。方中重用菟丝子、当归、白芍、熟地以滋肾养血和肝，佐以怀山药、茯苓扶脾，少用柴胡、荆芥以宣泄肝气。傅氏在方后指出：“此方舒肝肾之气，非通经之药也；补肝肾之气，非利水之品也。肝肾之气舒而精通，肝肾之精旺而水利，不治之治，正妙于治也。”余曾以此方制成丸剂，用治肝肾亏损之月经失调，眼眶黯黑，面部

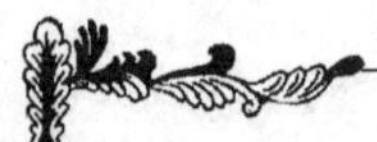

有黑斑，舌淡少苔，脉沉细之月经后期、先后无定期、量少者，效果尤显。因精血充足，自然水到渠成，经水则可及时来潮。

温经汤（《金匮要略》）

吴茱萸 9 克，当归、芍药、川芎各 6 克，人参、桂枝、阿胶、丹皮、生姜、甘草各 6 克，半夏 10 克，麦冬 20 克。

按：本方为温经散寒、养血调经之祖方。适用于血虚内寒之月经不调、痛经等。方中以吴茱萸、桂枝温经散寒，当归、芍药、川芎、阿胶、麦冬养血，丹皮活血，人参、甘草、生姜、半夏益气和胃。血得温则行，阳生则阴长，合用具有温经散寒养血调经之效。常用于月经不调之偏于冲任虚寒者。

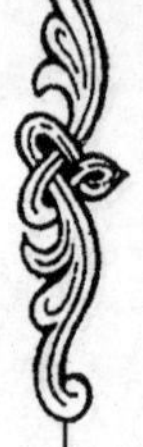

四物汤（《和剂局方》）

当归（酒浸炒）、川芎、白芍、熟地（酒洒蒸）各等份。

制法和服法：为粗末。每服 9 克，水煎，食前服。

按：本方补血调经，用治冲任虚损，血虚血滞之月经不调、脐腹疼痛及产后虚损等。《妇人大全良方》列为通用方。盖妇女以血为主，经、孕、产、乳均以血为用。《内经》谓："妇人之生，有余于气，不足于血，以其数脱血也。"这是相对比较而言，因妇女有月经、妊娠、分娩，均可耗血（妊娠期母血下注胞宫以养胎），故每感血之不足，并非妇女无气虚证候。方中熟地滋肾养血益阴，当归补血调经而作用于胞宫，白芍和血调肝，川芎温经活血，并可制熟地之滋腻，四物配合，补而不滞，温而不燥，使营血充沛旺盛，周流畅利，虚损可复。尤以月经过少、行而不畅、延期不来者为佳。后世医家以此方化裁者甚多，如用治瘀阻之痛经或闭经的桃红四物汤；治气血虚损之圣愈汤；治血虚崩漏的胶艾四

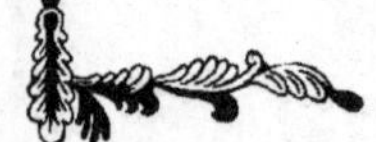

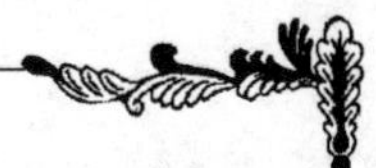

物汤；治宫寒不孕和月经不调的艾附暖宫丸。类此者不胜枚举，故为妇科最常用之基础方。

逍遥散（《和剂局方》）

柴胡、白芍、当归、白术、茯苓各30克，炙甘草15克。

制法和服法：为粗末。每服6克，加煨姜1块，薄荷少许，水煎，不拘时服。

按：本方以舒肝解郁养血为主，兼以健脾，为妇科常用之调经方，用治经前乳房作胀，月经先后不定及胁腹胀痛等。若肝郁化火，烦躁易怒，口苦唇燥，舌边红赤，舌苔薄黄者，加丹皮、栀子，名丹栀逍遥散，以清热调经，引导三焦之火下行，治肝气横逆、上行以致经行吐衄或经行头痛等疾。若因血热而致月经过多者，宜去丹皮，栀子改用栀子炭，再加茜根、地榆等以凉血止血。若经前乳房胀痛明显者，于原方加郁金、青皮、橘核以加强行气解郁；若兼有乳核者，再加牡蛎、海藻、薏苡仁、海浮石等以软坚散结；若经行腹痛而血块较多者，原方加桃仁、乌药、五灵脂、蒲黄、延胡索等以活血化瘀止痛。本方加地黄，名黑逍遥散，治肝气郁结而肾阴虚者，以增强养血之功。

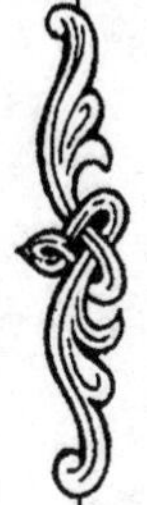

举元煎（《景岳全书》）

人参、炙黄芪各9~15克，炙甘草3~6克，炒白术3~6克，炒升麻1.5~2克。

原服法及加减：水一盅半，煎七八分，温服。如兼阳气虚寒者，桂、附、干姜随宜佐用。如兼滑脱者，加乌梅2个或文蛤粉2~2.5克。

本方原文谓“治气虚下陷、血崩、血脱、亡阳垂危等证，有不利于归、熟（地）等剂，但宜补气者，以此主之”。

按：血崩及月经过多，归、芎之辛温是不宜的，熟地则

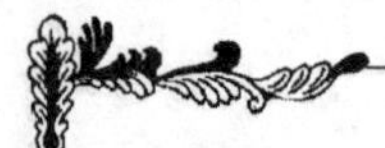

稍嫌滋腻，阳气虚陷者，则恐其更滞碍阳气，均非所宜。本方分量，除人参以外，均可增大用量，若用党参，亦可用至30~45克，否则会感药力不足。

妇女月经之调与不调，反映其身体是否健康。月经失调，与下丘脑、垂体、卵巢功能有直接关系，不仅限于子宫之功能也。月经不正常者，往往是不能按期排卵的反映，因而与不孕症也有密切关系。古人有“经调然后子嗣”之言。上列各方，是调经之常用者，若能熟练掌握，灵活化裁，对月经不调的治疗，思过半矣。

崩漏证治

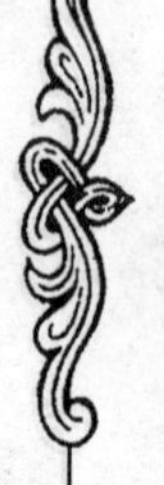

崩漏，乃经血非时而暴下不止或淋漓不尽之谓。《景岳全书·妇人规》说：“崩漏不止，经乱之甚者也。盖乱则或前或后，漏则不时妄行。”崩与漏虽统属一病，但二者的表现却有不同，《诸病源候论·妇人杂病诸候》中已指出崩与漏的区别：“血非时而下淋漓不断，谓之漏下”；经血“忽然暴下，谓之崩中”。崩漏的主要病机则是冲任不固，使月经失其常度，非时妄行。往往是血崩与漏下交替发作，迁延难愈，故本病为妇科危急重证之一。

崩漏的证候与西医所云之功能性子宫出血相类，它主要是身体内分泌功能失调而引起的子宫出血，而生殖器官并无明显的器质性病变，故诊治崩漏时，应首先区别于妊娠、癥瘕、外伤等引起的阴道下血，才能作出正确的诊断和有效的治疗。

妊娠早期的阴道下血，如胎漏、异位妊娠等有时因无明显的停经史和妊娠反应，或虽有短期停经史，但患者素有月经不调，或正值产后哺乳期，或病人已采取避孕措施（如上

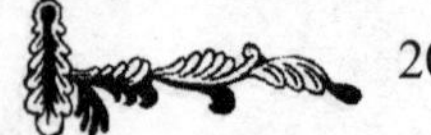

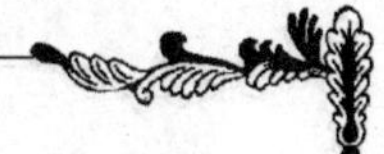

环、避孕套、结扎等），则容易忽略妊娠的可能，以至反复阴道下血而误作崩漏。尝见一患者适产后6个月，仍哺乳，于产后3个月时曾有一次月经来潮，其后40余天又有阴道下血，量少，淋漓20余天仍未止，在工厂医疗室作月经病治疗，屡用止血剂而未效。来我院就诊时实习学生因其下血20余天，未询及上次月经时间便拟诊为崩漏，审阅其病案见月经史未备，乃复询患者，并做了有关检查，证实为妊娠，后来做了人工流产。这类例子很多，如不详细询问病史及做必要的检查，往往会贻误病情。

癥瘕之出血有时亦会与崩漏混淆，尤其是癥块尚小，不易查及，则容易漏诊。如早期的子宫黏膜下肌瘤、子宫腺肌瘤、子宫内膜息肉，或宫颈肌瘤、宫颈癌、严重的宫颈炎等均可导致不规则的阴道下血，有时单凭一般的检查尚难发现，则需借助现代的仪器设备，如B型超声波、宫腔镜等以协助诊断。

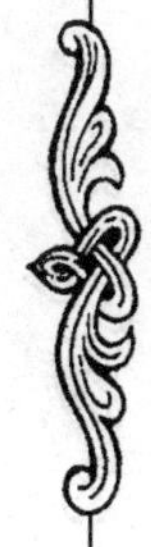

外伤所致的阴道下血多来势急猛。且有外伤史可查，一般不难诊断。但有些患者有意隐瞒性生活史或羞于告人，不能从实相告，故也要注意。对疑为外伤出血者，应耐心引导其陈述病史，并作适当的检查。

崩漏的病因病机较为复杂，有虚有实，或虚实杂见，但以虚证为多。《素问·阴阳别论》云："阴虚阳搏谓之崩。"人体之阴阳二气是要相对平衡的。按阴阳消长之理，阴虚可致阳亢，则阴虚是本，阳亢是标。阳搏，即阳气搏结，乃比较亢进之意。故李东垣解释说："妇人血崩，是肾水阴虚不能镇守胞络相火，故血走而崩也。"《女科辑要笺正·血崩》也说："崩中一证，因火者多，因寒者少，然即使是火，亦是虚火，非实火可比。"既非实火，而是虚火，乃真阴亏损

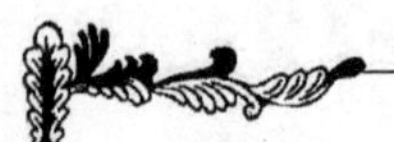

所引起，与邪热炽盛者不同。因肾阴虚而致肝阳偏亢，冲任不固，经血妄行。若体质偏于阳虚或久病伤肾，肾阳不足者，亦可因命门火衰不能温煦脾阳，使脾不统血而致崩漏。崩漏日久，离经之血壅阻胞脉，则可致瘀，使新血不得归经，淋漓而下。

崩漏既以虚证较多，故治法多以补虚为主，或先去其实，后补其虚，或攻补兼施。如有热者，宜于益阴之中，佐以清热之品。因实火者少，故一般不宜用苦寒泻火之药。《傅青主女科·血崩》亦说："必须于补阴之中行止崩之法。"古人这些意见，乃属经验之谈，对临床具有重要的指导意义。若有瘀者，则于养血活血之中，兼化瘀生新之药。

血崩一证，不论夹热、夹瘀，总以冲任不固、气不摄血为主要病机。故在大出血期间，应着重补气以摄血，兼顾其热或瘀。《医宗金鉴·妇科心法要诀》说："若去血过多，则热随血去，当以补为主。"因下血量多，热随血去，气随血泄，即使为阴虚血热而致崩者，大量出血后，一般都有不同程度的气虚表现。故止血必先固气。余常以自拟之滋阴固气汤为基础加减化裁。方中以菟丝子、山萸肉滋补肝肾，党参、黄芪、白术、炙甘草健脾补气，阿胶、鹿角霜固涩止血，何首乌、白芍养血和肝，续断固肾。全方兼顾了肾、肝、脾三脏，既滋阴，又补气，具有较好的止血效果。如暴崩不止，阴阳两虚者，亦可加棕榈炭、赤石脂、炮姜炭，并重用参、芪、术以益气摄血。同时艾灸隐白（双）、大敦（双）、三阴交（双）。隐白、大敦可交替灸治，每日3次，每次悬灸20分钟或麦粒灸7壮，以收止血之效。如经血黯红、有血块，下腹疼痛者，为夹瘀之象，可加益母草、蒲黄炭以祛瘀止血。出血缓解后，应重在固肾以治本，可减轻补

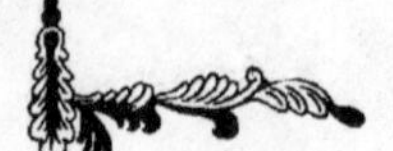

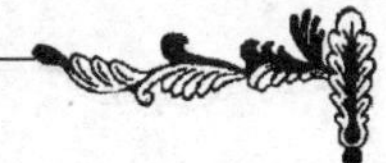

气健脾药，而以淫羊藿、巴戟天、杜仲、补骨脂、枸杞子等出入其间，以补肾养血。通过补肾可促进其正常排卵，俾能恢复其月经周期，其病可愈。

漏下一证，则往往是肝肾阴虚，相火内动而致，或夹瘀滞，或兼湿热。一般表现为经血非时而下，时下时止，淋漓不净，经色鲜红，或夹有小血块。因阴血难以速生，故止漏较之止崩更感困难，且病情易于反复。治漏之法，主要是滋养肝肾，兼清虚热或祛瘀。可用左归饮合二至丸加减。夹瘀滞者，加益母草、茜根炭；兼湿热者，加蚕砂、黄芩（炒）；心火亢盛、烦躁失眠者，加五味子、柏子仁、何首乌；偏于肾阴虚而无明显瘀热表现者，加菟丝子、鹿角胶。出血停止后当以柔肝固肾为主，以调整月经周期。

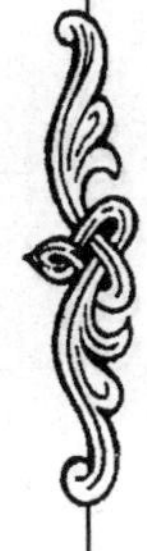

崩漏为妇科常见的血证，治疗常需用理血药。但在不同证型与不同阶段，药物的选择应有所不同，才能取得较好效果。血分药中有补血、活血、凉血、止血等不同。补血药有走而不守者，如当归、川芎是矣；亦有守而不走者，如熟地、首乌、桑寄生、黄精是也。因此，在出血期间，一般不宜投走而不守之类，以免辛温动血，增加其出血量。而在出血停止后，若月经届期或逾期不来者，则可适当选用当归或川芎，以助血行而促其来潮。来潮之后，亦以不用为佳。在止血药中，有凉血以止血者，如丹皮、地榆、焦栀子、藕节之类；温经止血者如炮姜炭、艾叶、鹿角霜、补骨脂之类；养血止血者，如岗稔根、地稔根、阿胶之类；益阴止血者如女贞子、龟板胶、旱莲草之类；祛瘀止血者如益母草、蒲黄、田七、大黄炭之类；固涩止血者如赤石脂、乌梅、五倍子之类。应分别证型而选用。惟炭类止血药不宜过多过久用于崩漏，以免过于凝聚，反而留瘀为患。

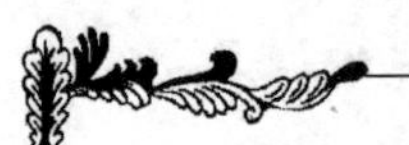

崩漏止血后的调理，着重促其正常排卵以调整月经周期。原则上以滋肾或温肾为主，结合其体质与兼夹，适当加以调治，这即古人所称之“复旧”，乃固本之法也。

无排卵型功能性子宫出血的中医治疗

无排卵型功能性子宫出血症属于中医学崩漏的范畴，是妇科常见病之一。崩漏与月经过多不同，其区别主要在于月经周期的有无。月经周期基本正常而经量增多者为月经过多，周期紊乱而出血如崩或延续不断者为崩漏。

中医学从整体观出发，认为肾气的盛衰与其他脏腑的物质、功能具有一定的联系，尤其是与气血和肝脾关系更为密切。月经的定期蓄溢，需要肾、肝、脾相互协调，才能使气血和调，冲任通盛，以建立正常的周期，这是中医学对月经生理的认识。

一、崩漏的病机

构成崩漏的原因，主要是机体内在起了变化。《素问·阴阳别论》说：“阴虚阳搏谓之崩。”李东垣解释说：“妇人血崩是肾水阴虚不能镇守胞络相火，故血走而崩也。”所谓阴虚阳搏，应理解为肾阴虚损，阴不维阳，从而导致肝火、心火偏亢的阴阳不平衡。其矛盾主要方面在于阴虚，阳亢是其表面现象。《沈氏女科辑要笺正》说：“崩中一证，因火者多，因寒者少，然即使是火，亦是虚火，非实火可比。”虚火，由真阴亏损引起，即阴虚阳亢之意。

无排卵型功能性子宫出血的发病机理，肾虚是致病之本。若肾阴不足，则水不涵木，以致肝阴不足，肝阳偏亢，因而导致肝不藏血；肾阴不足，则水不济火，心火亢盛以致

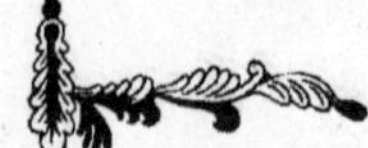

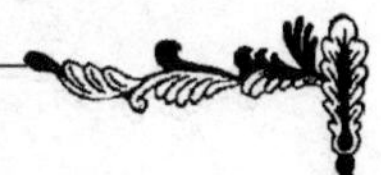

血热妄行。在肾阴不足而波及肝、心两经的类型中，都可使冲任不固而致崩漏。但阴损可以及阳，或者由于体质或久病亦可以导致肾阳虚，肾火不足则不能温煦脾阳，致使脾虚不能统血而成崩漏。

根据个人临床体会，无排卵型功能性子宫出血主要为肾虚，其中以肾阴不足为多见。根据上述机理，本症临床上虽会出现某些热象，但往往只是一种虚热。由于肾、肝、脾不足，从而导致冲任亏损的病变。这与一般由生殖器炎症或子宫肌瘤等所导致的月经过多，其发病机理有所不同。

二、中医治疗

无排卵型功能性子宫出血，往往反复发作。在发病过程中，崩与漏往往是互相转化，其机理是相同的。由于出血迁延日久，周期往往陷于紊乱，加以反复交替发作，必然耗损气血。故从辨证上来说，“虚”是病变的本质，“热”或“瘀”是病变过程的一种兼见现象。故治法上应以补虚为主。《医宗金鉴·妇科心法要诀》说：“若去血过多，则热随血去，当以补为主。”《傅青主女科》也指出：“必须于补阴之中，行止崩之法。”这是治疗本病的基本原则。但由于各人的体质不同，病变也比较复杂，虚中夹实是常有的。在治疗过程中，本质的问题固然要重点解决，但兼见的现象也不能忽略。当其大出血时，则应以止血为急务。

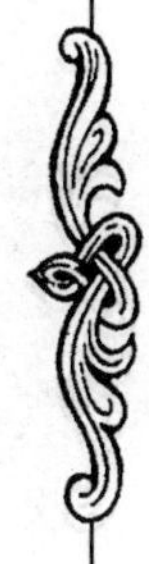

古人提出“塞流、澄源、复旧”分阶段的几种治法，是符合本病治疗规律的。塞流，即针对病因予以止血；澄源，即根据辨证原则从病理上控制其继续出血；复旧，即从根本上调整月经周期以恢复其按期排卵的生理常态。这几个步骤，是治疗功能性子宫出血症所必须掌握的，否则不可能达

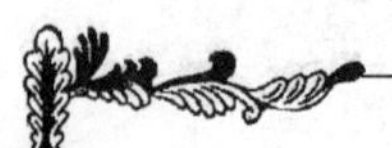

到治愈之目的。但在临床运用时，几种方法又往往互相联系，如塞流与澄源结合，澄源与复旧结合，才能收到更好的效果。

兹将个人常用的几个基本处方列下。

【方一】二稔汤：本方有补气摄血作用，适用于出血较多的阶段。

岗稔（桃金娘科桃金娘属植物桃金娘的果或根）30~50克，地稔根（野牡丹科野牡丹属植物的根）30克，续断15克，制首乌30克，党参20~30克，白术15~20克，熟地15~20克，棕榈炭10~15克，炙甘草9~15克，桑寄生15~30克，赤石脂20克。

加减运用：血块多者加益母草15~30克，血色鲜红者加旱莲草20~25克，紫珠草30克，血色淡红者加艾叶15克，或以姜炭易棕榈炭。血量特多者加五倍子10克，阿胶12克，并给高丽参咬嚼吞服或炖服。

除服药外，同时艾灸（悬灸15~20分钟或直接灸7~11壮）隐白或大敦（均双穴，可交替使用）和三阴交，以收止血之效。

按：上方有补气摄血和补血止血之功。岗稔、地稔均为华南地区常用的草药，性味均属甘涩平，具有补血摄血的作用。首乌养肝肾而益精血，药性温敛，滋而不腻，补而不燥，是妇科出血症补血的理想药物。桑寄生补肝肾而益血，续断补肝肾而止崩，兼有壮筋骨的功效，故能兼治腰膝酸疼。熟地补血滋肾，党参、白术、炙甘草均能补气健脾，取其补气以摄血。甘草含甘草次酸，具有肾上腺皮质激素样作用，对月经病、尿崩病等均有疗效，惟用量要稍重，但大量、长期应用，可引起水钠潴留、血钾降低，以致下肢浮

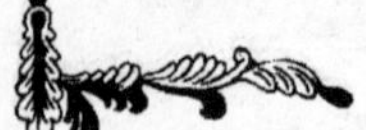

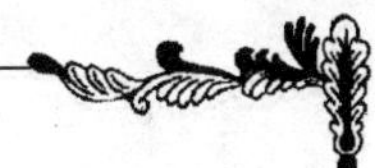

肿、血压升高等副作用，与应用去氢皮质酮者相似。棕榈炭、赤石脂均能敛涩止血，以收塞流之效。

【方二】滋阴固气汤：适用于阴道出血已减缓，仍有漏下现象者。

熟地黄20克，续断15克，菟丝子20克，制首乌30克，党参20克，黄芪20克，白术15克，岗稔根30克，阿胶12克，牡蛎30克，山萸肉15克，炙甘草10克。

加减运用：出血仍稍多者，可适当加入炭类药以涩血，或其他固摄之品如海螵蛸、鹿角霜、赤石脂之类。有虚热证候者，去黄芪加女贞子。

出血缓减后，应着重对因治疗，即所谓"澄源"。根据本症发病的主要原因为肝肾阴虚、脾肾不固的机理，应以滋养肝肾为主，兼以固气益血。本方用熟地、续断、菟丝子、山萸肉以滋养肝肾；党参、黄芪、白术、炙甘草以补气健脾，首乌、岗稔根、阿胶以养血涩血；牡蛎以镇摄收敛。全方兼顾肾、肝、脾、气、血，以恢复整体之机能，巩固疗效。

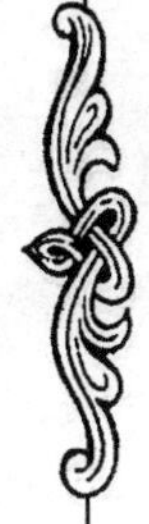

【方三】补肾调经汤：适用于出血已止，身体未复，需要建立月经周期者，以防反复发作。

熟地黄25克，菟丝子25克，续断15克，党参20~25克，炙甘草10克，白术15克，制首乌30克，枸杞子15克，金樱子20克，桑寄生25克，黄精25克，鹿角霜15克。

加减运用：预计将排卵时，可加入温补肾阳之品如淫羊藿、补骨脂、仙茅、巴戟之类以促其排卵；腰酸痛明显者，可加入金狗脊、杜仲、乌药之类；月经逾期1周以上不潮而非妊娠者，可加入牛膝、当归之类，以助其及早来潮。

出血停止后，应协助机体恢复生理机能以建立月经周

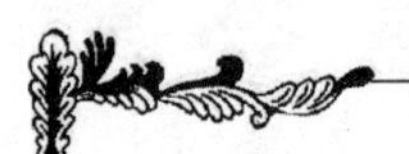

期，促使按期排卵。治疗原则应以补肾为主，兼理气血。本方以熟地、菟丝子、金樱子、续断、鹿角霜滋肾补肾，枸杞子、黄精、首乌、桑寄生养血，党参、白术补气健脾。使肾气充盛，血气和调，冲任得固。经过2~3个周期的调理，身体逐渐强健，正常周期可冀恢复。

三、体会

1. 补脾摄血法 崩漏的治法，自金元以后，医者着重"脾统血"的机理，多采取补脾摄血之法治疗。此法在出血期间，虽可取效于一时，但往往未能促进排卵，恢复正常月经周期，因而容易反复发作，不能根治，这是没有从肾为冲任之本这一机理来考虑。肾主先天。五脏之阴气，靠肾阴来滋养；五脏之阳气，赖肾阳来生发。月经的正常出现与停止，更取决于肾气的盛衰。从临床实践体验，对本病的治法，补脾必须补肾。在出血期间，可先以补气健脾为主，而收固气摄血之效；出血缓止后，则应着重补肾，兼理肝脾气血，以巩固疗效而调整周期，这才是固本之治。

2. 祛瘀止血法 对于有瘀阻以致"瘀结占据血室，而致血不归经"（《千金要方》）的崩漏患者，在一定阶段虽可适当采用，但不是本病的根本治法，更不能长期采用。本病在辨证上虽或有瘀，往往是虚中有实，瘀去以后，亦须补虚，或者寓攻（祛瘀）于补，以求虚实兼顾。因此，祛瘀以止血，只属于塞流或澄源的范畴，决非复旧固本的原则。

3. 清热止血法 多适用于炎症所致的月经过多。功能性子宫出血症虽或有热，往往属于虚热——阴虚生内热。因此，对本病不宜使用凉血清热，而以寓清热于养阴之中较为

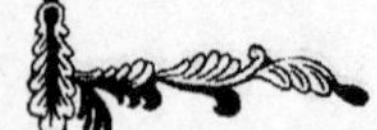

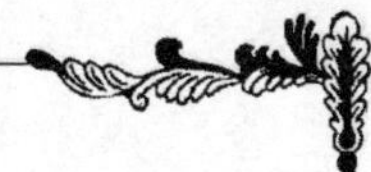

稳妥。因大量出血的病人，往往热随血泄，使用凉血清热之剂，便成无的之矢，且犯“虚虚”之禁。

4. 出血期间不宜用当归、川芎 当归虽说是妇科调经补血“圣药”，但实践上却不宜用于功能性子宫出血症的流血期间，否则反而增加其出血。张山雷在《沈氏女科辑要笺正》中指出：“当归一药，富有脂液，气味俱厚，向来视为补血要剂，固亦未可厚非。在阳气不足之体，血行不及，得此温和流动之品，助其遄行，未尝非活血益血之良药。唯其气最雄，走而不守，苟其阴不涵阳而为失血，则辛温助阳，实为大禁。”《景岳全书》认为当归“气辛而动，故欲其静者当避之”，这是临床经验之谈。据药理研究，当归含挥发油、水溶性不挥发性生物碱、蔗糖等。当归对子宫有兴奋和抑制两种作用。兴奋子宫的作用是非挥发性成分所致，抑制子宫的作用是挥发性成分所致，但以兴奋子宫的成分为主。川芎亦是性味辛温、活血行气之药，《景岳全书》说：“芎、归俱属血药，而芎之散动，尤甚于归。”故在功能性子宫出血之流血期间，用之往往增加出血，故亦属忌用之药。不能以为四物汤是补血剂，胶艾汤是止血剂而随便应用于功能性子宫出血症之出血期，这些方剂中虽有地黄、白芍、阿胶、艾叶、炙甘草等滋阴或止血药，但因有川芎、当归之行血活血，却会得不偿失的。

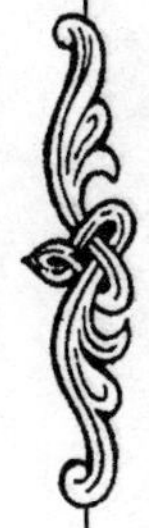

功能性子宫出血症是妇科中较常见而复杂的病，现代医学每用激素类药以调整机体的内分泌，亦能达到控制出血的作用，但疗效也不够理想。如通过中西医结合，真正能达到取长补短，是值得我们进一步深入研究的。

（原载《新中医》1976 年第 5 期）

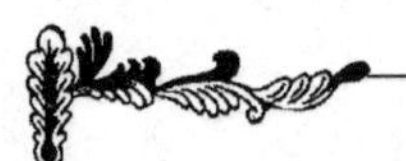

崩漏须调理脾肾气血

崩漏，乃经血非时暴下不止或淋漓不尽，是妇科较常见的血证。对崩漏的认识始于《内经》，后世的论述及方药甚多，其中不乏精华，但亦有含混之处。临证之时，辨析须详，施治之法，当因人、因证、因时、因地制宜，结合体质与证候的特点用药。

对崩漏的记载，最早见于《素问·阴阳别论》中“阴虚阳搏谓之崩”的论述。只言其病机，未言其证治。后世有将各种妇科下血症统称为崩漏者，在诊治上含混不清，若误诊、误治，贻害非浅。故治病之前，当以辨病、辨证为先。崩漏的辨析，应首先认定为月经病。《景岳全书·妇人规》云：“崩漏不止，经乱之甚者也。盖乱则或前或后，漏则不时妄行。”指出崩漏属于月经病的范畴。因此，必须排除了妊娠、癥瘕、外伤等引起的阴道下血，才能作出正确的诊断和有效的治疗。

崩漏的病机，后世多偏重于“阳搏”，阳搏则血内蕴热，血热则迫血妄行，因而认为血热是崩漏的主要机理。其实，阴虚阳搏，阴虚是本。阴不维阳则阳亢，虚是本，亢是标，这是阴阳二气失去平衡之机理。由于阴损及阳，或体虚、久病而导致肾阳虚，肾火不足以温煦脾阳，脾不统血是崩漏的另一病机。肾阴虚、脾气虚是致病之本，血热、血瘀为诱发的因素。崩漏的病程往往较长，血热或血瘀只是其中某一阶段的证候，阴虚或气虚、阳虚才是起主导作用的因素。对崩漏的止血以固气为先，兼顾血热或血瘀。因下血量多，则热随血去，气随血泄，即使有热，也是虚火居多，且一般都有不同程度的气虚表现，故止血必先固气。止血之后，重在

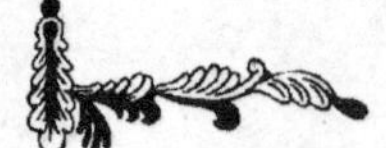

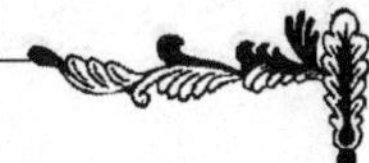

固肾以治本，并需调整月经周期，则以调补脾肾、益气养血为主。

明代方约之对崩漏的治疗提出“塞流、澄源、复旧”的三步治法。暴崩久漏之际，塞流止血是关键。可用“二稔汤”“滋阴固气汤”（罗氏经验方）以固崩止漏。“二稔汤”以广东草药岗稔、地稔根止血固崩，党参、白术、炙甘草健脾益气以固摄，熟地、桑寄生、首乌养肝肾益精血，续断固肾止血，棕榈炭、赤石脂收敛止血。全方固摄止血之力较强，并兼顾气血和肾肝脾三脏。“滋阴固气汤”则以菟丝子、山萸肉滋养肝肾，党参、黄芪、白术、炙甘草健脾补气，阿胶、鹿角霜固涩止血，首乌、白芍养血和肝，续断固肾。既滋阴，又补气，亦兼顾了肾肝脾三脏，具有较好的止血效果。适用于崩漏之势稍缓者。如挟热者，加旱莲草、黑栀子、炒黄芩；挟瘀者，加益母草、蒲黄炭；阴阳两虚而暴崩不止者，加炮姜炭、棕榈炭、赤石脂。还可艾灸隐白、大敦和三阴交以温经止血。

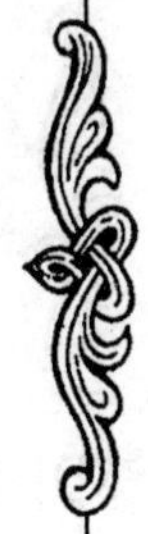

岭南地区温暖潮湿，其人体质以阴虚或气虚、湿热多见，在治法上要注意顾及气阴。选择药物时，由于阴虚相火易动，不宜用芎、归之类辛燥走窜之品，以免动血，反增加其出血量。应选首乌、桑寄生等守而不走的药物，以滋养并止血。而补气之药，亦以平为期，使血海宁静，不宜过于升散。如人参能固本止血，随阳药则入阳分，随阴药则入阴分，固气以摄血。尤以野生人参和东北红参为佳，可救危固脱。如非危重症，则可重用党参以代之。而气阴两虚者，则可用西洋参，或配太子参、怀山药之类以益气养阴。

在止血药中，有凉血止血者，如丹皮、焦栀子、藕节；有温经止血者，如艾叶、炮姜、鹿角霜；有养血止血者，如

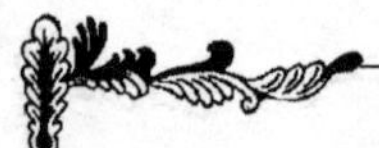

阿胶、岗稔、地稔；有养阴止血者，如旱莲草、龟板胶、女贞子；亦有祛瘀止血者，如益母草、蒲黄、田七、大黄炭；有固涩止血者，如赤石脂、乌梅、五倍子。均可根据证候的寒、热、虚、实而选用。惟炭类止血药过用可致血脉凝涩而留瘀，故不宜过多、过久使用。

崩漏之下血缓解后，应根据其证候以澄源、复旧。澄源重在辨证论治，复旧旨在调补脾肾。因脾主统摄，肾主闭藏，冲任之本在肾。脾肾功能失常，冲任不固，血脉失于统摄和闭藏，则经血妄行而成崩漏。故复旧固本之法，是在去除血热、血瘀等标证后，着重补肾健脾，调理阴阳，促使月经周期恢复正常。自拟的“补肾调经汤”用于此期的治疗。方中以菟丝子、桑寄生、续断平补肾之阴阳，辅以补气养血之品，兼顾脾肾气血以调经。

纵横比较南北古今论治崩漏的文献，北方多因阳气不足，而以寒证为主，自仲景之温经汤至傅青主之固本止崩汤，均善用温药；而南方则常因气阴不足，故多热证，岭南医家往往忌用辛燥动血的芎、归之类，而善用滋阴固气之品。这是地域与体质的差异所致。古代医家对崩漏主要着眼于止血，对复旧调经的论述较少；而现代医家则注意了病证的鉴别，并强调要补脾肾调经以固本。这是历史的进步。

崩漏验案4则

【例一】

沈某，女，34岁，已婚，四川人，化工技术员。于1975年1月31日初诊。

患者从14岁月经初潮后，周期大致正常。近3年来，月经周期紊乱，阴道流血延续不断，结婚2年多同居未孕。

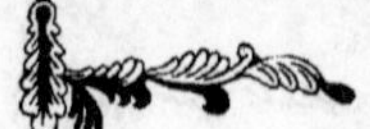

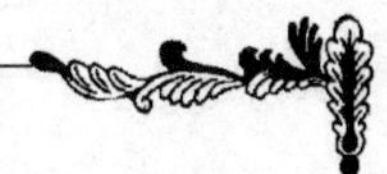

来诊时自诉月经干净7天后，复见阴道流血两周未止，血量较多，色初暗红，现鲜红，无血块。伴心悸，腰痛，下腹坠痛，睡眠饮食均差，屡医未效。经诊刮诊为“子宫内膜增殖症”，属无排卵型功血。面色晦黄。舌淡红，苔白微黄。脉细略滑数。

诊断：崩漏。

辨证：脾胃不固，冲任受损。

治则：补肾健脾为主，佐以止血，以达塞流之效。

处方：二稔汤（本人经验方）加减：岗稔根30克、地稔根30克、制首乌30克、川断15克、白术15克、炙甘草5克、荆芥炭9克、仙鹤草20克、艾叶12克，4剂，每天1剂。

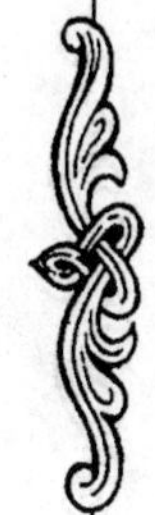

3月21日二诊：阴道流血近两个月，量时多时少，反复发热在38℃左右。2月初进某医院住院治疗，2月7日行诊刮术，病理报告为：“子宫内膜增殖症”。妇检发现双侧附件炎，经治疗后于3月8日出院。现阴道流血暂止，但感头晕，腰腿发软，小腹胀痛，口淡纳差。舌淡红略暗胖。脉沉细。

流血既止，须以补肾为主，兼理气血，俾能调整月经周期，恢复排卵，以收固本之效。

处方：用补肾调经汤（本人经验方）加减：桑寄生15克、续断15克、益智仁10克、菟丝子15克、炙甘草6克、制首乌15克、党参12克、金樱子15克。4剂，每天1剂。

3月28日三诊：末次月经3月20日，现未净，量较多，伴头晕头痛，腰酸软，下肢酸麻乏力，口淡，纳一般。舌淡胖，边有齿印，苔薄白。脉弦细略数。经行已第5天，量仍多，必须塞流，以防崩漏不止。

处方：仍拟二稔汤加减：岗稔根30克、地稔根30克、

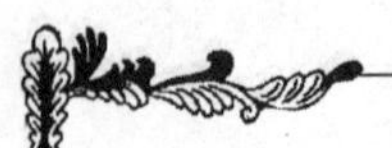

制首乌25克、菟丝子15克、熟地20克、金樱子30克、续断15克、炙甘草6克、党参12克。4剂，每天1剂。

5月12日四诊：前症好转，但本次月经6天干净后，又见阴道流血几天，服药后方止。头晕腰痛，睡眠欠佳，梦多纳呆，带下清稀。舌淡红边有齿印，苔薄白。脉细弦弱。仍以补肾健脾为主。

处方：菟丝子15克、续断15克、制首乌15克、桑椹12克、干地黄20克、白芍12克、女贞子15克、旱莲草15克、党参15克、炙甘草9克。3剂，每天1剂。

7月5日五诊：从3~5月份曾结合用人工周期疗法，但经量仍多，停药后仍紊乱如前，经后血性分泌物淋漓不断。现已1周多未净。伴头晕，腰酸，疲乏，纳呆。舌黯红，苔微黄。脉沉细弦。

病势虽缓，但仍漏下不止，拟以滋养肝肾为主，兼以固气益血。

处方：滋阴固气汤（本人经验方）加减：熟地25克、续断15克、菟丝子15克、制首乌20克、党参15克、茯苓20克、白术15克、炙甘草9克、桑寄生20克。3剂，每天1剂。

9月13日六诊：本次月经于8月26日来潮，较大量出血6天后，仍点滴漏下达10余天。头晕腰痛，肢软乏力，纳差。舌黯红。脉细弱略弦。仍守前法。

处方：菟丝子20克、覆盆子15克、续断15克、桑寄生20克、党参15克、熟地25克、橘红5克、茯苓20克。4剂，每天1剂。

10月4日七诊：末次月经9月26日，量中等，6天干净，无漏下，但仍见头晕腰痛，睡眠饮食均差，夜尿多。舌

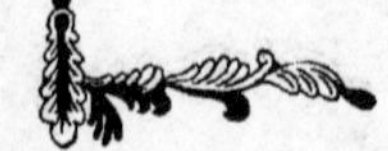

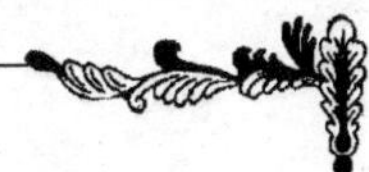

淡黯，苔薄白。脉细弱。守前法以巩固疗效。

处方：菟丝子 15 克、覆盆子 15 克、续断 15 克、桑寄生 20 克、金狗脊 15 克、党参 15 克、炙甘草 6 克、佛手 12 克。3 剂。按上方加减，每周服 2~3 剂，持续 2 个多月。

12 月 27 日八诊：服药后精神好转，无头晕。从 9 月至 12 月，月经已正常来潮，量中等，末次月经 12 月 14 日，现觉腰痛，纳差，胃脘隐痛不舒。舌淡红。脉弦。患者经常服药将近一年，崩漏已愈，经调，为“种子”做好了准备。此时预计是排卵期，按补肾健脾的原则，重用菟丝子、熟地，加入淫羊藿温补肾阳，以促排卵。

处方：菟丝子 25 克、熟地 20 克、淫羊藿 10 克、桑寄生 20 克、党参 15 克、炙甘草 6 克、海螵蛸 12 克、春砂仁 5 克（后下）。4 剂，每天 1 剂。

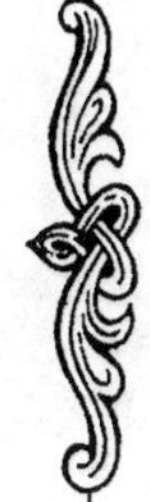

1976 年 2 月 7 日九诊：月经正常，末次月经 1 月 19 日，间有心悸、腰痛，睡眠、饮食仍欠佳。舌淡红苔少。脉弦细稍数。预计排卵期已过。继续滋肾补肾，佐以安神镇摄。

处方：菟丝子 25 克、熟地 20 克、生龙骨 20 克、桑寄生 25 克、夜交藤 30 克、金樱子 25 克、女贞子 15 克、炙甘草 9 克、金狗脊 15 克、桑椹 15 克。4 剂，每天 1 剂。

3 月 20 日十诊：停经两个多月，纳呆，恶心，乳房胀痛，心悸，腰痛，小腹坠痛，眠差多梦，尿妊娠试验阳性。舌黯红，少苔。脉细数滑。妇科检查：子宫颈光滑，着色，软，子宫体前倾，质软，增大如妊娠 8 周，附件未见异常。此为早孕胎动不安。治宜固肾安胎为主。

处方：用寿胎丸加减：菟丝子 25 克、桑寄生 15 克、熟地 25 克、党参 15 克、杞子 15 克、金樱子 20 克、陈皮 5 克。4 剂，每天 1 剂。

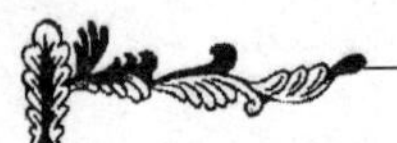

5月5日十一诊：妊娠3个多月，头晕腰痛，小腹坠痛，夜尿多，怕冷，胃纳较前增进。舌淡红，苔白略干。脉细滑。

处方：续用寿胎丸加减：菟丝子25克、桑寄生15克、续断15克、党参15克、覆盆子9克、甘草6克、白术12克、制首乌25克。4剂，每天1剂。

其后，仍依上方加减，间歇服药。患者虽然在妊娠4个多月时曾反复阴道流血多次，仍能继续妊娠。于1976年10月顺产1男婴，体重3000克，母婴健康。

整理者：张玉珍、刘宇权

【例二】

司徒某，女，19岁，工人，未婚。1977年11月19日住院。

主诉：阴道流血已1个多月，伴眩晕心悸。

患者一向月经紊乱，14岁初潮，周期一般为28~40天，偶见2~5个月1潮，持续时间7~30天不等，量多，用卫生纸3~10包。1974年4月曾因月经过多住院治疗。

前次月经为1977年5月，停5个月后于10月20日阴道流血，开始时量多如崩，继则或多或少，以后血量渐次减少，色淡红，无瘀块，但淋漓不断，至11月19日住院观察治疗。症见面色黄黯，眼眶黯黑，头晕目眩，心悸失眠，短气纳呆，腰酸无力，下肢时有挛急。舌淡嫩，苔薄微黄稍干。脉弦细虚数。

实验室检查：红细胞1.24×10^{12}/升，血红蛋白38克/升。

肛门检查：子宫大小正常，活动好，无压痛，双侧附件未扪及包块。

诊断：崩漏。

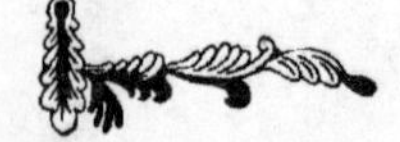

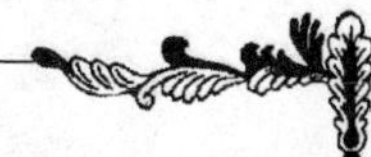

辨证：脾肾两虚兼气血不足。

治则：补肾健脾，益气养血。

处方：党参30克、制首乌30克、黄芪30克、白术25克、川断15克、鹿角霜20克、棕榈炭12克、阿胶12克（烊服）、砂仁3克（后下）。每天1剂，再煎。

吉林参12克（另炖服）。

连服5剂后，阴道流血减少。因重度贫血，输同型血300毫升。按上方去棕榈炭、鹿角霜、首乌，加菟丝子、桑寄生、乌豆衣、五味子等药。终于1977年11月9日阴道流血完全停止，精神好转，胃纳增进，眩晕、心悸等症状均改善。依上法再投培脾补肾益气养血之品以调经。1977年12月21日月经复潮，经量中等，6~7天干净，取得较好的近期疗效。

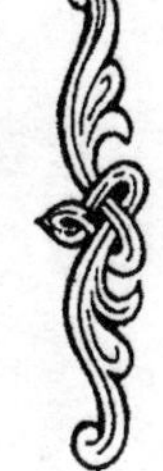

以后继续门诊中药治疗4个多月，在观察治疗期间，患者月经周期建立在28~32天，经量中等（1包卫生纸左右）。追踪观察1年余，月经一直正常，精神面色均可。

整理者：欧阳惠卿

【例三】

易某，女，12周岁，中学生。于1975年3月2日初诊。

近3个月来月经过频过多，时间延长。2月28日月经来潮，势如泉涌。昨天曾服凉血止血的中药，药后流血更多（每天用卫生纸1包多，并用很多棉花），不能坐立，经色鲜红，夹有血块，腹微痛，汗多，疲乏，腰酸，自觉烦热，口干，小便微黄，面色苍白，精神不振。舌淡红略胖，舌尖稍红，苔薄白润。脉细滑略弦。

月经史：11岁初潮，周期紊乱，经量偏多。近3个月来先期量多明显。某西医院诊为青春期功能失调性子宫出血。

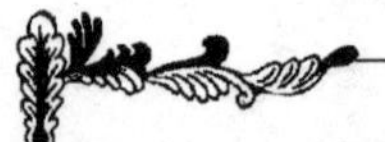

诊断：血崩。

辨证：肾阴未固，阴虚内热。

治则：滋养肝肾，固气摄血。

处方：党参18克、白术15克、岗稔根30克、地稔根30克、制首乌30克、干地黄18克、桑寄生15克、续断15克、煅牡蛎24克、甘草9克、蒲黄炭9克。2剂，每日1剂。并嘱用艾卷悬灸隐白穴（双）及大敦穴（双），交替选用，每日2次，每次15分钟。

3月3日下午再诊：患者3月2日下午和来诊当天上午各服上方1剂后，经量已减少大半，精神明显好转，但仍有腹部隐痛，睡后多汗，口干。舌淡红，舌尖稍赤，苔薄白。脉细滑略数。治则仍遵前法，佐以祛瘀止血。

处方：岗稔根30克、地稔根30克、党参18克、黄芪15克、白术18克、制首乌30克、益母草15克、血余炭9克、桑寄生15克。5剂，每日1剂。

服药后月经于8日完全干净。以后用滋养肝肾兼以补气，月经期则仍加入岗稔根、地稔根，经量多时则加入蒲黄炭、血余炭、紫珠草等。经过3个月的调治，月经已恢复正常，观察1年，已无复发。

【按】本患者虽为初潮不久的少女，经色鲜红，并自觉有烦热感及口干，似有血热之象，但因大量出血，热随血泄，阴随血耗，故服凉血止血药而出血反多。遵照《医宗金鉴》之义，仍当以补虚为主，但必须补而不燥，并能养阴涩血。

整理者：罗颂平

【例四】

邓某，女，44岁，机关干部。于1975年2月19日初诊。

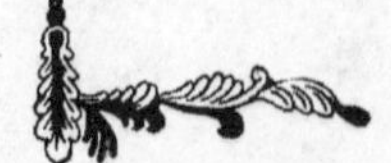

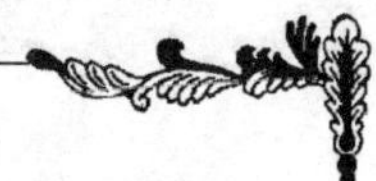

月经不调及经量过多已两年。1974 年 12 月 8 日突然大量出血，持续不断，至 12 月 22 日在某医院急诊住院。诊为功能性子宫出血。25 日刮宫，但仍反复出血，随后每日服妇宁片 18 格。至 1975 年 2 月 2 日出血停止，乃出院。但停服妇宁片后又再次出血。

患者自觉神疲头晕，肢倦腰酸，面色晦黯，眼眶黯黑，脸颊部黯黑斑明显。舌色淡黯无华，舌体胖嫩，边有齿印，苔白略腻。脉细数弱不整，110 次 / 分，尺脉沉涩。

诊断：崩漏。

辨证：脾肾两虚。

治则：健脾补肾。

处方：黄芪 30 克、党参 30 克、制首乌 30 克、炙甘草 12 克、菟丝子 18 克、续断 18 克、白术 24 克、淫羊藿 12 克、艾叶 9 克。4 剂，每日 1 剂。

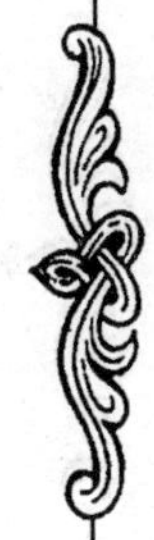

并嘱用艾卷悬灸隐白（双穴），每日 2 次，每次 15 分钟。

2 月 20 日再诊：患者自动停服妇宁片，阴道出现中等量出血，但比以前停服妇宁片时流血减少。精神稍好，余症同前，舌脉大致同前。嘱逐渐减量服妇宁片。

仍守前法，兼以涩血。

处方：岗稔根 45 克、地稔根 30 克、制首乌 80 克、续断 18 克、党参 30 克、黄芪 30 克、炙甘草 15 克、金狗脊 24 克、菟丝子 15 克、艾叶炭 9 克。4 剂，每日 1 剂。

三诊：患者 26 日起继续服妇宁片，减量至每天 12 格，来诊时已无阴道流血，舌淡胖，苔白略腻。脉沉细略数，102 次 / 分。

处方：照上方去艾叶炭，并嘱每周炖服 1~2 次吉林参，每次 9 克。

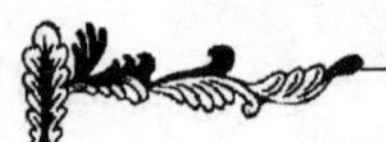

以后基本按此方加减运用。

3月24日来诊，谓本月22日月经来潮，今天量少，初时鲜红，继而淡黯，自觉疲倦，精神较前增进。舌淡胖，边有齿印。脉弦细略数，92次/分。

仍以滋肾固气涩血为治

处方：岗稔根45克、地稔根30克、制首乌30克、白术18克、党参18克、续断15克、熟地18克、菟丝子18克、阿胶12克（烊服）、炙甘草12克、姜炭9克、艾叶9克。4剂，每日1剂。

3月28日来诊，谓从6日起妇宁片已减为每天8格，7日阴道流血已停止，胃纳可，精神增进。舌象已较红润，舌体亦不如以前胖嫩。脉细弱。

处方：菟丝子18克、续断15克、巴戟天18克、淫羊藿12克、熟地18克、党参18克、白术15克、制首乌24克、桑寄生18克、五味子6克。

以后按上方加减，至4月18日已完全停服妇宁片，未见流血现象。精神体力日增，胃纳可，眼眶及面部黯黑斑渐退。一直观察到1975年年底，未发现阴道大量流血，身体恢复正常，并能整天坚持工作。

【按】本例为更年期的功能性子宫出血，反复发作两年，气血耗损已甚，患者神疲体倦，眼眶面颊黯黑，舌淡胖，脉细数弱，尺部沉涩，乃一派脾肾俱虚之象。故始终以健脾补肾、固气涩血为治。惟患者体质偏于阳虚，故用药着重温肾补脾，固气摄血。使冲任得固，功能恢复，故能令多年崩漏之病，经过3个月的治疗，得以痊愈。

整理者：罗颂平

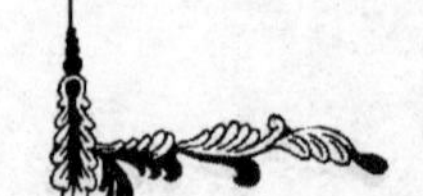

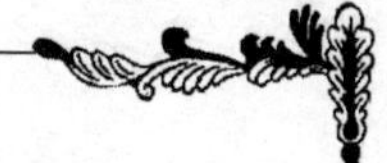

闭经的调治

闭经一证，其病机有虚有实，其证候错综复杂，临床上往往取效较慢，或病情反复，是妇科比较难治之证。

现代医学将闭经分为原发性和继发性两类。前者是指女子年逾18周岁而月经从未来潮；后者是指女子行经之后，又停闭3个月以上者（近年中西医教科书已将继发性闭经的定义改为停闭6个月以上者。编者注）。原发性闭经者，常为先天禀赋不足所致，其中有子宫发育不良、卵巢功能不全、生殖道畸形等，部分患者可发现有染色体异常；继发性闭经者，常由月经后期、稀发、量少等发展而成，或因流产、刮宫不当，过度损伤子宫内膜而致，也有因卵巢功能早衰，或由于贫血、结核病或其他慢性病影响者。此外，惊恐、忧郁、悲伤过度、外伤等均能导致闭经。

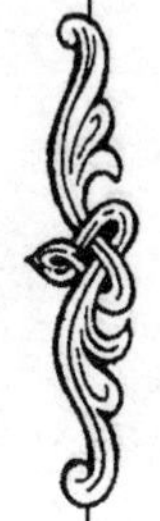

由于闭经的病因比较复杂，临证时应注意详细询问病史，了解其起因及病情发展过程，还要作必要的检查，了解生殖道的发育情况、有无畸形等。因有些生殖器畸形可以通过手术得到纠正，而无阴道、无子宫或染色体异常所致的卵巢无能等，则目前尚无有效的疗法。如确诊为此类闭经，则不宜浪费药物和时日了。

闭经的病机有虚有实，亦有虚实夹杂者。虚证为血海空虚，来源匮乏，如壶中乏水，虽倾倒亦无以泻出；实证由邪气壅阻，如壶中虽有水，但因壶口为异物所阻隔，水亦不能泻出。月经的产生，主要在于肾气－天癸－冲任－子宫的相互作用和协调，同时与心、肝、脾、肺以及气血的整体协调也有关系，并具有定期藏泻的规律。在月经的调节机理中，肾起着主导的作用。《素问·上古天真论》说："女子

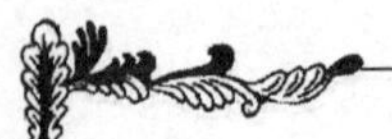

七岁，肾气盛，齿更发长；二七而天癸至，任脉通，太冲脉盛，月事以时下……”又说：“肾者主水，受五脏六腑之精而藏之，故五脏盛，乃能泻。”子宫的藏泻受肾脏封藏、肝脏疏泄的支配，必须先藏以达到盛满，然后才能泻。月经的主要成分是血。心主血脉；脾主统血和生化气血；肝主藏血，并主疏泄。故月经之定期来潮，又有赖于脏腑及整体的协调，而主要着重于肾气（包括肾阴肾阳）之是否充盛。闭经之病机，多因肾气不充，“天癸”这种无形之水（微量之体液）不至，任脉不通，冲脉不盛，胞脉不充，这是临床上较多见的一种类型。除肾虚经闭之外，还有因脾气虚弱而不能生化气血，或亡血暴脱而致血海空虚，无余可下者，古称“血枯经闭”。这都是虚证闭经的机理。此外，亦有因心气不得下通；或肝气郁结而不疏泄；或气滞血瘀而阻隔胞脉、胞宫；或痰湿凝聚以致胞脉不通，这是实证及虚实夹杂证的机理。

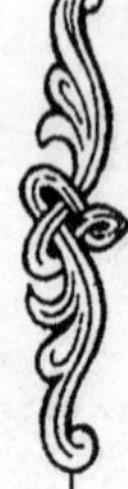

肾虚经闭的主要证候是月经由稀少而逐渐闭止，或素未来经，带下极少而致阴道干涩，腰膝酸疼，或见身体发育差，子宫幼小。偏阳虚者可见面色晦黯、眼眶黑或面额有黯斑，小腹空冷，四肢不温，舌淡黯，脉沉细；偏阴虚者可见面色潮红，五心烦热，消瘦，舌嫩红少苔，脉细数等。

七情郁结者常有明显的肝郁证候，如烦躁易怒，胸胁或少腹苦满，脉弦。或心悸怔忡，惊惕失眠，眩晕。这类患者常有精神创伤史可查。

血瘀经闭者多为突然闭止，闭经前常有流产、刮宫、产褥感染或流产后感染史，主要证候为小腹周期性疼痛、拒按，且逐月加重，甚者可有低热，舌紫黯，脉弦。这类患者应注意与早孕相鉴别。

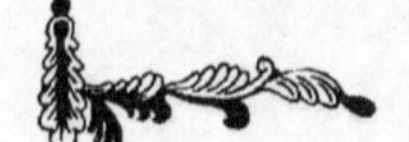

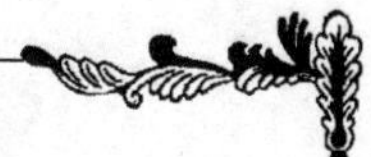

痰湿凝聚而闭经者，体形多虚胖，胸闷，痰涎增多，倦怠，纳呆，面色苍白或黄晦，或毛发浓密，体毛增多，舌苔白腻，脉沉滑。

调治之法，主要针对不同的病机。一般来说，虚证或虚实夹杂者当以调理肾肝为主，而肾阴是月经的主要化源，故滋益肾阴，乃调治闭经之要着。必待肾阴充盛，天癸依期而至，才能使冲任、血海旺盛，经血下行。但由于月经具有明显的节律性，是一个周期性藏泻交替的过程，如肝气之疏泄不利，亦足以障碍月经之通调。正如《傅青主女科》谓："经水出诸肾，而肝为肾之子，肝郁则肾亦郁矣。"故调补肾阴，亦应因时制宜，在滋肾养血之中，适时佐以舒肝解郁行气之品，并引血下行，予以利导，使经血得以通行。而在一月之中，阴血的消长也有其节律，则治法上的补与攻亦应循其消长规律。《素问·八正神明论》曰："月始生，则血气始精，卫气始行，月郭满，则血气实，肌肉坚；月郭空，则肌肉减，经络虚，卫气去，形独居。是以因天时而调血气也，……月生无泻，月满无补，月郭空无治，是谓得时而调之。"故滋肾养血宜在阴历月的上半月（即初一至十五）进行，活血通经宜在下半月进行，以顺应阴血盛衰的节律，则疗效更好，这也是因时制宜的具体运用。

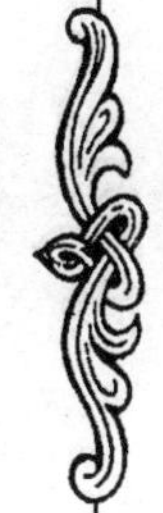

滋肾养血之方药，可选《景岳全书·新方八阵》之归肾丸加减化裁作为第一方。该方以菟丝子、熟地、杜仲调补肾气，山萸肉、当归、枸杞子养肝益血，佐以山药、茯苓健脾益气，它是以补肾为重点而又兼顾肝脾的要方。此方可连续服用 22 天左右。继用《景岳全书·新方八阵》之调经饮加丹参、川芎行气疏导，引血下行。方中以当归、川芎益血活血，香附、青皮行气舒肝，山楂、丹参活血化瘀，牛膝引血

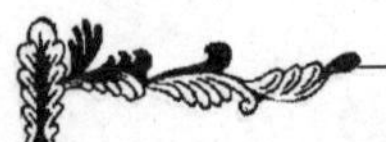

下行，茯苓健脾渗湿，为行气活血通经之方。此方作为第二方，接上方连服7天左右。兼有热者，再加丹皮、赤芍；兼寒者，加桂枝、小茴香；兼瘀滞者，加刘寄奴、桃仁、红花。停药数天后，如月经仍未来潮者，可再重复以上两方，继续调治。这种先补后攻的治法，一般要反复三四次，才易收效，因虚证闭经往往迁延日久，非短时可以取效也。

偏肾阳虚者，则应在滋肾阴的基础上加入温肾壮阳的药物，但又不可一味补阳，因肾阳依存于肾阴，是以肾阴为物质基础的。正如张景岳在《景岳全书·新方八略》中说："善补阳者，必于阴中求阳，则阳得阴助而生化无穷。"故调补肾阳，应不忘肾阴。可选用促排卵汤（自拟经验方）作为第一方。本方以菟丝子、熟地滋养肾阴，熟附子、淫羊藿、巴戟温肾壮阳，当归、枸杞子养血益肝，党参、炙甘草健脾补气，全方既兼顾了肾、肝、脾三脏，又在益阴的基础上重点温补肾阳，使真阴生而真阳长。经动物实验表明，本方具有改善卵巢、子宫的血液循环及内分泌功能，促进排卵等作用。

因七情郁结而致闭经者，应兼用心理治疗，注意情志疏导，解除其思想负担，以免影响疗效。属肝郁若，可用逍遥散加减，以轻剂调之；若心肾不交，心气不得下通者，可在归肾丸基础上加柏子仁、桂圆肉、石菖蒲、远志等以交通心肾。

属血瘀证者，治宜祛瘀通经，可用桃红四物汤。如偏于寒瘀者，用《妇人大全良方》之温经汤，即以桂枝温通经脉，当归、川芎、赤芍养血活血，莪术、丹皮活血祛瘀，人参、甘草补气和中，牛膝引血下行。惟祛瘀通经之剂不宜久用，一般用7剂左右即可。祛瘀药的剂量，如桃仁、红花、

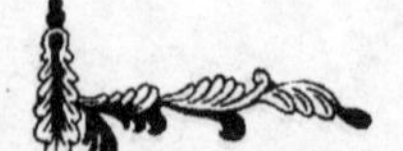

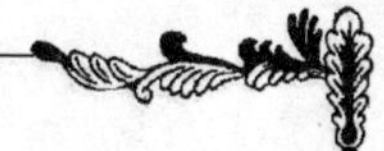

莪术之类，亦应因人而异，根据体质的强弱和瘀滞的程度而决定剂量的轻重，不可过用以致伤正。此外，山楂肉、鸡内金等消导药也有化瘀通经的作用，且药性平和，可适当配入上述方剂中。山楂用量可稍大，一般用至30克或50克，但有胃、十二指肠溃疡及胃酸过多者则不宜用。

属痰湿凝聚者，治宜化痰燥湿，佐以健脾养血。可用苍附导痰丸加减，即以法夏、胆南星、陈皮燥湿化痰，苍术、云苓健脾去湿，枳壳、香附行气，神曲导滞，生姜、甘草和中。但方中缺乏血分药，可适当加入，如当归、川芎、丹参、鸡血藤之类。调治半月左右，加入牛膝、刘寄奴、泽兰之类以活血通经。一般亦需反复几次，疗效才显。

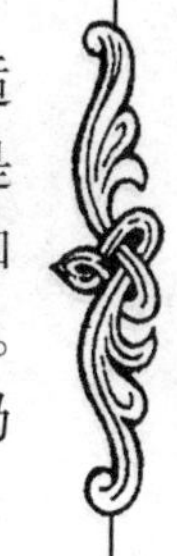

闭经的调治，除辨证要准确外，因时用药也很重要，适时攻补，补与攻交替进行，是治疗闭经关键的一着。尤其是对于虚证患者，切不可以见血为快，妄行攻伐。治疗期间如见白带增多，则为佳候，是阴精渐复之征，不必加以固涩。此外，初见疗效之后，亦应注意巩固疗效，一般在通经后仍需继续调治两三个月，使之建立正常的月经周期。

闭经多虚实夹杂，治宜补攻兼施

闭经,《内经》称为“月事不来”，亦称“不月”。认为其机理是“胞脉闭也”。指出子宫内之脉络没有按期剥落出血呈闭锁的现象。闭经是指连续3个月或3个月以上（现已改为6个月以上。编者注）不来潮者。若2~3个月内不定期来潮者，属月经稀发，基本按2个月一潮者称为“并月”，按3个月一潮者称为“居经”，俗称“季经”，尚未属闭经范畴。闭经有虚有实，或虚实杂见，其致病原因复杂，为月经病之顽难证，有闭经时间长达数年之久者，故为医者所重视研究。

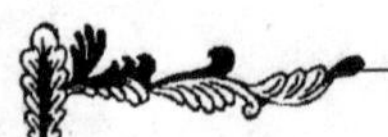

闭经有原发性和继发性两类。女子超过18周岁从未来过月经者为原发性闭经，多因肾阴肾阳不足，生殖系统发育不良，以至天癸不至，冲任亏损而不通盛，内分泌失调；亦有因青春期前曾患过全身消耗性疾病，如结核病等，因而影响脏腑气血之功能失调所致者。继发性闭经者本已有过月经来潮，由于各种原因的影响，尤其是产后（包括人工流产、中晚期引产）失调、崩漏之后、环境突变、精神刺激、各种急慢性全身疾病，或盆腔内或脑髓之局部器质性病变，均可引致闭经。总之，本病原因复杂，矫正也不易。临证时必须详审病因病史，细为诊辨，治法或补或攻应先后有序，才能收效。

原发性闭经患者，多伴有全身发育不良体征，第二性征不明显，除肛检或B超可发现发育不好的幼稚型子宫外，乳房也不隆起而平坦。此类患者，宜适当加强营养。药物治疗须以调补肾阴肾阳为主，以促使天癸至而任脉通，太冲脉盛，子宫、卵巢得以发育增长，且需及早治疗，以在21岁前调治，收效较好。补肾之中，宜辨别肾阴虚或肾阳虚或肾阴阳两虚，而取滋肾、温肾或阴阳并补之法。临床所见，以偏于阴虚或阴阳两虚者为多。经血是阴液之一，卵子是一种物质，属于阴精，须得到营养物质的滋养，也要得到阳气的支持，阴生则阳长，阳生则阴长，阴阳互为其根而互相协调。故调治原发性闭经患者，宜先滋养肾阴，然后适当温补肾阳，以达到阳生阴长。本人曾治一姓杜的患者，22周岁仍未有月经来潮，观其整体发育不良，身躯矮小，望之如14~15岁的女孩，第二性征不明显，乳部平坦，乳头乳晕呈紫黑色。性情抑郁，烦躁口干，大便干结，食欲不振，掌心灼热，唇鲜红如涂脂，舌红无苔，脉弦细数。此乃肝肾阴

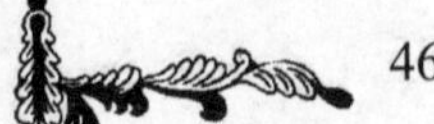

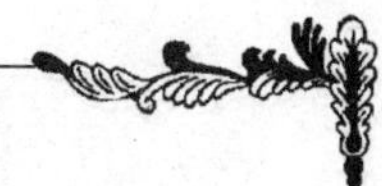

亏，阴虚内热，瘀热壅阻之证，治宜滋阴清内热以培其本，佐以活血化瘀以治其标。先用增液汤合二至丸加知母、黄柏、太子参、山萸肉、山药等，以滋养肝肾之阴。继选加菟丝子、肉苁蓉、淫羊藿等稍助肾阳，随后又选加丹参、桃仁、丹皮、赤芍、山楂以活血化瘀通经。经过3个多月的依次调治，阴虚内热的证候渐减：唇舌不如来诊时的鲜红，胃纳陡增，体重增加5千克，身高也增长6厘米，月经开始来潮。通经以后，性情活泼开朗，乳房渐见隆起，乳头乳晕由紫黑色转为淡红色。继续调治半年，月经基本自行来潮。

继发性闭经，临床上亦以虚证或虚实夹杂者为多，纯实者较少。故治法上往往宜先补后攻，俟阴血冲脉盈满后，随证利导，才易收效。补肾养营之剂，一般可用张景岳之归肾丸（丸剂可改为汤剂）合四物汤加减调治，俟肾气营血充盛后，再用调经汤加减予以利导（方药组成见上文）。但亦不能固执不变，必须随证随人，以制订出治疗方案。如阴阳两虚者，可以附地汤（熟附子9克、熟地黄20克）为主，适当予以配伍。该方一阴一阳，具有促排卵的作用，因而可导致月经来潮。若偏于阳虚寒凝者，可加入桂枝15克、干姜6克、淫羊藿12克、当归15克等温而通之，效果亦好。如有一姓陈的患者，36岁，继发闭经5个月。曾孕2、产1、人流1。觉神疲体倦、腰酸、口淡，面色苍黄，舌淡红、苔白润，脉沉细缓弱，一派虚寒、阳气不振之象。乃用八珍汤加附子、肉桂、干姜、菟丝子，补而通之。服药14剂后，精神体力好转，月经复潮。

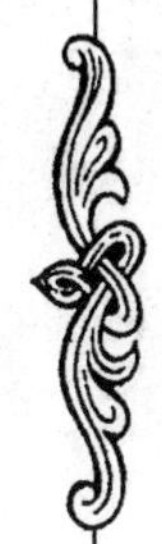

产后大出血后可致闭经，中医辨证属血枯经闭的虚证，西医称为席汉氏综合征，属腺垂体功能减退。患者除闭经外，全身虚羸，生殖器官萎缩，毛发脱落，肌体消瘦或虚

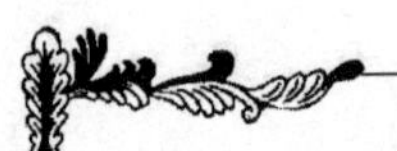

浮，面色苍黄，神疲体倦，舌淡瘦，少苔或白薄苔，一派肾阳虚而阴血亏损之象。治宜温补肾阳和大补气血。余对此等患者，每用人参、淫羊藿、仙茅、炙甘草、熟附子、当归、川芎、熟地等配伍成方，连续治疗几个月，每可收效。

至于内分泌检查见泌乳素（PRL）增高，月经闭止，同时又有乳汁分泌者，称溢乳性闭经，病情比较顽固，疗效亦不很理想。临床上大概可分为两个类型：一为脾肾阳虚型；一为肝脾郁结型。前者体形可见虚浮，面色较苍白，月经闭止，乳房不胀，挤压有乳汁溢出，多少浓淡不定，易觉疲倦或头晕，舌淡胖、苔白润，脉沉细。宜温补肾脾阳气，可用肾气丸加白术、炒麦芽（可用至100克左右）。经几个月之治疗可以取效。后者平素肝气郁结，脾气不运，形体不胖或消瘦，除闭经和有乳汁分泌外，若病程延长，亦可见生殖器官萎缩，卵巢功能低落，伴精神忧郁、食欲不振、睡眠欠佳、梦多等。脉沉弦，舌黯红。治宜舒肝解郁健脾，可用逍遥散加郁金、素馨花、鸡内金、生麦芽（用量100克左右）生薏仁等，经数月的调治，亦有一定的效果。

宫腔结核，也是导致闭经的原因之一，须查询有无肺部及其他部位结核病史，同时应检查盆腔有无肿块。患者除闭经外，体形多消瘦，或五心烦热，甚或低烧、潮热、口干咽燥。脉细数，舌红、少苔或无苔。属阴虚血少之证，治宜益阴养血，并选配有抗结核作用之药物，可用生地、黄精、丹参、玉竹、穿破石、铁包金（鼠李科勾儿茶属勾儿茶的根，地方草药）、百部、鸡血藤、鸡内金等配伍成方。黄精具有养阴补血、抑制结核杆菌的作用，对结核病具有疗效。丹参活血祛瘀、清热除烦，也能抑制结核杆菌，百部、穿破石、铁包金均对结核病有一定作用，穿破石更有通经之功。全方

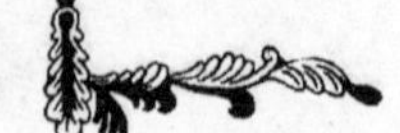

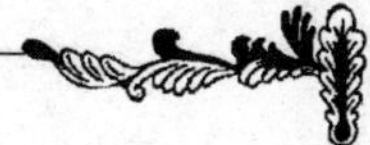

共奏益阴养血、抗结核、通经之效。

上述几种闭经，基本属于虚证，治宜滋养温补为主。至于实证之闭经，多因瘀血壅阻，其中又有气滞血瘀、热灼血瘀之不同，应分别以行气化瘀、温经行瘀、凉血散瘀之法为治。瘀阻之证，除闭经外，多有腹部胀痛拒按，按之或有肿块，面色紫黯，唇舌有瘀斑点，脉弦涩等。兼气滞者，可用膈下逐瘀汤加减，行而通之；寒凝致瘀者，用少腹逐瘀汤加减，温而通之；瘀热者，用血府逐瘀汤加减，凉而通之，多可收效。至于痰湿阻滞之闭经，多为实中有虚之证，痰湿为有形之邪，属实，但所以致痰湿壅聚，多因脾气不运，乃属脾虚，故治宜益气运脾以化痰湿，可用当归补血汤合苍附导痰丸加减化裁以缓图，亦可收效。

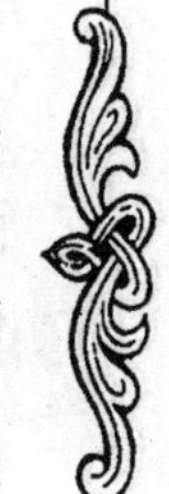

此外，精神因素、脑部外伤、脑部肿瘤等，亦可致闭经，这须与内科、外科联合予以调治，才易收效。

闭经一证，原因复杂，病多顽固，属慢性疾患。病虽有虚实，但以虚证为多。主证是经血闭而不通，易误为实证，而妄加攻伐，是不完全符合病理情况和辨证原则的。除瘀滞和肿瘤所致的闭经外，多属肾脾气血虚弱，冲任失调所致，故多宜先补后攻，先使气血充盈、性生殖功能旺盛，然后加以引导，引血下行，适当攻逐通利，以顺乎月经生理蓄满而溢之机，较易收效。可采用中药人工周期之法，先根据辨证补益 21 天左右，继而攻逐 6~7 天，以建立人工周期，1 个周期未效，仍可进行第 2、第 3 个周期的治疗，多能奏效。

闭经验案 4 则

【例一】

覃某，26 岁，未婚，生产建设兵团知青。于 1973 年 12

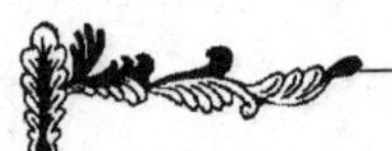

月 11 日初诊。

年已 26 岁，从未来过月经，但有周期性下腹胀痛和带下增多等情况。平时自觉有阵发性心悸，睡眠欠佳，容易惊醒，胃纳欠佳。近几天有下腹胀痛感。

过去史：曾有甲状腺机能亢进史，经治疗后好转。身体较消瘦，某医院怀疑为子宫内膜结核，曾用抗结核治疗未效。又曾多次用西药人工周期治疗，月经均未来潮。

检查：第二性征正常，肛检提示子宫比正常者为小。

舌尖有红点，脉弦细略数。

诊断：原发性闭经。

辨证：肝肾阴不足，兼有瘀滞。

治则：滋肾安神，佐以化瘀行滞。

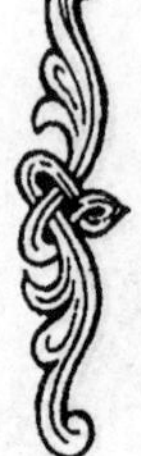

处方：干地黄 25 克，黄精 30 克，怀牛膝 25 克，桂圆肉 15 克，山楂肉 30 克，桃仁 10 克，赤芍 12 克，青皮 10 克，茯苓 25 克。3 剂。

12 月 18 日再诊：服药后睡眠好转，胃纳增进，心跳减轻，月经周期征兆已过。舌面有红点，脉细略数。

治则：以滋养肝肾为主，佐以化瘀散结。

处方：黄精 30 克、生地黄 30 克、怀牛膝 20 克、桂圆肉 15 克、麦冬 15 克、山楂肉 30 克、丹参 15 克、白芍 15 克、青皮 10 克、茯苓 30 克、浮水石 30 克。6 剂。

并嘱每晚睡前服己烯雌酚 1 毫克，连服 22 天，以期中西药配合，增强疗效。

12 月 24 日三诊：服药后精神续见好转，胃纳睡眠均佳，心悸减轻，舌脉如上。

治则：以滋养肝肾为主，兼散结化瘀行气。

处方：生地 25 克、熟地 20 克、黄精 30 克、山楂肉 30

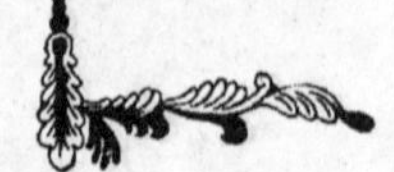

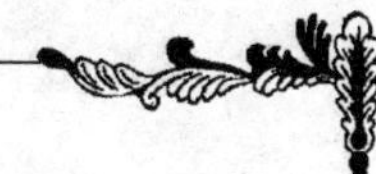

克、杞子10克、青皮10克、白芍15克、桑椹15克、玄参15克、夏枯草15克、海浮石30克。6剂。

1974年1月7日四诊：精神胃纳均好，白带增多，月经未潮。舌红少苔，脉弦细。

治则：以滋养肾阴为主，佐以舒肝。

处方：菟丝子20克、熟地25克、黄精30克、杞子15克、怀牛膝20克、桑椹15克、白芍15克、川芎6克、党参15克、炙甘草10克、香附12克。4剂。

1月11日五诊：精神好，月经未潮，舌有小红紫点，脉弦细略滑（已烯雌酚已服完），有下腹胀痛的月经周期征兆。

治则：补血活血，佐以化瘀通经。

处方：当归15克、川芎10克、熟地20克、生地25克、赤芍12克、山楂肉30克、刘寄奴15克、红花10克、桃仁12克。4剂。

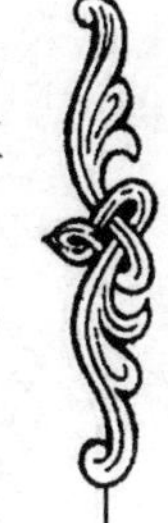

1月28日六诊：周期征兆已过，月经仍未潮。舌黯红，苔薄微黄，脉细弱。

治则：滋肾补肾。

处方：熟地20克、生地20克、怀牛膝20克、淫羊藿15克、杞子15克、菟丝子20克、枳实12克、当归15克。

以后按上述方法，在平时以滋养肾阴为主，佐以温补肾阳，资其化源；至有月经周期征兆期间，则着重活血化瘀通经，因势利导。服药至1974年5月，月经开始来潮。追踪至1975年2月，月经基本按期正常来潮。

【按】本例为子宫发育不良之原发性闭经。患者曾有过甲状腺机能亢进史。从中医辨证来说，她一向身体消瘦。眠食欠佳，常有心悸，舌有红点，少苔或薄黄苔，脉弦细略数。结合她有“甲亢”史，主要为肝肾阴虚，肝气郁结，虚

火偏亢。肾阴为月经主要之化源，肝肾阴不足，化源不充，加以肝气郁结，故月经不能按期疏泄，但尚有周期性的小腹胀痛和白带增多等月经周期征象，这说明天癸之机能并非缺如，舌面有红紫小点，这是气血瘀滞之征。如能一方面滋其化源，另一方面疏肝行气活血化瘀，因势利导是可以奏效的。故采用先补后攻、边补边攻之法，即平时用滋补，在有周期征兆时用活血祛瘀通经，反复坚持一段时间，我们称之为中药人工周期疗法。本例过去曾多次用西药人工周期疗法未效，本次以中药为主，曾短期配服己烯雌酚以促进卵巢之功能。有些病例单用中药或西药治疗未效，改用中西医结合是可以取得疗效的，覃某就是其中之一。在用中药的过程中，曾重用山楂肉，目的是用以消导化瘀以助通经；夏枯草、海浮石、玄参等咸寒散结，目的是针对其“甲亢”病史，因“甲亢”可以导致月经失调。从中医角度来说，这属肝郁、肝火之范围，适当合并处理，对通经是有帮助的。

整理者：罗颂平

【例二】

杜某，女，22岁。1986年10月12日初诊。

患者向无月经来潮，形体消瘦，矮小，如未发育的女孩，乳房平坦，乳晕紫黯，情志抑郁，烦躁，口干，纳差，手心热，无带下，大便秘结。

面色晦暗无华，唇红如涂脂，舌红少苔，脉弦细数。

诊断：原发性闭经。

辨证：肝肾阴虚，兼有内热瘀滞。

治法：滋肝肾，清内热。

处方：生地20克，玄参15克，麦冬12克，旱莲草、女贞子各15克，山萸肉12克，太子参、怀山药各15克，

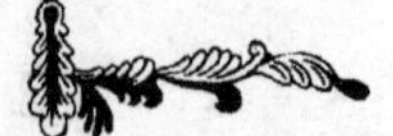

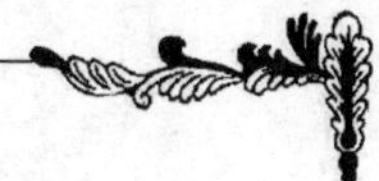

知母 12 克，黄柏 10 克。

嘱每日 1 剂，水煎 2 次，分服。饮食以清润为宜，注意补充营养，忌辛燥刺激之品。

二诊：服药半月后燥热症状渐消，五心烦热已解，大便调，舌边红，苔薄白，脉弦细，则去知、柏，加菟丝子 20 克、淫羊藿 6 克、肉苁蓉 20 克以稍助肾阳。嘱再服 10 天。

三诊：诸症好转，有少许带下，舌红润，苔薄白，脉弦细。此为阴精渐充之征。宜滋养肝肾，佐以活血通经。处方：生地 20 克，麦冬 12 克，女贞子 15 克，菟丝子 20 克，怀山药 20 克，丹参 15 克，桃仁 12 克，茺蔚子 15 克，鸡血藤 30 克，山楂 12 克，麦芽 30 克，服 7 剂。

四诊：服药后月经未潮，但胃纳渐进，舌脉同前。拟继续按滋阴、助阳、活血三法治疗。

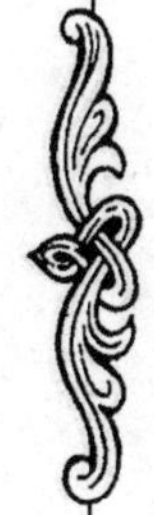

调治 3 个月后，月经开始来潮，量少，色鲜红。乳房稍丰满，乳晕转淡红，体重增加，性情亦较开朗。

其后继续调治半年余，月经来潮数次，但周期较长。嘱用六味地黄丸、乌鸡白凤丸等继续滋肾调经。2 年后随访，身高、体重均有增长，形体稍丰满，月经周期 40~50 天，惟经量偏少。

【**按**】闭经病因复杂，有虚有实，而以肾虚、血虚或虚实夹杂者居多，纯实者少。原发性闭经多因先天肾气不足，天癸不至，冲任不盛，以致血海空虚，无余以下，经闭不行。

本例年逾 18 岁，月经未来潮，且形体发育较差，第二性征不明显，并有阴虚阳亢的脉证。此乃先天不足，肝肾阴虚，天癸不至之原发性闭经。既有阴虚内热，又因热灼阴血，以致瘀热互结，阻滞冲任。本虚而标实。治宜滋养

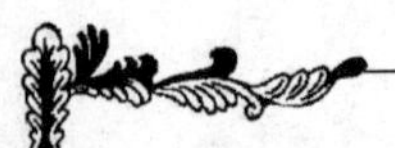

肝肾以培其本，佐以清内热、活血脉以治其标。不可一味活血通经，以见血为快。若犯虚虚之戒，重损其阴，则治之愈难。

调经之法，贵在补泻有时。肾之阴阳调和，天癸依期而至，任通冲盛，子宫藏泻有度，是正常月经的保障。对闭经的治疗，也要根据月经周期调节的规律，调理阴阳、气血的节律。应循天癸所至之期，以及子宫藏泻的规律，攻补兼施，使肾阴与肾阳平衡，精血充盈，冲任通盛，月经按期来潮。这是周期治疗的依据。

治疗的第一阶段重在滋阴。以增液汤合二至丸滋养肝肾，增其津血，太子参、山萸肉、怀山药益气养阴，滋润肝脾，知母、黄柏清虚热。暂不予活血通经。第二阶段着重使阴阳互生，达到新的平衡。待燥热渐消，则去知、柏，加菟丝子、肉苁蓉以平补肾之阴阳，少佐淫羊藿以稍助肾阳，取其“阳中求阴”之意，使“阴得阳升而源泉不竭”。仍未能活血通经。当肾阴渐复，精血渐充，则进行第三阶段的治疗，在填补阴精的基础上，加丹参、桃仁、茺蔚子等活血化瘀之品以通经下行。若经血未通，乃天癸未至、精血仍未盛满，不可强通之。宜继续滋养肝肾，做第二、第三轮的周期治疗，使天癸至、冲任通盛，血海由满而溢，则月经来潮有期。

原发性闭经的治疗较为困难。应分辨可治之证与不可治之证，需检查生殖道发育情况，有时还要查染色体。如属处女膜闭锁或阴道闭锁者，应行手术治疗；若无子宫或卵巢发育不全伴染色体异常者，已无治疗意义，应向患者及其家人说明。

整理者：罗颂平

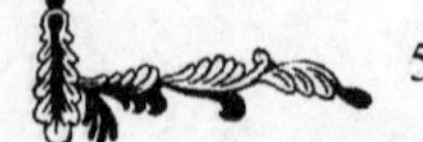

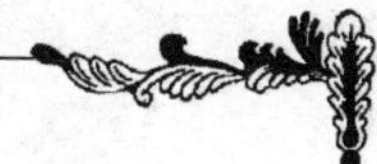

【例三】

张某，女，22岁，工人。于1976年4月10日初诊。

8个月前工作时被一铁棒击伤头部，当时晕眩不醒，苏醒后则头脑胀痛，夜梦多，鼻干，口干而淡，大便干结，3至4天1次，从此月经便不来潮，至今已近8个月。

面色较青，舌淡红，苔微黄，脉细弱。

诊断：闭经。

辨证：脑髓督脉受伤，气血失调。

治则：活血宁神，佐以镇潜。

处方：当归12克、川芎10克、丹参15克、远志6克、磁石30克、桑椹30克、牛膝25克、枳实12克、熟地25克、白术10克。6剂。

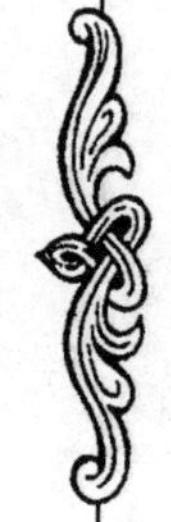

二诊：服药后有少量白带，余症同上。依上法兼佐以温通。

处方：当归15克、川芎10克、怀牛膝20克、肉桂心1.5克、桑椹30克、香附12克、菟丝子25克、白术12克、党参15克。6剂。

三诊：服药后精神好转，白带增多，仍头晕梦多，脉缓弱，舌淡红。仍以活血为主，佐以行气通窍镇潜之品，照前两方以泽兰、钩藤、生地、枳实等加减。服药至5月底，月经于5月25日来潮，持续5天净，量中等，色黯红，经前两天有下腹痛，无明显血块。以后仍继续门诊，月经基本按期来潮，追踪4个月均正常。

【按】本例为脑震荡引起的继发性闭经，故治法以活血宁神镇静为主，适当佐以行气之品。药后阴道有分泌物排出，这是闭经患者的良好反应。这种白带不仅不应该止涩，而且以能逐渐增加为好，因为这是闭经患者阴液充足之征，

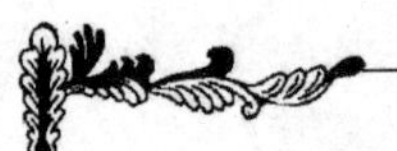

与带下病之由于湿热蕴郁者不同。本例能于服药1个多月后使经闭8个多月而复通，效果尚称满意，因此种闭经主要是由于气血紊乱失调所致。故应以调理气血为主，佐以宁神镇静镇痉法，使髓海安宁，气血调顺，月经自可恢复。

整理者：罗颂平

【例四】

王某，女，32岁。1991年10月26日初诊。

主诉：产后闭经1年余。

患者曾因婚后5年不孕在本科治疗而怀孕。其后因晚期妊娠胎盘早剥在广西行剖腹产术。当时出血甚多，输血1400毫升，新生儿夭折，身心重创。产后月经停闭，曾在产后2个月时用人工周期，行经1次，若只用黄体酮则不能通经。形寒肢冷，头晕眼花，脱发日甚，阴毛脱落，腰膝酸软，阴道干涩，性欲减退，近8个月左眼有飞蚊感，睡眠多梦，不能正常工作。

头发稀疏、枯黄，面色萎黄，眼眶暗黑，舌质淡黯，苔白，脉沉细。

妇检：外阴阴毛稀疏，阴道潮红，分泌物少，宫颈光滑，子宫后倾，略小，附件未见异常。

诊断：继发性闭经（席汉综合征）。

辨证：肾阳虚衰，血枯经闭。

治法：温肾壮阳，峻补气血。

处方：淫羊藿15克，仙茅、吉林参、炙甘草各12克，当归30克，怀山药25克。

每日1剂，煎2次，温服。另炖服人参10克。

12月15日二诊：返桂后按方连续治疗1个月，精神渐好转，畏寒减轻，带下稍增，12月3日月经来潮，量少，

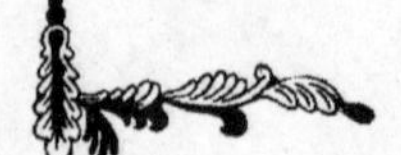

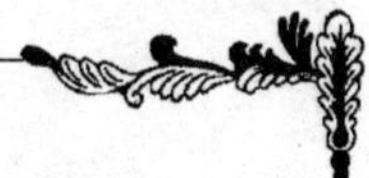

色淡，5天净。面色略有改善。舌淡暗，苔白，脉沉细。仍守前法。处方：仙茅15克，淫羊藿、炙甘草各12克，当归、党参各30克，熟地20克，橘红6克，另炖吉林参6克和药。

【按】本例为产后大出血所致之继发性闭经。因产下血过多，阴损及阳，命门火衰，冲任血海枯竭，无余可下，血枯经闭。并有脏腑失养，阴阳两虚的表现。

肾为先天之本，脾为后天之本。对此阴阳气血俱虚之重症，当大补先后二天，峻补气血冲任。乃用二仙汤加减，以淫羊藿、仙茅温肾壮阳，补命门之火；人参大补元气；重用当归温养冲任，炙甘草和中，并有激素样作用；党参、熟地、怀山药等补脾肾，益气养阴。使阴阳和调，气血充盛，脏腑、冲任得养，则经血下行。

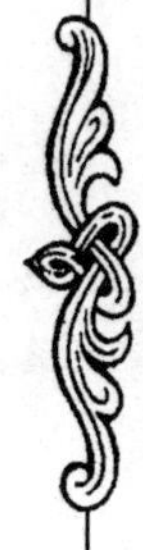

整理者：罗颂平

痛经的证治

凡与月经周期有关而出现以明显之下腹部疼痛为主，不论痛在经期、经前、经后或两次月经之间，有规律地发作者，均属痛经范畴。

痛经以青年女子为多见，但亦可见于中年妇女。如初潮后即有痛经历史，经年不愈者，称为原发性痛经，多因子宫发育不良，冲任不盛所致；若原来本无痛经史，其后或因流产（包括人工流产），或因生活不慎，如经期游泳、经期房事等，导致盆腔器质性病变，因而发生痛经者，称为继发性痛经。

痛经以发生在经前、经初为多，但亦可见于经后或两次月经之间。本病有轻有重。轻者仅于月经来潮之第1~2天有

短暂之腹痛，仍可勉强忍受或服些止痛药物即止；重者剧痛难忍，痛连腰骶，并伴有恶心呕吐、冷汗淋漓、手足逆冷，甚或昏厥。至于经前或经期仅有小腹轻微胀痛，不久即自行缓解者，则是正常现象，不属痛经范围。

一、鉴别诊断

妇科急性下腹痛之症不少，常见者有下列几种，应注意鉴别。

1. 癥瘕痞块之疼痛（如卵巢包块蒂扭转、破裂、变性等） 除有癥瘕史可查及扪诊外，往往突然发作，过去并无明显之周期性痛经史，此次发作时亦与月经周期无关。

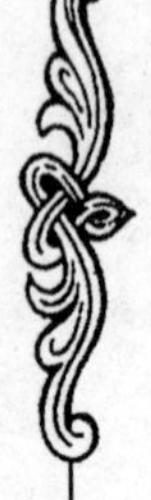

2. 腹腔内出血（如异位妊娠破裂） 异位妊娠破裂之腹痛，多有停经史及妊娠资料可查，孕后可有一侧少腹隐痛，至停经两个月左右时突然腹痛如撕裂，剧痛难忍，伴面色苍白、冷汗淋漓、手足厥冷、阴道少量流血、腹部胀满，或伴有恶心呕吐。但亦有无明显停经史，即发生异位妊娠破裂者。特别要注意个别患者有意隐瞒病史。

此外，卵泡破裂或黄体破裂也可致腹腔内出血而出现突发性下腹痛。前者多发生于月经周期的中段，后者则发生于经前或妊娠早期，一般有诱因可查，如性交、剧烈运动或腹部挫伤等。

3. 热邪壅聚胞中（如盆腔急性感染） 除腹部胀痛并有焮热感外，多伴有高热烦渴等热证表现，可有带下增多等。

上述几种妇科痛症，均与月经周期性发作无甚关系，应详加鉴别，至于其他内、外科之腹痛，如肠痈、胃肠出血等，亦需注意诊别。

二、病因病机

月经与脏腑、血气、冲任有密切关系，若能互相协调，脏腑安和，血气流畅，经络通利，则月经的期、量、色、质均可正常，自无痛经之患。倘一有滞碍，则月经不能顺利疏泄，子宫受到脏腑、阴阳、血气失和的激惹，因而发生疼痛。古人概称为“不通则痛”，这多属实证。月经不能顺利疏泄，固可腹痛，但亦有经血愈多而痛愈剧或经后才痛者，此则由于胞脉失养，冲任空虚所致，这属于虚证。故痛经有实有虚，或虚中夹实，未可概以实证论治。

实证之中，又以气滞、血瘀、寒凝为多见，但亦可因血热壅阻而致者。盖气滞则血滞，血滞则成瘀；寒主收引，使血脉凝泣不通；热邪亦足以灼烁津血，使阴血浓、粘、凝、聚。凡此均属于不通则痛之机理。故行气、活血、祛瘀、温经、散寒、凉血等法，为治疗痛经所常用。虚证之中，则以血气虚弱为主。亦有由于体质禀赋不足，而兼气滞血瘀致痛者，乃本虚标实之证，宜区别标本缓急，按法治之。《景岳全书·妇人规》云：“经行腹痛，证有虚实，实者或因寒滞，或因血滞，或因气滞，或因热滞；虚者有因血虚，有因气虚。然实痛者多痛于未行之前，经通而痛自减；虚痛者于既行之后，血去而痛未止，或血去而痛益甚。……但实中有虚，虚中亦有实，此当于形气禀质兼而辨之。”这对于寒热虚实均可导致痛经之理，论述较为明确。

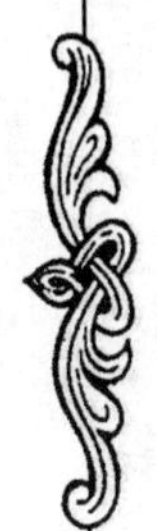

三、辨证论治

1. 气滞血瘀证

临床表现：多于经前有小腹或乳房胀痛，情绪抑郁，胸

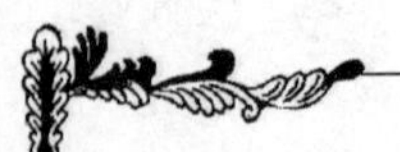

胁苦满。每于行经之初则下腹胀痛明显而拒按，或连及肛门亦胀坠而痛，经量不多或行而不畅，经色紫黯而夹有血块，血块排出后则疼痛暂行缓解。舌质黯滞或舌边有瘀斑。脉沉弦。

治法与方药：治宜行气活血，化瘀止痛。可选用膈下逐瘀汤加减、田七痛经胶囊、失笑散等。

膈下逐瘀汤（《医林改错》方）：延胡索，乌药，枳壳，香附，当归，川芎，赤芍，桃仁，五灵脂，红花，丹皮，甘草。

本方以延胡索、乌药、枳壳、香附行气以止痛；川芎、当归、赤芍、丹皮活血调经；桃仁、红花、五灵脂化瘀；甘草和诸药以缓急。气行则血行，活血则经血运行畅利，化瘀则可促进瘀血之排出与吸收，全方可使血气和调，标本并治，以收止痛之效。本方不仅于经前或行经时可服用以止痛，经净后宜用本方加减化裁调治，以3个月为1疗程，方能根治。

加减运用：经量过多者可加益母草、山楂炭；经量过少者，可加牛膝、丹参。

田七痛经胶囊（自拟方，已投产）：田七末，醋炒五灵脂，蒲黄，延胡索，川芎，小茴香，广木香，冰片。

用法：每日3次，每次3~6粒。

用本方曾治251例痛经，包括轻、中、重型，有效率达89.2%。经动物急性毒性试验（LD_{50}）证明无毒性，又经动物镇痛试验，证明其镇痛效应与解痉作用有关。

失笑散（《太平惠民和剂局方》方）：五灵脂（酒研）、蒲黄（炒香）等份为末，每服2钱，先用醋调成膏，再用水煎，食前热服。

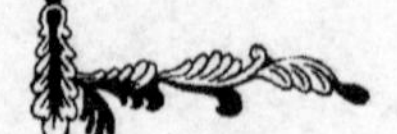

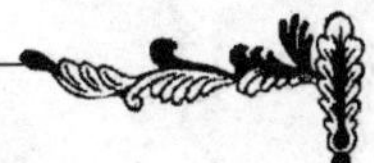

2. 寒凝血瘀证

临床表现：多见于继发性痛经。除体属阳虚外，如过食寒凉冰冷之品，或长期生活于空调纳凉之处，可为本证诱发因素。症见小腹冷痛或疗痛，得热则舒，畏寒，四肢不温，严重者可见面色苍白，恶心呕吐，冷汗淋漓，四肢逆冷，甚或昏厥。经量偏少，经色淡黯而有血块，或如黑豆汁。舌苔白润，舌质淡黯。脉沉弦而迟或沉紧。

治法与方药：治宜温经散寒，活血化瘀止痛。可选用少腹逐瘀汤加减或良方温经汤化裁。

少腹逐瘀汤（《医林改错》方）：干姜，肉桂，小茴香，五灵脂，蒲黄，没药，延胡索，川芎，当归，赤芍。

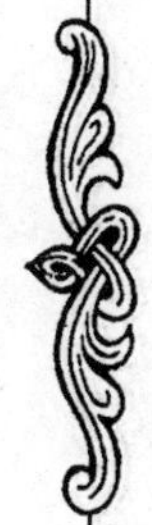

本方以干姜、肉桂、小茴香温经散寒；川芎、当归、赤芍活血；五灵脂、蒲黄、没药、延胡索化瘀止痛。寒散则温通，瘀去则血行，寒瘀既去，则痛止而神复，痛经便可缓解。

加减运用：恶心呕吐者，去没药，加半夏、吴茱萸。昏厥者先针刺人中，灸足三里、三阴交。

良方温经汤（《妇人大全良方》方）：肉桂，牛膝，莪术，当归，川芎，芍药，丹皮，人参，甘草。

本方以肉桂温经；当归、川芎、芍药、丹皮活血；莪术行血破瘀攻积；牛膝行血通经；人参、甘草益气和中，扶正以祛邪，寓补于攻，以免耗损正气。

加减运用：疼痛明显者，可加入延胡索，并用田七末冲服；恶心呕吐者，可加入生姜、半夏；包块明显者，加入三棱。

3. 血热壅阻证

临床表现：经前小腹疼痛拒按而有灼热感，或平时亦有

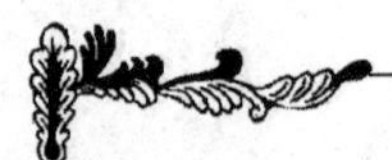

小腹疼痛，经来则痛甚。经色深红，经质稠或夹有小血块，行而不畅，或伴有发热、大便干结、溺黄赤。舌红苔黄。脉弦数有力。

治法与方药：治宜清热凉血，通经止痛。可选用血府逐瘀汤加减，或清化饮加减。

血府逐瘀汤（《医林改错》方）：生地，柴胡，牛膝，当归尾，川芎，赤芍，红花，桃仁，枳壳，桔梗，甘草。

本方以生地、赤芍、红花、柴胡清热凉血；归尾、川芎、牛膝活血行血；桃仁化瘀；枳壳行气；桔梗据《甄权本草》谓其有破血去积之功，不独为祛痰也。

加减运用：月经过多者，可去川芎加入益母草、地榆；月经过少者，加入丹参、丹皮。

清化饮（《景岳全书》方）：生地，芍药，黄芩，丹皮，麦冬，石斛。

本方以生地、芍药、黄芩、丹皮凉血清热；麦冬、石斛益阴。血热得清，经行畅利，则痛自止。

加减运用：为了增强其止痛作用，可加入香附行气以止痛，或冲服田七末。

4. 精血亏损证

临床表现：虚证之痛经，一般不如实证之疼痛严重，而且多痛于行经之后，往往经量愈多而痛愈甚，以去血之后，冲任及胞宫失于濡养，故痛。经色多淡红而质稀。除腹痛外，每伴有腰酸倦怠、神疲头晕等症。舌淡胖。脉细弱。

治法与方药：治宜补益血气，滋养肝肾，可用归肾丸合四君子汤加减，或用调肝汤化裁。

归肾丸（《景岳全书》方）：当归，熟地，杞子，山萸肉，怀山药，杜仲，菟丝子，茯苓。

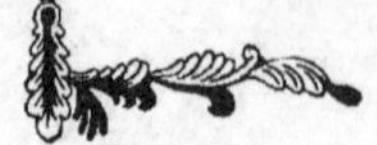

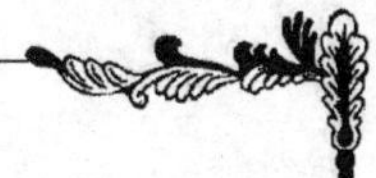

四君子汤（《太平惠民和剂局方》方）：人参，白术，茯苓，炙甘草。

归肾丸方中之当归、熟地、杞子养血；杜仲、菟丝子补肾；怀山药、茯苓健脾；山萸肉滋养肝肾；四君子汤补气健脾。两方合用可以补益气血，填补肝肾以治本。

加减运用：为了避免熟地之滋腻及加强止痛作用，可加入砂仁、木香以行气醒脾止痛。

调肝汤（《傅青主女科》方）：当归，白芍，山药，山萸肉，巴戟天，阿胶，甘草。

方中当归、芍药养血柔肝；巴戟天、山萸肉补肾养肝；阿胶滋阴益血；山药健脾养胃。

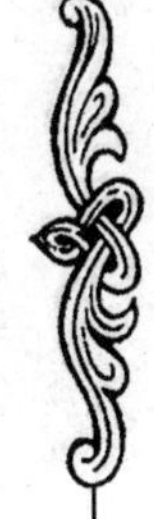

5. 阴虚夹瘀证

临床表现：每于经前 10 多天即两次月经之间便开始腹痛，两三天后缓解，至月经来潮时又痛，呈波浪式。经色鲜红，夹有小血块，平时烦躁易怒。本证因肝肾之阴不足，由于排卵期间胞脉之阴阳消长，从阴转阳，阴分受阳气之冲激，故尔腹痛。行经期间阴血外泄，血少不足以濡养胞宫，故亦作痛，加以夹有瘀滞，故疼痛明显。舌色淡黯，脉弦细。

治法与方药：以滋养肝肾为主，佐以活血化瘀。可用六味地黄汤合二至丸、失笑散加减。

六味地黄汤（《小儿药证直诀》方）：地黄，山萸肉，怀山药，茯苓，丹皮，泽泻。

二至丸（《医方集解》方）：女贞子，旱莲草。

失笑散（见前）。

本方以六味地黄汤滋养肾阴，二至丸养育肝阴，失笑散化瘀止痛，三方配合，具有标本并治之妙。

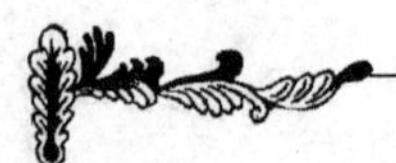

四、小结

寒、热、虚、实均可导致痛经，但以实证居多且较严重，其中以气滞血瘀、寒凝血瘀为多见。这两个证型，含现代医学之子宫内膜异位症。活血化瘀法，具有较好的效果。因活血化瘀可以改善微循环和血液流变学性质，促进增生性病变的转化。但须坚持治疗一段时间，不仅痛时要治疗，平时也应服药调治才能彻底治愈。至于虚实夹杂，则要标本并治，改善体质，疗效才能巩固。

痛经一般多能治愈，但除药物外，应配合心理治疗。令患者心情不要紧张，精神上勿受以往痛经的条件反射影响。还应少食寒凉冰冷之品，尤其在月经期间。为了预防痛经，经期不要游泳；计划生育应采用避孕措施，尽可能不要依赖人工流产；月经期间必须禁止房事。这都是预防痛经所需注意事项。

痛经验案 3 则

【例一】

谭某，女，28 岁，已婚，技术员。于 1975 年 6 月 25 日初诊。

患者以往无痛经史，从 1973 年婚后不久呈渐进性痛经。疼痛时间以经前至经行中期为甚，腰腹和肛门坠痛难忍。剧痛时呕吐，出冷汗，不能坚持上班。月经周期基本正常。从 1975 年 2 月开始，经量增多，经期延长达 10 多天，血块多，块出痛减。大便溏，有时每日大便 3 次。婚后 2 年余，同居未孕。曾在几家医院检查，均诊为“子宫内膜异位症”，治疗未效。末次月经 6 月 10 日 ~24 日。

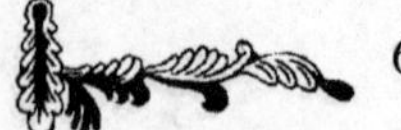

检查：外阴阴道正常，宫颈有纳氏囊肿，白带较多。子宫体后倾，活动受限，较正常胀大。宫后壁表面可触及几粒花生米或黄豆大的硬实结节，触痛明显。左侧附件增厚，有压痛，右侧附件可触及索状物，压痛。

舌象：舌淡黯，边有小瘀点，苔薄白。脉弦细数。

诊断：中医：痛经；西医：子宫内膜异位症。

辨证：血瘀气滞。

治则：活血化瘀，行气止痛。

处方：失笑散加味。

五灵脂 10 克，蒲黄 6 克，大蓟 15 克，茜草根 10 克，九香虫 10 克，乌药 12 克，广木香 6 克（后下），益母草 25 克，岗稔根 30 克。3 剂，每天 1 剂。

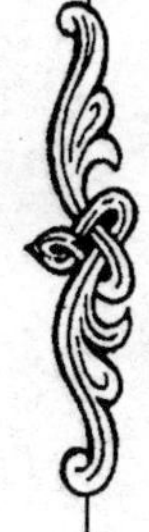

9 月 13 日二诊：近 2 月经前服上方数剂，痛经稍减。末次月经 8 月 30 日 ~9 月 9 日，经后仍有血性分泌物，纳差。治依前法加强活血化瘀之力。

处方：田七末 3 克（冲服），五灵脂 10 克，蒲黄 6 克，九香虫 10 克，橘核 15 克，干地黄 25 克，白芍 20 克，甘草 9 克。每天 1 剂。

9 月 24 日三诊：服上药 10 余剂后，痛经明显减轻，舌淡略黯，脉弦细。照上方去干地黄、木香，加乌药 12 克，川断 15 克，首乌 25 克，党参 15 克，以调理气血。

10 月 28 日四诊：末次月经 10 月 24 日，现经行第 5 天，腹痛腰酸大减，经量亦减，无甚血块。舌淡黯少苔，脉弦细略数。拟二方予服。

方一、仍依前法，药物为：田七末 3 克（分 2 次冲服），五灵脂 10 克，蒲黄 6 克，益母草 30 克，九香虫 10 克，鸡血藤 25 克，山楂子 20 克，川断 15 克，桑寄生 25 克，白芍

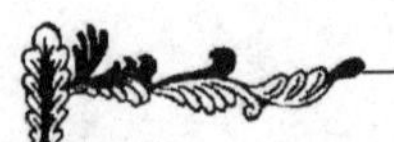

15克，甘草9克。上方嘱在经前2~3天和经期服，每天1剂。

方二、大金不换（草药）20克，九香虫10克，当归12克，白芍15克，甘草9克，乌药12克，橘核15克，广木香6克（后下）。嘱在平时服，此方以调理气血为主，佐以缓急止痛，使气血畅行，不致瘀阻积痛。

1976年8月7日五诊：患者回当地依上方按月调治半年，诸症渐减，末次月经7月30日来潮，5天即净，经期无腹痛腰坠，经量中等，仅觉口干苦，睡眠欠佳，多梦，舌稍淡黯，少苔，脉弦细数。仍拟二方。

方一、五灵脂10克，蒲黄6克，九香虫12克，香附12克，丹参15克，赤芍12克，怀牛膝15克。拟订上方，目的是除去积瘀，以巩固疗效。

方二、女贞子20克，旱莲草15克，丹参15克，干地黄5克，夜交藤30克，白芍15克，九香虫6克，香附9克。此方平时服。因久用活血化瘀行气辛燥之品，必伤阴血，致口干苦、失眠多梦。故邪去八九后，用二至丸（女贞子、旱莲草）加味以滋养肝肾，补益阴血。

12月8日六诊：前症悉除，5个月来无痛经，月经期准，量中等，5天净。末次月经11月16日。现仅觉痰略多，色白清稀。舌淡稍黯。脉弦细略滑。

检查：子宫后倾，正常大小，宫后壁未触及明显结节，无触痛，双侧附件略增粗，无压痛。

因患者体较肥胖，痰湿稍重，拟芍药甘草汤合二陈汤加味以调理。

处方：白芍20克，甘草6克，当归12克，九香虫10克，香附12克，陈皮6克，法半夏12克，丹参15克，云苓25克，3剂。

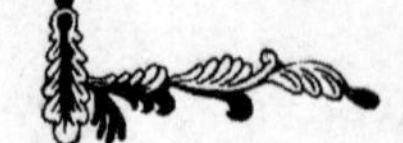

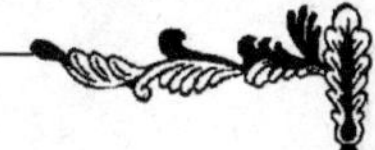

随访2年，疗效巩固，无复发。

【按】子宫内膜异位症是妇科常见病之一，除渐进性的剧烈痛经外，常合并月经过多，不孕症，给患者带来极大痛苦。

中医古籍中虽没有子宫内膜异位症的病名，但从其临床症状来看属于痛经、月经过多及癥瘕等范畴。其发病机理认为是气滞血瘀，阻滞胞中，恶血久积而致痛。气滞血瘀则冲任失调而月经过多和积瘀成癥等。方中以失笑散、田七、益母草等活血化瘀止痛为主药，瘀既得化，“通则不痛”；佐以九香虫、乌药、广木香等行气止痛，“气为血之帅”，“气行则血行”，故活血药常与行气药并用。又因血具有“寒则涩而不流，温则消而去之”的机理，结合病者的体质，选用行气药中的九香虫、乌药，还具有温肾的作用，使之温运通达。木香善调肠胃滞气，兼治肛门坠痛，便溏不爽。大便调畅，也有利于子宫直肠陷窝结节的吸收。同时常配伍张仲景之芍药甘草汤以缓急止痛。待瘀消痛止后，以扶脾养血而善其后，使气调血旺而无留瘀之弊。

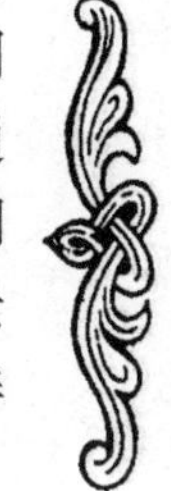

从现代医学的角度来看，异位的子宫内膜在卵巢内分泌的影响下，也发生充血、渗血、出血及剥脱等月经样变化。这些变化，对周围组织相当于异物刺激，能引起纤维性反应等。现代药理研究表明，活血化瘀药物可以通过改善微循环从而使增生或变性的结缔组织复原，并有调整某些内分泌机能的作用等。

本例经用活血化瘀法为主治疗后，不但使痛除经顺，而且宫体的结节和增厚的附件也得以软化吸收。应用本法治疗数例，均获得较满意的疗效，值得今后继续探讨。

整理者：张玉珍

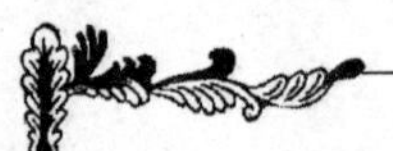

【例二】

珍妮特，34 岁，已婚，英国人，外语教师。1989 年 6 月 8 日初诊。

原发性痛经 19 年，每于来经时剧痛 2 小时左右，必须用止痛针药。确诊为子宫内膜异位症，两年前曾在英国手术治疗，术后痛经稍减，但未痊愈，近期又逐渐加重。经量较多，持续时间 7~8 天，色黯，夹有血块。平时白带多而质稀，胃纳欠佳。舌淡黯。脉沉细迟缓。

诊断：痛经（子宫内膜异位症术后）。

辨证：寒凝血瘀。

治则：温经散寒，活血化瘀。

处方：少腹逐瘀汤加减。

小茴香 10 克，桂枝 12 克，干姜 5 克，五灵脂 10 克，蒲黄 9 克，当归 12 克，川芎 10 克，芍药 15 克，乌药 15 克，苍术 9 克，鸡内金 10 克，谷芽 30 克。每日 1 剂。另服田七痛经胶囊，每日 3 次，每次 3 粒。

服药 7 天后，月经来潮，经量较前减少，持续时间也缩短，腹痛消失，亦无其他不适。她再诊时说，10 多年来月经来潮从未有这次舒适，称赞中药是“魔水”。

【按】此例患者痛经迁延近 20 年，病程较长，痛势较剧，并有月经过多，经期较长，经色暗、有血块等血瘀的表现，舌淡、脉沉迟则属寒象。英国地处寒带，且较潮湿，久被寒湿所侵，血为寒凝，瘀阻胞脉，“不通则痛”，故痛经日甚，且渐成癥瘕包块，胞脉、胞络阻滞，艰于孕育。

方用王清任之少腹逐瘀汤加减，以小茴香、桂枝、干姜温经散寒、温通经络，蒲黄、五灵脂化瘀止痛，当归、川芎养血活血，乌药行气止痛，白芍缓急止痛，苍术燥湿健脾，

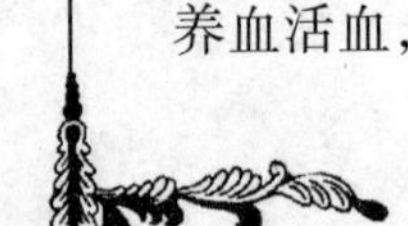

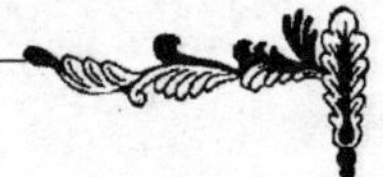

谷芽、鸡内金消导化瘀散结、醒脾胃。配合田七痛经胶囊温经活血，行气止痛，使积瘀消散，痛经即解。

整理者：罗颂平

【例三】

梁某，32岁，未婚，音乐工作者。1990年6月3日初诊。

痛经10多年，每于经前10多天（相当于排卵期）便疼痛1~2天，腹痛难忍，需卧床休息及服止痛药，至月经来潮前又再次腹痛，月经干净后逐渐缓解。经色黯红，夹有小血块，经量不多，周期准。末次月经5月20日。大便干结，形体消瘦，烦躁易怒，舌黯红，脉弦细。

诊断：痛经。

辨证：肝肾阴虚夹有瘀滞。

治则：滋养肝肾，佐以化瘀。

处方：六味地黄汤、二至丸合失笑散加减。

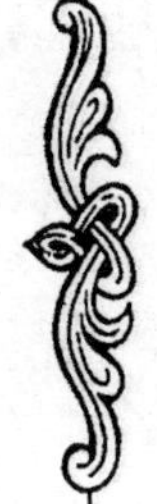

生地20克，山萸肉15克，丹皮12克，山药20克，泽泻15克，女贞子15克，旱莲草15克，五灵脂10克，蒲黄9克，丹参15克，穿山甲12克，乌药15克。

守上方以白芍、香附、青皮、桃仁、鸡血藤等药出入，经过3个周期的调治，周期性腹痛已减大半，不需服用止痛片，嘱其继续调理。

【按】此例症状较特别，经间期腹痛伴经行腹痛，且疼痛较甚，病程较长。辨证为阴虚夹瘀，属虚实夹杂之证。由于肝肾阴虚，每逢经间期阴阳转化之机，阴阳冲激，阴不维阳，则阳气易亢，热灼冲任、胞脉，以致血脉瘀阻，不通则痛。待阴阳转化之后，其痛稍解。而经期阴血下泄，阴虚益甚，胞脉失养，故再次腹痛。治法以养阴为主，佐以化瘀

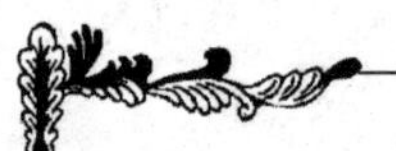

止痛。取六味地黄丸与二至丸滋养肝肾，为固本之法，失笑散加丹参、穿山甲活血化瘀，止痛散结，经前再加桃仁、鸡血藤等活血通经，香附、青皮等行气止痛。连续调理几个周期，效果较好。

整理者：罗颂平

经行吐衄的证治

每逢月经来潮之际就吐血、鼻衄或牙龈出血，量或多或少，而月经量则减少，甚或经血全无，连续几个月均如此者，称为经行吐衄，亦称倒经或逆行，俗称“妄行”。西医称为代偿性月经。

一、病因病机

本病原因为火热上扰，伤及肺胃之血络。可分肝胃热盛、肝肾阴虚两类。

二、辨证论治

临证时应掌握其诊断要点，并注意鉴别诊断。本病的主症为每值经期便出现口、鼻出血，或吐血、咯血，经期过后便自然停止。这是诊断本病唯一的根据。亦有少数以牙龈出血为主者，亦属本病范畴。本病由于经量减少或无月经，因此，有认为是月经倒行上逆之故。

本病要与肺结核、支气管扩张之咯血，或胃病之吐血，或鼻咽部病变之衄血相鉴别。可通过 X 线透视或 X 线照片等检查和五官科之检查，以排除肺、胃和鼻咽部之病变。

辨证治疗以凉血降逆为大法。实证宜清热凉血、引血下行；虚证宜滋养肝肾、益阴镇潜。

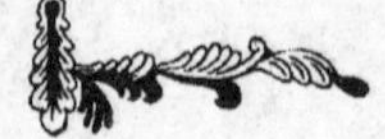

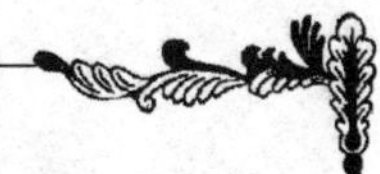

1. 肝胃热盛证 冲为血海，血海又为肝经所司，而冲脉附隶于阳明。若肝胃热盛，则血海沸腾，冲气上逆，故每值行经之际，血海之血，随火热之气上冲，因而出现吐血或出鼻血。血量之多少，视火热之盛衰和体质的情况而异。与此同时，伴有心烦易怒，烦躁不宁，脘胁胀满，口苦咽干，溲黄便结，夜睡多梦等全身证候。舌红或尖边红绛，苔黄。脉弦滑数。治宜清热凉血，引血下行，可选犀角地黄汤（《备急千金要方》）加牛膝、茜根、茅根、黑栀子。

处方：水牛角45克或羚羊角9克（先煎）用以代犀角，生地20克，丹皮12克，赤芍15克，牛膝20克，茜根15克，茅根30克，黑栀子12克。水煎，宜冷服。

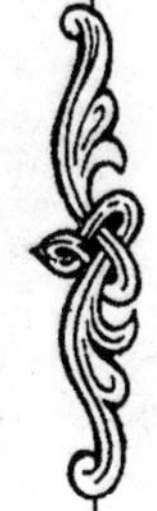

2. 肝肾阴虚证 平素阴虚，形体消瘦。阴虚生内热，阴虚是病本，内热是病标。每逢月经周期，便出现吐血或鼻出血，血色鲜红，而月经量减少，甚或不潮。伴有五心烦热，下午颧部潮红，或身有潮热，口干不欲饮，腰膝酸疼，睡梦不宁等全身证候。舌红绛少苔，或无苔，或花剥苔。脉细略数。治宜滋养肝肾，佐以凉血镇潜，引血下行，可选用顺经汤（《傅青主女科》）去当归，加牛膝、生龙骨、生牡蛎。

处方：熟地20克，北沙参20克，白芍20克，丹皮12克，黑荆芥10克，茯苓20克，牛膝20克，生龙骨25克，生牡蛎25克。

本方所以去当归，以当归气味辛温，走而不守，阴虚之体不甚适宜，虑其辛燥动血，反会增加出血之故。牛膝入肾经引血下行，龙、牡镇潜敛血，有沉降止血之效。

余曾治一严重经行吐衄病例。蔡某，女，25岁，工人，未婚。13岁月经初潮，有痛经史，初时周期尚基本正常，

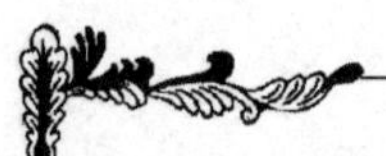

其后先后不定。23岁起曾有几次经前鼻衄，但量少，不以为然。上次月经期间，适逢夜班，下班午睡后，突然大量血液从口鼻涌出，色鲜红，夹有血块。即到某西医院急诊，经注射止血药及填塞鼻腔等处理，未能止血，转入五官科住院治疗。检查只见鼻中膈左侧前下方有糜烂面，血液从该处涌出，经内科会诊及各种检查，排除内科疾患。住院6天，共出血达2000毫升，输血600毫升，住院18天衄血暂止而出院，出院时诊断为代偿性月经，建议到妇科调治。后到我院妇科门诊。谓自大量鼻衄后感到疲倦头晕，本次月经期又有少量鼻血，喉头感到有血腥气味，经量点滴量少，经色深红而粘，伴有腹痛，胃纳欠佳，神疲倦怠，面色晦黄，唇色晦黯。舌面色黯而尖边紫红，有瘀斑点，苔白微黄略厚。脉弦滑。此为肝郁化火，火气上逆，兼有脾虚郁湿之象。治以凉血化瘀，引血下行，佐以健脾化湿。处方：丹参15克，怀牛膝15克，丹皮10克，赤芍10克，生地15克，佛手10克，山楂15克，黑栀子10克，藿香9克，绵茵陈15克。服药3剂后，经量稍增，胃纳好转，衄血仍有少量，其后仍坚持益阴清热，引血下行之法，始终以丹参、丹皮、赤芍、牛膝、黑栀子、生地等药为主，并用桑寄生、桃仁、女贞子、旱莲草、茯苓、怀山药、郁金等出入其间。患者虽曾大量失血，但始终未用芎、归以补血，亦未用参芪以补气，因芎、归温行动血，参、芪升提，对冲气挟热上逆而致经行吐衄不利。后用益阴健脾之品以调治，则失去之血亦可逐渐资生，且控制了吐血之失血途径，人身之气血亦可自行恢复。经3个周期的调治，经行吐衄的证候已基本控制。后经过一年之追踪观察，未见复发，月经亦较正常。这是一宗比较严重经行吐衄的案例，全用中药调治，得到满意的效果。

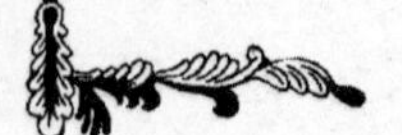

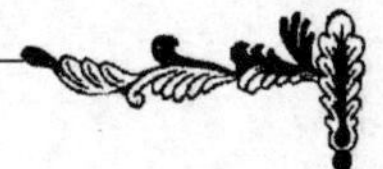

经行吐衄验案1则

周某，女，23岁。1993年7月21日初诊。

主诉：经期鼻衄及咯血两个月。

自6月始每逢月经期鼻衄3~4日，咯血一两次，量少。末次月经7月19日，未净，经行首日咯血数口，色黯红，鼻衄则每日少许，仰头片刻可止。经量偏多，色黯红，有血块，伴下腹痛，经前乳胀，口苦，纳差，平时无吐衄。舌尖略红，苔微黄。脉弦细。

诊断：①经行吐衄；②痛经。

辨证：肝郁脾虚，肝气上逆，兼有瘀滞。

治法：和肝健脾，降气化瘀。

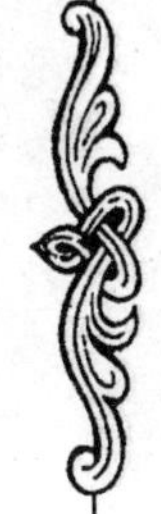

处方：柴胡6克，黑栀子10克，郁金、白芍各15克，云苓25克，怀山药30克，白及10克，茜根、海螵蛸、桃仁、泽泻各15克，益母草25克。7剂。

嘱经后继续调治。

7月28日二诊：经净吐衄即止，乳胀亦减，但头晕。舌苔稍厚白。仍守上法，以龙骨20克、牛膝15克易泽泻、益母草。连服2周。

8月18日三诊：月经适来潮，量中，色黯红，有少许血块，无咯血及衄血，腹痛亦大减。仍有乳胀。舌淡红苔白。脉弦滑略数。仍服药巩固：白芍20克，郁金15克，龙骨25克，牡蛎25克，海螵蛸20克，茜根15克，牛膝20克，桃仁12克，怀山药30克，五味子6克，山楂15克，丹参20克。

10月复诊谓已停经，妊娠试验阳性，嘱其静养安胎。

【按】经行吐衄，中医文献多认为是肝郁化热，气逆上

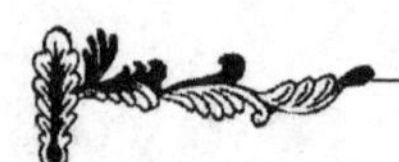

冲，冲任气血逆乱所致。如《证治准绳·女科》说："妇人鼻衄者，由伤动血气所致也。凡血气调和则循环表里经络，涩则不散。若劳伤损动而生热，气逆流溢入鼻者，则成鼻衄也……凡鼻衄虽多因热而得此疾，亦有因怒气而得之者。"因经期血海满溢，冲脉之气较盛，火热挟冲气上逆，损伤血络，迫血妄行，则有吐衄之证。经后血海偏虚，热随经血下泄，冲气相对不盛，上逆之证自解，则吐衄自止。故经行吐衄有明显的周期性。

本例病程较短，衄血不多，而经量偏多，且有痛经，在肝郁气逆之中兼有瘀滞，又因肝气横逆，损伤脾气。故治法需舒肝降气，祛瘀止血，佐以健脾。方中以柴胡、白芍、郁金等舒肝和血；栀子、茜根等清肝凉血；海螵蛸、白及等固涩止血；益母草、桃仁等化瘀滞；茯苓、山药等健脾益气。用药 1 个周期吐衄已止，痛经大减，疗效甚佳。继而用龙、牡镇潜浮阳，牛膝、桃仁通经下行，既止上部之血，又通下部之经，以图巩固。

罗氏认为，经行吐衄主要责之于热，责之于肝。因血海为肝经所司，肝郁化火之实热，或肝阴不足，阴虚阳亢之虚热，均可在经前、经期冲气较盛之时挟冲气上逆，以致气血逆乱，阳络伤而血上逆。治法重在清肝镇潜。清肝应配合疏肝和养阴，以固本清源，镇潜旨在止上逆之血，又当辅以引血下行，条达气机，使经血以下行为顺。罗氏善用柴胡、郁金、栀子、丹皮等疏肝清热，牛膝、丹参、桃仁、益母草等活血通经并引血下行，海螵蛸、龙骨、牡蛎等镇潜止血。并强调经前清肝降逆，经后疏肝养肝调经，取效后不宜马上停药，应继续调理 1~2 个周期，以巩固疗效。均属经验之谈。

整理者：罗颂平

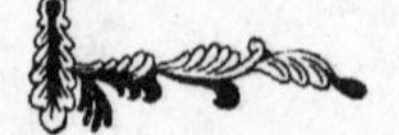

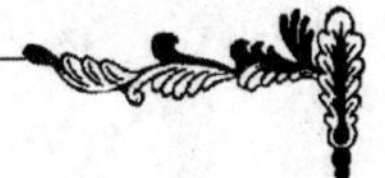

经前期紧张综合征的调治

经前期紧张综合征以每次月经前期出现烦躁、易怒、情绪异常、失眠、头痛、乳房胀痛、腹胀或肢体浮肿、泄泻等一系列症状为特征，可出现一种或数种，情况有轻有重，证候可在经前 7~14 天开始出现，但多以经前几天为明显，行经后这些症状便减轻或消失，以生育年龄妇女为多见，但亦有青春期后之未婚女子罹患者。

一、病因病机

本病的发生与体质因素或生活环境有关，以性格内向及情绪抑郁者较多。中医以其主症名之，如经行头痛、经行口糜、经行乳胀、经行泄泻、经行肿胀、经行情志异常等，统称为月经前后诸症。其病机及证型大致可分为肝郁气滞、阴虚肝旺、脾肾阳虚等几种，临床上以前二种为多见。证候不同，治法各异。妇女以血为本，经、孕、产、乳都以血为用。相对来说，妇女有余于气，不足于血。月经将届，阴血下聚于血海，偏于阴血不足之体，此际其他部分之阴血更感虚衰。阴血虚则阳易亢，以致阴阳气血平衡失调，生理机能容易逆乱，其所以出现上述第一、第二种证型者，即是此故。但亦有素体阳虚，当经血蓄聚于血海而将外泄之际，则脾肾之阳气虚衰，因而症见浮肿、泄泻等。体质证候虽各不相同，皆由于脏腑阴阳气血失调所致。西医认为本病与内分泌不平衡和精神因素有关，其理可以互通。

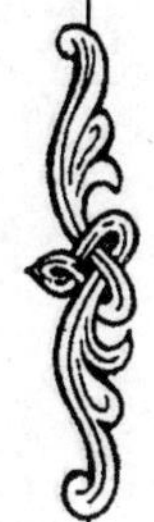

二、鉴别诊断

经前期紧张综合征的诊断并不困难，主要详询病史，了

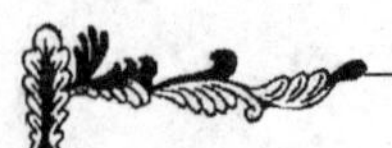

解其症状是否伴随每次经前期而出现，月经来潮后或经净后症状便自然消失。同时要与乳腺增生、乳房肿瘤、心脏病或肾病之水肿、胃肠病之泄泻相鉴别。乳腺增生及乳房肿瘤的结节，其肿块及疼痛，不是经期前后也仍然存在，且不一定双侧均有；而本病之乳房胀痛或结块仅在月经前期才见，平时却无，且多双侧均有，甚或弥漫性多个出现，行经之后便消失。心性或肾性水肿与月经周期无关，或仅在经前稍加重。胃肠病之泄泻多与饮食不节或不洁有关，同时会引起呕吐或腹痛，甚或发热，与月经周期并无联系。详细查询发病原因及病史，则不难鉴别。

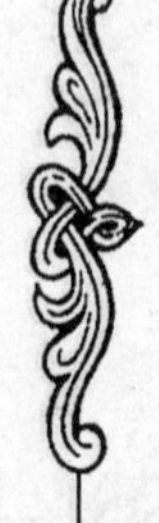

三、辨证论治

本病的辨证施治重在平衡脏腑之气血阴阳，尤以和肝解郁、调和气机为常用治法。宜于经前 7~14 天开始用药，连续调理 3~6 个周期。

1. 肝郁气滞　这是临床上最常见的一种类型。肝之经脉贯膈、布胁肋、过乳头、循少腹、绕阴器。肝气郁结，则失其条达冲和之性，故经前烦躁不安、易怒，或精神忧郁，甚或悲伤欲哭，乳房、乳头胀痛，甚至不能触衣，或乳房有硬结，胸胁、下腹胀满，或头痛，睡眠欠佳，或多梦，面色黯滞。舌色黯，苔薄而微黄。脉弦或弦滑。治宜疏肝理气，可用逍遥散酌加郁金、素馨花、青皮、橘核、丹参等。若郁而化火，偏于肝热而见口苦口干，舌边红，脉弦滑数者，宜用丹栀逍遥散去煨姜、白术，加郁金、丹参、花粉、石决明等以清热平肝。头痛明显者，在上述两方加减的基础上再加钩藤、白蒺藜、地龙、珍珠母等以平肝镇痛。若眠差梦多者，可选加柏子仁、夜交藤、酸枣仁、夜香牛（菊科斑鸠菊

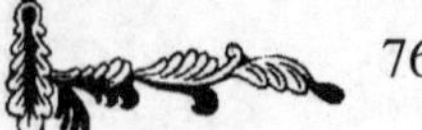

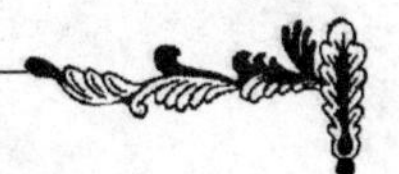

属植物。地方草药。有清肝热安神镇静作用)、生龙齿等以宁心安神。本证型严重影响情志者,与《金匮要略》所论之“妇人脏躁”相似,但脏躁不一定发于经前及经来后便消失,也可发于经后、孕期或产后,以此为别。脏躁的治法着重甘润宁心,以甘麦大枣汤,或百合地黄汤加龙骨、牡蛎,效果较好,机理不同,治法与方药各异。

2. 阴虚肝旺 平素体质肝肾阴不足者,经前期容易出现阴血虚而肝阳旺这一类型。肝阴虚则阴不维阳而阳气易亢;肾阳虚则水不涵木而肝气偏盛,其病机肝肾阴虚是致病之本,肝阳偏亢乃病发之标。但亦有肝郁化火伤阴而成者,症见心烦易怒,头晕目眩,面色潮红,手足心烦热,乳房及胸胁胀满,或午后有低烧,或口腔溃疡,或健忘失眠,纳差便结。舌红或舌边红,苔少或无苔。脉细或弦细。治宜育阴平肝潜阳,可用二至丸合杞菊地黄丸加减化裁,改用汤剂,同时加入潜阳之品,如珍珠母、龙骨、牡蛎之属。火盛者,可再选加龙胆草、栀子等以泻肝火,或重用白芍以平肝,但以养育肝阴为主,兼以清热抑肝为辅,不宜过用苦寒之品,以免化燥耗阴。

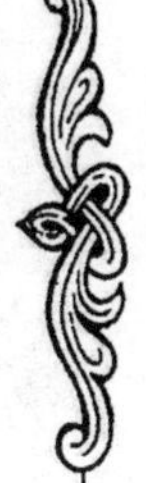

3. 脾肾阳虚 患者平素形体多虚胖,面色苍白,经前期每出现便溏或泄泻,或四肢面目浮肿,头晕,疲乏无力,口淡思睡,胃纳呆滞,脘腹胀满,腰酸腿软,情绪低沉。舌淡胖,边有齿印,苔白润。脉沉细缓弱。治宜温运脾肾以升发阳气,佐以燥湿。可用《傅青主女科》之健固汤加减,该方的药物组成为:人参、茯苓、白术、巴戟天、薏苡仁。可加苍术、黄芪、淫羊藿等以加强温阳补气燥湿之功。严重者可用真武汤加减化裁。

本病除药物治疗外,精神心理的调治和生活的调摄也很

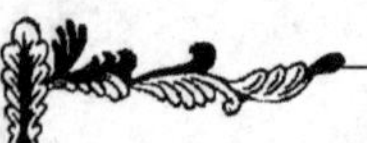

重要。医者应向其多做解释劝导，解除其顾虑，树立可以治愈的信心，以免使过去的病情引起条件反射，影响疗效。同时要参加力所能及的工作，多在户外活动，或参加有益的消遣，使心情舒畅。不宜观看太刺激或悲哀的电视节目、小说；不食辛辣刺激的食品，尤其是肝郁气滞及阴虚肝旺类型之患者，辛温燥补之品更不宜服食；脾肾阳虚者则忌食寒凉冰冷之物。不同类型及不同体质的患者，除治法不同外，饮食方面也应加以配合，才会收到事半功倍之效，应加注意。

月经前后诸症（经前期紧张综合征）验案2则

【例一】

吴某，女，20岁，未婚，服务员。于1976年10月29日初诊。

患者15岁月经初潮，月经先后不定。近年来每于经前及经期烦躁易怒，悲伤欲哭，性情孤僻，不能控制。伴心悸，失眠多梦，健忘，头顶痛，面目及四肢轻度浮肿，纳欠佳，溺黄。末次月经10月22日。

舌淡红有瘀点，苔微黄。脉沉细。

诊断：经行情志异常。

辨证：肝郁气滞，肝气横逆犯脾。

治则：疏肝解郁，佐以健脾。

处方：郁金12克，佛手12克，丹参15克，茯苓25克，夜交藤30克，白蒺藜12克，泽泻15克。每天1剂。

11月19日二诊：月经届期，前症又现。治以舒肝解郁，养血通经。

处方：郁金12克，白芍15克，丹参15克，合欢皮12克，夜交藤30克，甘草6克，怀牛膝15克，茯苓25克，

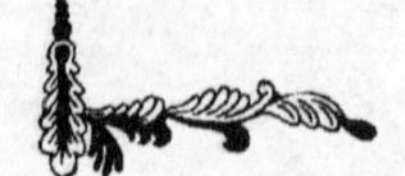

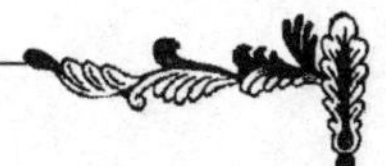

桑寄生25克。每天1剂。

12月10日三诊：末次月经11月26日来潮，前症稍减，但面目和四肢仍轻微浮肿，时有腹胀。舌淡红，尖有红点，苔薄白微黄，脉沉细。虽肝郁稍解，但脾伤未复，仍需舒肝健脾。

处方：郁金12克，青皮6克，丹参12克，白术12克，茯苓25克，桑寄生30克，夜交藤30克，泽泻12克。每天1剂。

12月31日四诊：药后经前诸症显著减轻，但睡眠仍较差，舌淡红，苔白，脉弦稍滑。仍守前法，佐以宁神之品。

处方：郁金12克，百合25克，香附子10克，丹参12克，白芍15克，白术12克，茯苓25克，甘草6克，夜交藤30克。每天1剂。

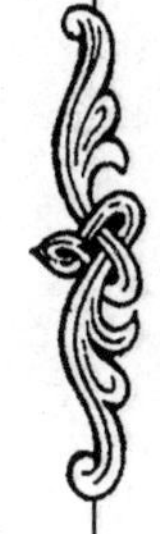

1977年1月21日五诊：月经应期来潮，现经行第2天，前症悉除。自觉心情舒畅，眠纳均佳，仅有面目轻浮，舌脉同前。守前法以善其后。

处方：郁金12克，香附子10克，白芍15克，茯苓25克，丹参12克，怀牛膝15克，夜交藤30克，川萆薢20克。每天1剂。

随访2年余，疗效巩固。

【例二】

杜某，女，39岁，已婚，本院职工。于1973年6月29日初诊。

患者曾足月顺产两胎。近年余月经前后头顶痛，口舌生疮，经后面目虚浮，胃纳差，平素血压偏低，曾患美尼尔氏综合征。月经周期常提前4~5天，量中等。末次月经6月24日，现经水适净，面色较黄，舌质淡红，苔薄白，脉

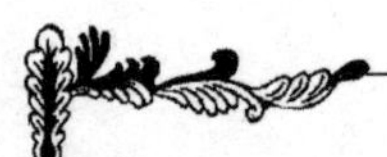

细弱。

诊断：经行头痛、口糜。

辨证：血虚肝旺，虚火上炎，兼有脾虚。

治则：滋肾养肝为主，佐以健脾益气。

处方：熟地15克，生地15克，女贞子15克，怀山药25克，党参15克，太子参15克，甘草6克，生龙骨30克。3剂，每天1剂。

另：冰硼散1瓶，蜜调外涂口舌溃烂处。

7月27日二诊：本次月经刚净2天，口舌生疮较前减轻，但头痛仍剧，至今未止，舌心红，脉弦细。

治则：滋肾益阴，佐以平肝潜阳。

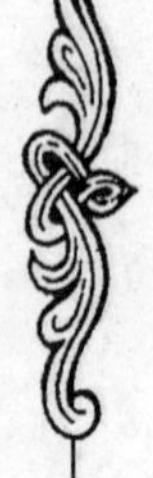

处方：熟地15克，生地15克，黄精30克，枸杞15克，白芍12克，怀山药15克，杭菊花10克，钩藤15克。4剂，每天1剂。

8月10日三诊：月经将潮，烦躁，口微苦，唇舌各有一溃疡面，巅顶痛稍减。舌苔微黄。脉弦细。

治则：滋肾柔肝养血。

处方：生地25克，黄精30克，桑椹15克，怀山药20克，白芍15克，郁金12克，桑寄生20克，制首乌15克。4剂，每天1剂。

10月5日四诊：近2月来，经前以上方加减，连服5~6剂，经前后头顶痛显著减轻，口舌生疮已除，仍守前法。

处方：熟地20克，黄精30克，女贞子15克，白芍12克，制首乌25克，天麻9克，白芷9克，怀山药20克，陈皮5克，生龙骨30克。4剂，每天1剂。

随访5年无复发。

【按】以上两例，现代医学属“经前期紧张综合征”的

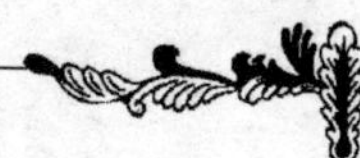

范围，但对其病因尚未完全明确，认为与植物神经系统功能紊乱、性激素紊乱有关。中医书籍中，则以各种兼症而命名，如经行烦躁、经行头痛、经行浮肿、经行泄泻等。其发病机理大概有三种类型：一是肝郁气滞，平素肝郁恚怒，情志不舒，经期阴血下注血海，肝失血养而更郁，出现烦躁易怒，经前乳胀，甚或悲伤欲哭，失眠多梦等；二是脾虚或肝气横逆犯脾，可致经前浮肿、泄泻等；三是血虚肝旺，或因肝郁化火所致，或因肾虚血少不能涵养肝木致阴虚肝旺，出现头痛、口糜烂等。例一属肝郁脾虚，故以郁金、香附、白芍、佛手舒肝解郁，丹参、夜交藤养血宁心；茯苓、怀山药、白术健脾，使肝郁得解，脾土得健，心神得安，则经前烦躁失眠诸症得除。

例二以阴血虚肝气旺为主，故始终以滋肾养血柔肝之生地、熟地、黄精、桑椹、女贞子、白芍之属为主，佐以龙骨、钩藤、杭菊之类以祛风而镇摄浮阳，滋水涵木，故头痛、口舌糜烂诸症悉除。

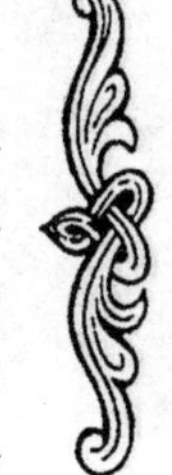

整理者：张玉珍

助　孕

不孕不育症的诊治

生儿育女不仅是为了延续后代，结婚以后能够养育一个孩子，这对于增进生活乐趣和家庭幸福亦有一定的影响。故对于不能孕育的夫妇，应该热情关怀和尽力给予检查治疗，

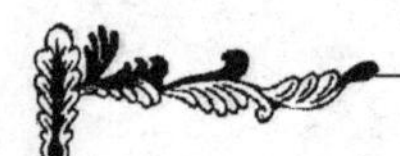

这是医务工作者应有的职责。

凡育龄夫妇同居 2 年以上，无避孕而从未孕育者，称原发性不孕；若曾经孕育之后（包括有过自然流产或人工流产），同居 2 年以上，无避孕却不再孕育者，称继发性不孕。

不孕不育症与男女双方均有关系。《女科经纶》引朱丹溪之言曰："男不可为父，得阳道之亏者也；女不可为母，得阴道之塞者也。"意思是男方不能生孩子，主要在于肾精亏损；女方不能生孩子，主要在于生殖器的不顺畅（这包括无月经、不排卵、输卵管闭塞等）。据了解，不孕不育的原因在于女方者约占 40%；在于男方者约占 30%；双方均有缺陷者约占 25%；双方基本健康而暂时查不出原因者约有 5%。不孕不育症的原因较复杂，需多方面检查，查明原因之所在，有针对性地加以调治，才易收效。

要了解不孕不育症的病理，应先明了妊娠的机理在于男女肾气的盛实，从而促使天癸这种物质的到来，女子能够按期来月经，男子则有精液排出，阴阳能和谐地相结合，便可以妊娠。肾藏精，主生殖，天癸是体内的一种微量体液，男女皆有，直接与性生殖有关，相当于垂体或性腺之内分泌素。《内经》进而阐明受孕之机理，说"两精相搏谓之神"（《灵枢·本神》）；"两神相搏，合而成形，常先身生，是谓精"（《灵枢·决气》）；"人始生，先成精，精成而脑髓生，骨为干，脉为营，筋为刚，肉为墙，皮肤坚而毛发长"（《灵枢·经脉》）。神，是物质中所含之生机。精，有男子与女子本身的生殖之精；也包括男女相结合之精，即受精卵。由受精卵发展而成为具有形体的胎儿。这是上述几条经文合起来之涵义。

受孕是有一定的时机的。《女科经纶》引袁了凡之言

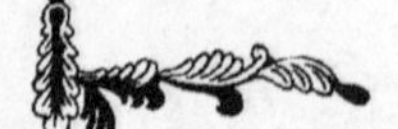

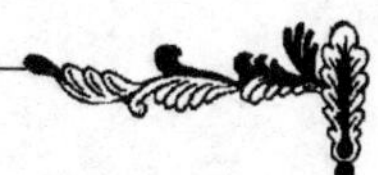

曰："凡妇人一月经行一度，必有一日氤氲之候，……此的候也，……顺而施之，则成胎矣。"《妇科玉尺》更指出氤氲之候"一月止有一日，一日止有一时"。氤氲之候即妇女之排卵期。一般要在两次月经之间的排卵期阴阳相合，方易受孕。故受孕既有体质因素，也有时间关系，故种子既要调治身体，也要掌握时机。

一、病因、证候与检查

不孕不育症既然与男女双方有关，就需分别了解情况及进行有关的各种检查。

（一）女方的先天性生理缺陷和后天的病理变化

1. 属于先天性生理缺陷者，古人称为五不女，即螺、纹、鼓、角、脉。螺，指阴道如螺旋形；纹，指阴道极度狭小；鼓，指处女膜坚厚；角，指阴蒂特大如角；脉，指先天性无月经或月经不调。

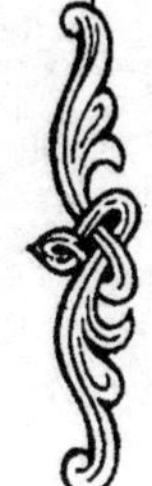

2. 属于身体病理变化者，古人认为有十病，即胞冷、脾胃寒、带脉急、肝气郁、痰气盛、相火旺、肾气衰、任督病、膀胱气化不行、气血虚不能摄。

3. 证候与检查。证候可见月经过少、月经过多、崩漏、月经先后无定期、月经稀发、闭经、经行疼痛、痛经、经间期出血、带下病、癥瘕痞块等。检查会发现子宫发育不良或幼稚型子宫、子宫畸形、子宫肌瘤、不排卵、输卵管阻塞、多囊性卵巢、卵巢囊肿、阴道炎、宫颈炎等。

（二）男子的先天性缺陷和后天的病理变化

1. 属于先天性缺陷及严重的肾气亏损者，古人称为五不男。即天、漏、犍、怯、变。天，指天宦，即先天性睾丸发育不全，不能进行性生活；漏，指经常漏精；犍，先天缺

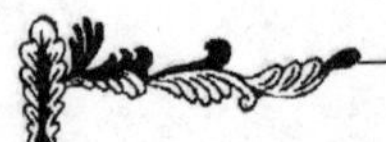

乏外肾的畸形；怯，指完全阳痿；变，即阴阳人。

2. 属于身体病理变化者，古人认为有六病，即精寒、气衰、痰多、相火旺、精少、气郁。

3. 证候与检查。证候可见阳痿、早泄、滑精、同房时不排精、性欲淡漠等。检查可发现阳具发育不良、睾丸过小、隐睾、包皮过长、精索静脉曲张。精液检查则每毫升精子数目少于 6000 万，活动率低于 60%，异形精子超过 20%，或无精子，或液化时间超过 1 小时，甚或不液化，或精液中有红、白细胞或脓细胞等。

二、辨证施治

（一）女性不孕症

妇女不孕，首重调经，经调然后孕育。因为月经不正常，往往是排卵不正常或无排卵的一种反映。若长期有带下病，往往是有宫颈炎或阴道炎，均须先行加以调治。若经、带均属正常而不孕者，则需根据体质情况而加以调摄，并配合精神心理治疗，方易奏效。

1. 肾虚型 肾藏生殖之精，肾虚则天癸不至，冲任不盛，生殖功能自必低下，而不能摄精成孕。肾虚可由先天体质因素，肾气不充，发育不全，或后天多病体弱，或不节房事，斫丧太过，以致肾气亏损。证型可分为肾阳虚、肾阴虚或阴阳两虚。

（1）肾阳虚型：症见月经不调，或后期，或稀发，经质清稀淡薄，腰膝酸疼，腹冷阴寒，四肢不温，精神不振，怕冷畏寒，疲乏无力，面色晦黯，脸、颊、额、唇周等部有黯黑斑，眼眶黯黑，性欲淡漠，小便清长，夜尿多，或大便溏。舌淡嫩，苔白润。脉沉迟或沉细无力，尺脉尤弱。治宜

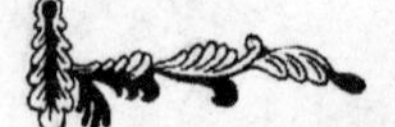

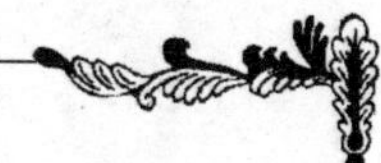

温肾壮阳暖宫，可用右归丸（附子、熟地、菟丝子、枸杞、杜仲、鹿角胶、当归、肉桂、山萸肉、怀山药）加淫羊藿、艾叶。

如属无排卵者，多属以肾阳虚为主而兼肾阴不足，治以温肾为主而兼滋阴，可于经净后服促排卵汤（自拟方：菟丝子、巴戟天、淫羊藿、当归、党参、炙甘草、枸杞、附子、熟地）约12剂，以促进其排卵。此方曾用雌兔做实验观察，结果提示：①给药组的卵巢有较丰富的黄体，喂药到21天以上，黄体细胞弥漫于卵巢的大部分，部分实验兔还可见红体、白体形成，对照组则无此现象。据此推论，补肾药有提高雌激素水平，甚至可兴奋下丘脑、垂体的功能；②给药组子宫内膜腺体增多，分泌现象有趋于明显倾向，并随喂药天数而递增（从分泌早期向分泌晚期过渡），对照组内膜腺体较少，仅呈增殖期改变，少数兔虽有分泌现象，但不如实验兔之明显；③给药组的卵巢、子宫血液供应明显增加，因卵巢血液的改变对卵巢分泌功能产生一定的影响。因此，可以认为补肾药尚有促进内生殖器血液循环的作用，通过丰富的血液供应，提高卵巢、子宫的新陈代谢，从而促进卵巢、子宫的生长发育；④给药组在实验期间，可见有爬跨动作的性行为表现，对照组则没有，这启示补肾药尚有促进卵巢分泌动情素的功效。又据药物筛选，附子与熟地相配，也有促排卵的作用，这也是阴阳双补的效应。从临床上观察，服用右归丸或促排卵汤一段时间后，患者的基础体温多能从单相转为双相，说明它确有促进排卵的功能，从而达到调经、助孕之目的。

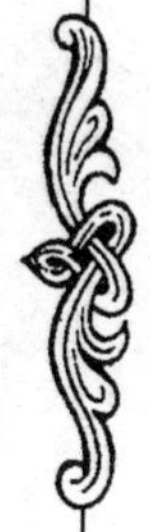

（2）肾阴虚型：症见月经量少或月经后期，经色鲜红，五心烦热，睡眠不熟，甚或失眠，口干或盗汗，形体消瘦，

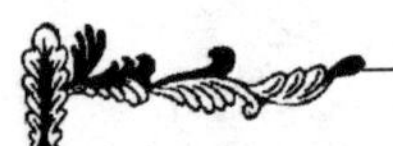

腰酸膝软，或大便干结。舌嫩红少苔或无苔或光剥苔。脉细弱略数。治宜滋肾养阴益血，可用左归饮（地黄、山萸肉、枸杞、山药、茯苓、炙甘草）加女贞子、金樱子、桑寄生、地骨皮之类。

（3）肾阴阳两虚：治应阴阳双补，可参照上列方药斟酌运用。但求补阴不忘阳，补阳不忘阴，以达到阴阳相长之目的。

2. 气血虚弱型 妇女以血为主，经、孕、产、乳都以血为用。气血虚弱，则冲任失养，以致月经失调，不能摄精成孕。其原因可由素体不足，或慢性疾病耗损气血所致。症见经候不调，偏血虚者则经量偏少；偏气虚者由于气不摄血，则经量偏多，但均色淡质薄。或经后下腹隐痛，头晕目眩，心悸怔忡，体倦肢麻，面色晦黄或萎黄。舌淡苔薄白。脉细弱。治宜大补气血，佐以温肾，可用《景岳全书》之毓麟珠（八珍汤加菟丝子、杜仲、鹿角霜、川椒）去川椒，加淫羊藿、何首乌。偏血虚者再加红枣、枸杞；偏气虚者加黄芪。炼蜜为丸服。

3. 气滞血瘀型 气滞则血亦滞，血滞亦可成瘀。气滞血瘀，则冲任不通畅，以至月经失调或行而不爽，或经病疼痛。《济阴纲目·论经病疼痛》条云："经水来而腹痛者，经水不来而腹亦痛者，皆气血不调故也。"它与痛经主要不同点为经不来时而腹部亦痛，颇与今天所称之盆腔炎相似。

本证型还包括输卵管阻塞之不孕。此症之成因，可由于小产、人工流产、经期游泳、经期盆浴等不注意经产期卫生所引起。气滞血瘀型之不孕，症见月经失调，痛经，盆腔疼痛，经色紫黯，血块较多。舌黯红，或舌尖边有瘀斑点，或唇色紫黯瘀斑。脉象沉弦。治宜行气活血化瘀以调经。形证

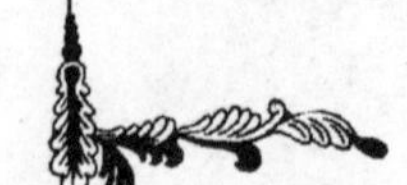

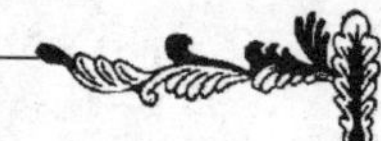

偏热者可用丹栀逍遥散合金铃子散去白术，加青皮、五灵脂、穿破石；形证偏寒者，可用《医林改错》之少腹逐瘀汤（干姜、桂枝、没药、小茴香、川芎、当归、芍药、延胡索、五灵脂、蒲黄）加皂角刺、穿山甲、青皮等。王清任在《医林改错·少腹逐瘀汤说》中云："种子如神，每经初之日吃起，一连五付，不过四月必成胎。"以逐瘀法而求嗣，可能是由于慢性盆腔炎或输卵管闭塞所导致的不孕，故用活血化瘀温通之法施治，使盆腔炎痊愈、输卵管复通，便有受孕之机会。王氏所谓"种子如神"，应有所辨证，不能一概而论也。余治此类之不孕，亦用此法治疗，经3~6个月左右的调治，每可奏效。

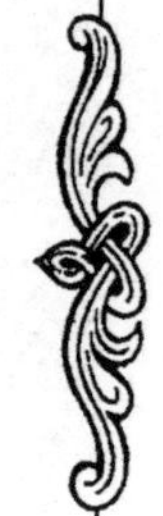

4. 肝气郁结型 人是一个整体，精神因素可以影响生殖功能。如心情紧张，思虑过度，或大惊猝恐，或情绪忧郁，肝气不舒，均足以使血气运行不畅，月经失调。这些精神因素，都可妨碍摄精成孕。现今一些学者证明，情绪变化，可影响内分泌功能。心情酣畅，是促进受孕的一个条件。故不孕患者除药物调治外，兼辅之以心理上的开导及设法获得舒适的环境，是非常重要的。

肝气郁结型的患者每见月经先后无定期，或行而不畅，经色黯红，夹有小血块，少腹胀痛，或经前乳房胀痛，烦躁易怒，或抑郁寡欢，精神不宁，甚或悲伤欲哭等。舌色黯红，苔薄白。脉弦细。治宜舒肝解郁，行气养血，可用《傅青主女科》的开郁种玉汤（当归、香附、白术、茯苓、丹皮、花粉）去花粉，加郁金、合欢花、白芍、女贞子等。

5. 痰湿内阻型 本证型多形体肥胖，但面色比较苍白。其机理主要是由于气虚不运，水湿内停，液聚成痰，痰湿壅滞下焦，阻遏经隧，以致胞宫胞络受阻，冲任失调。症见经

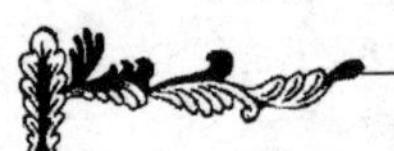

行不畅，或月经稀发、闭经等。此外，或见带下增多，疲倦多汗，不耐寒凉，胸闷呕恶，纳呆便溏。上述经、带等症，均可令难于受孕。本证舌色多淡嫩而质胖，苔白腻。脉沉缓滑。治宜燥湿化痰，佐以补血，可用叶天士的苍附导痰丸（苍术、香附、茯苓、胆南星、橘红、甘草、枳壳、神曲、姜汁）合四物汤去地黄加白术、艾叶。

（二）男性不育症

1. 肾虚 肾为水火之脏，阴阳之宅。如肾阳不足，命门火衰，则精气清冷；肾阴亏损，则精液量少，这均难于成孕。从精液检查的情况来说，精子数目少或排出精液量少者，以滋肾益精为主，佐以温肾；若精子活动率低者，以温肾补气为主，佐以益精；两者均不足者，则应阴阳气血俱补。但仍应结合体质和见症。凡肾阳虚者，多见性欲淡漠，或阳痿早泄，或举而不坚，精神不振，面色晦黯，怕冷肢寒，小便清长，夜尿频多，大便溏薄。舌淡嫩，苔白薄。脉沉细迟弱。宜温肾壮阳，可用右归饮加淫羊藿、巴戟天、蛇床子、全蝎、胡芦巴等，或用温肾益精丸（自拟方：炮天雄180克、白术480克、肉桂心30克、菟丝子480克、鹿角霜120克、熟地180克，蜜为小丸。每次服6克，每日2次，饭前服，可用淡盐水或少量葡萄酒送服，以3个月为1疗程）。肾阴虚者，往往相火偏旺，易兴奋而早泄，或症见五心烦热，睡眠欠佳。舌偏红而少苔，或有裂纹。脉弦细略数。治宜滋肾益精潜阳，可用左归饮加生龙骨、菟丝子、肉苁蓉、金樱子等。

如有前列腺炎以致精液不正常者，多有湿热之象，如舌红，苔黄腻等，此时不可误补，宜先清利湿热，可用八正散（车前子、木通、瞿麦、萹蓄、滑石、甘草、栀子、大黄）

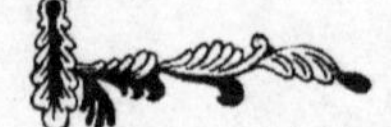

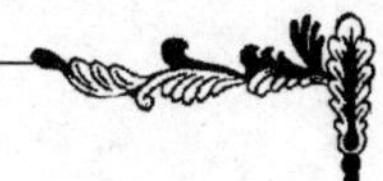

加减化裁，俟炎症消退后，然后再辨证调治。

2. 不射精症　同房时不能射精（但往往有梦遗），也是男性不育的因素之一。本证可分为虚实两端。虚者因肾气不足，精液亏损，不能达到性高潮而痿软；实者一由于相火过旺，阳强不倒而不泄，一由于肝气郁结，精神受扰。必须多作精神心理的治疗或方法指导，方易收效。虚证不能射精者，可按上述肾虚不育的原则治疗。相火过旺者，多见口干舌燥，尿黄便结，舌赤苔黄，脉弦有力等候。治宜清热益阴泻火，可用知柏八味汤加牛膝、滑石、王不留行、香附。肝经火旺者用龙胆泻肝汤加牛膝、青皮、石菖蒲等以泻热通络。

三、小结

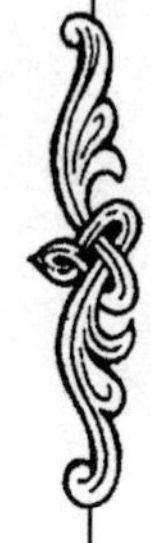

不孕不育症原因复杂，治疗上既无定法，也无定方，必须查清双方的情况，明确原因，辨证施治，并须配合精神心理的开导，才易奏效。

妇女首先着重调经。“调经之要，贵在补脾胃以资血之源，养肾气以安血之室”（《景岳全书·妇人规》语）。脾肾健旺，不仅足以调经，也是调治不孕不育症的基础。

男子须令肾气旺盛，阴精充沛。“养精之法有五：一须寡欲，二须节劳，三须息怒，四须戒酒，五须慎味”（《妇科玉尺》语）。男子节欲为第一要义，古人谓“寡欲多男”，有些夫妇暂别半年左右，往往便能孕育，即是此理。所谓“男精壮而女经调，有子之道也”。

女方除调经以外，最忌精神忧郁及思想紧张，愈是念子心切，却愈难孕育，必须心情舒畅，泰然处之，情意欢乐，才易成孕。故精神心理调摄，极为重要。

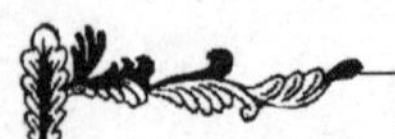

不孕症夫妇之证候虽有虚有实，但男女皆以肾虚者较多，阴损可以及阳，阳损可以及阴，气病可以及血，血病可以及气。故对于虚证患者，往往需要阴阳气血俱补，但应按不同之体质进行辨证，处方用药应当有所侧重。张景岳说：“善补阳者，必于阴中求阳，则阳得阴助，而生化无穷；善补阴者，必于阳中求阴，则阴得阳升，而泉源不绝。”这是根据阴阳互根、阴阳相长之理而言。故处方用药时，应注意阴阳主次配伍，使滋而不腻，温而不燥，以达到相得益彰之效。

不孕之实证者，女方有瘀阻胞络、输卵管不通、肝郁不舒，以致月经不调等；男子因相火过旺而不排精，或湿热下注，前列腺炎而致不育，俱属实证，均暂不宜补。其中亦不乏虚实夹杂者，则应分清先后缓急，或先攻后补，或先补后攻。在临证时要灵活掌握。

不孕不育症属慢性疾患，且 1 个月只有 1 次受孕机会，故宜耐心调治，一般以 3 个月为 1 疗程，往往要经过 2~3 个疗程，才可收效，务令患者有思想准备，不宜急于求成。

不孕症验案 8 则

【例一】

胡某，女，31 岁，医务工作者。于 1976 年 11 月 20 日初诊。

患者结婚 6 年，同居不孕。14 岁月经初潮，向来月经延后 10 天左右，经色淡红，量中等，有少许血块。末次月经 11 月 18 日。今年 9 月份月经来潮，6 小时内取子宫内膜活检，病理报告为“分泌期子宫内膜，腺体分泌欠佳”；输卵管通水术提示“基本通畅”，但久不受孕。近 3 年来腰酸

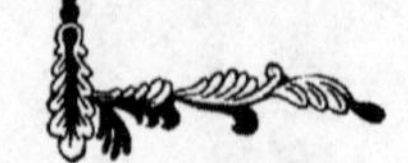

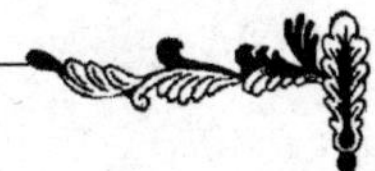

痛楚（经照片未发现腰椎病变），常头晕，疲乏，纳差，最近脱发较甚，怕冷，睡眠欠佳，二便尚调。

面青白虚浮，唇淡，舌淡黯略胖，苔白，脉沉细。

妇检：外阴阴道正常，宫颈光滑，宫体前倾，较正常略小，质中，活动，无压痛。双侧附件正常。

丈夫精液检查正常。

诊断：①月经后期；②不孕症。

辨证：脾肾阳虚。

治则：温肾健脾补血。

处方：菟丝子 25 克，淫羊藿 12 克，补骨脂 15 克，川断 15 克，党参 15 克，白术 15 克，当归 12 克，制首乌 30 克。每天 1 剂。

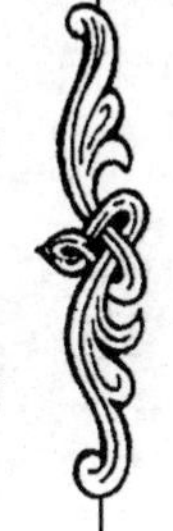

1977 年 1 月 29 日二诊：本次月经逾期 13 天。仍觉腰痛，纳呆，守前法。

处方：菟丝子 25 克，淫羊藿叶 10 克，桑寄生 30 克，金狗脊 15 克，党参 20 克，白术 15 克，云苓 25 克，陈皮 6 克，当归 12 克。

5 月 4 日三诊：近 2 个月来常服上方加减后，腰痛减轻，眠纳好转，舌淡黯，苔白微黄略腻，脉细稍弦。

处方：菟丝子 20 克，淫羊藿 10 克，仙茅 10 克，金樱子 18 克，党参 15 克，白术 15 克，云苓 25 克，神曲 10 克。

7 月 30 日四诊：服药后月经按时于本月 20 日来潮，量中等，腰痛减，但觉头晕，疲乏，健忘。守前法，稍佐以祛风。

处方：菟丝子 25 克，补骨脂 15 克，淫羊藿 12 克，党参 25 克，白术 20 克，炙甘草 6 克，当归 12 克，川芎 6 克，白芷 10 克。每天 1 剂。

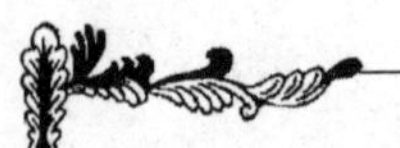

10 月 12 日五诊：前症渐见好转，但稍劳累则腰酸痛，乏力，怕冷，胃纳一般，月经周期明显改善。仍以温肾健脾养血为治。

处方：淫羊藿 10 克，仙茅 10 克，菟丝子 25 克，川断 12 克，黄精 15 克，首乌 15 克，鸡血藤 30 克，党参 20 克，白术 20 克，炙甘草 6 克，陈皮 5 克。

11 月 12 日六诊：服上方 10 余剂后头晕已除，腰痛不甚，胃纳转佳，月经依期，末次月经 11 月 6 日，4 天干净。舌淡胖，苔白微黄，脉弦滑略缓。仍以温肾健脾治之。

处方：菟丝子 25 克，覆盆子 12 克，补骨脂 15 克，淫羊藿 10 克，党参 20 克，白术 15 克，当归 12 克，艾叶 10 克。

此后，按此方加减，每月经净后服 8 剂，身体康复，月事以时下，至 1978 年 3 月怀孕，孕期正常。

整理者：张玉珍

【例二】

饶某，女，36 岁，医生。于 1978 年 4 月 15 日初诊。

患者婚后同居 5 年余，未有子嗣。经全面检查亦大致正常，四处求医，未见疗效。今年初曾在广州某医院取子宫内膜（月经来潮 3 个小时）活检，病理报告为“分泌期子宫内膜，腺体分泌欠佳”。月经 15 岁初潮，周期尚准。但自 1973 年婚后出现月经先后不定，以后期为多，有时 2~3 个月始一潮，经量少，甚则点滴 1 天即净，色暗红，经前乳胀。曾用人工周期几个月，用时有效，但停药后依然如故。平素头晕，疲倦，不耐劳，腰酸痛，尿清长，四肢不温，胃纳一般，白带较多，面色晦黄，有黯斑。舌淡略黯苔白。脉沉细尺弱。

诊断：①月经后期、过少。②不孕症。

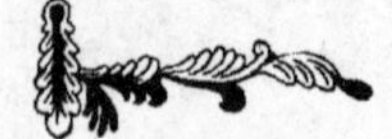

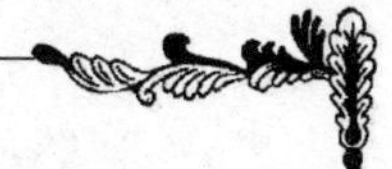

辨证：脾肾两虚兼有肝郁。

治则：补肾健脾为主，佐以舒肝解郁。

处方：菟丝子 25 克，覆盆子 10 克，枸杞子 15 克，金樱子 25 克，当归 12 克，川芎 6 克，首乌 25 克，党参 20 克，香附子 10 克。每天 1 剂。

4 月 20 日二诊：自服上方加减 10 多剂，腰痛稍减，余症同前。

处方：菟丝子 25 克，淫羊藿 10 克，党参 20 克，白术 15 克，鸡血藤 30 克，白芷 6 克，香附子 10 克。每天 1 剂。

5 月 3 日三诊：药后经来无乳胀，精神较前好些。仍以补肾健脾养血治之。

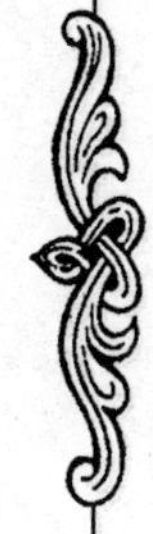

处方：菟丝子 25 克，淫羊藿 12 克，川断 20 克，金狗脊 20 克，党参 20 克，白术 15 克，首乌 30 克，白芷 10 克。

6 月 25 日四诊：回单位自行照上方服食后，月经较准，末次月经6月23日，1天干净，量比前稍多，头晕、腰痛减，四肢较暖，纳可，舌淡红苔白，脉细沉。

处方：菟丝子 25 克，覆盆子 10 克，党参 20 克，枸杞子 15 克，金樱子 25 克，首乌 25 克，川芎 6 克，当归 12 克，香附子 10 克。嘱经净后每周服 4 剂。连服 2~3 个月后复诊。

9 月 23 日五诊：遵医嘱服上方，诸症均见好转，月经准时于 7 月 23 日来潮，经量增多，4 天干净。经后仍依上方上法服药至 8 月 20 日。现停经 2 个月，头晕欲呕，纳差，疲乏，在当地作妊娠试验阳性。舌淡红，苔白略腻，脉沉细滑。

妇检：外阴阴道正常，子宫颈软、着色，子宫体前倾、质软、增大如孕 2 个月，双侧附件正常，诊为早孕。治宜补肾健脾安胎，拟寿胎丸合四君子汤加减。

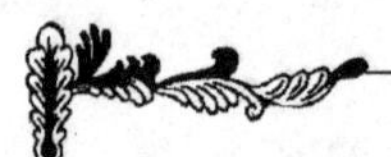

观察至妊娠6个月，均无异常。

整理者：张玉珍

【例三】

李某，女，29岁，已婚，工人。于1977年5月18日初诊。

患者婚后同居3年余不孕，曾在某医院妇检谓“子宫发育欠佳”。15岁月经初潮后，素有痛经，经前几天有乳房胀痛，经来则下腹剧痛，有血块，块出痛减，伴呕吐，出冷汗，头晕肢凉，不能坚持上班。经期或先或后，有时1月2次，淋漓不净。1977年3月9日行刮宫术后，近两月来周期尚准，经量减。末次月经4月23日。

妇检：外阴阴道正常，子宫颈光滑，子宫体前倾屈，较正常者稍小，质中，活动正常，无压痛，双侧附件正常。

丈夫精液检查正常。

舌黯红，苔薄白微黄。脉弦细略数。

诊断：①痛经；②不孕症。

辨证：血瘀气滞。

治则：活血化瘀行气。

处方：失笑散加味。

五灵脂10克，蒲黄10克，益母草15克，山楂肉15克，丹参20克，白芍15克，乌药12克。每天1剂。

1978年1月11日二诊：因工作忙，停治半年，痛经如故。近来复见月经紊乱，上次月经12月20日来潮，持续11天止，净后2天，又于1月3日来潮5天，量多，有血块，现觉头晕，纳差，腰酸。舌淡红，苔薄白微黄。脉细弱略数，尺脉尤弱。现经净已3天。以补肾健脾为主，并辅以活血理气。

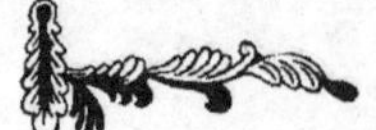

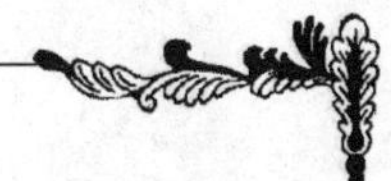

处方：菟丝子12克，桑寄生25克，熟地20克，川断15克，党参15克，云苓25克，山楂肉12克，香附子10克，乌药10克。每天1剂，服至经前1周左右。

2月1日三诊：月经将潮，下腹隐痛，乳胀。舌淡红，脉细弦滑。治宜活血行气通经。

处方：五灵脂10克，蒲黄6克，香附子12克，乌药12克，当归12克，川芎6克，艾叶10克，甘草6克。4剂，每天1剂。

嘱下次月经来潮6小时内来院做子宫内膜活检。

2月5日四诊：服上方第1剂2小时后月经来潮，痛经明显减轻，来潮约2小时取宫内膜。月经现刚净，腰酸腹隐痛，胃纳一般，二便调。舌淡红，苔微黄，脉弦细。

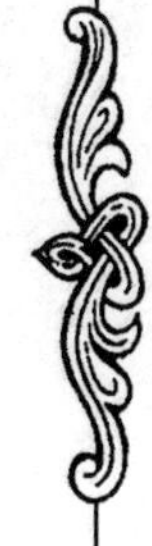

子宫内膜病理报告为“月经期子宫内膜”。

因经血刚净，又经诊刮术后，血海空虚，治宜补肾填精，精充血旺，遂能摄精成孕。

处方：菟丝子15克，黄精25克，金樱子30克，桑寄生30克，女贞子15克，白芍15克，甘草6克，益母草12克。每天1剂，连服10余剂。

3月18日五诊，停经47天，头晕纳减，恶心欲呕，胃脘胀，尿妊娠试验阳性。舌黯淡，苔微黄腻，脉细滑略数。凭脉证及检验，现已早孕。治宜补肾安胎，和胃止呕，拟寿胎丸合二陈汤加减。

处方：菟丝子15克，桑寄生20克，川断15克，党参15克，云苓25克，法夏10克，陈皮6克。嘱服药前在药液中加生姜汁数滴以健胃止呕。4剂，每天1剂。

以后未发现异常证候，孕期如常，于1978年11月分娩1胎。

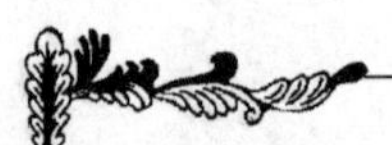

【按】上列几例不孕症，其根本原因虽都是由于肾虚不能摄精成孕，但其标病却各有不同，标病不除，难于固本。例一为一派脾肾阳虚之象而兼血虚，故月经每每后期。男精女血，合而成形，血虚则难于摄精成孕，故治法应于温补脾肾之中兼以补血，使身体健壮，血气旺盛，便能摄精成孕。例二则于脾肾两虚之中，兼有肝郁的经前期紧张综合征，故宜以补肾健脾为主，佐以舒肝解郁。肝气条达，则血气和调，肾脾肝相互协调，使月经准期，自易成孕。例三则由于有气滞血瘀的痛经，致胞脉不畅，自难受孕，故治法必须先用行气化瘀以治其标，使气血和调，经行畅利，障碍既除，然后滋养肝肾以治其本，便能很快怀孕。中医治病，向来重视辨病与辨证相结合，因而收到立竿见影之效。

整理者：张玉珍

【例四】

何某，女，29岁，工人，已婚。于1977年4月30日初诊。

患者自诉结婚同居3年半未有怀孕。配偶精液检查正常。13岁月经初潮，周期先后不定，经期3~6天，量中等，有痛经史。稍劳累则头晕腰酸，性欲较差，睡眠多梦易醒。几家医院检查诊为“幼稚型子宫”。最近经来即取宫内膜活检，病理报告为“增殖期子宫内膜”。形体消瘦，面色晦黄，眼眶黯黑，舌淡红，脉沉细尺弱。此由先天肾气不足，冲任虚弱所致之不孕也。治宜滋补先天之肾，健运后天之脾，佐以理血调经。

处方：菟丝子15克，金樱子15克，桑寄生30克，党参15克，白术12克，炙甘草6克，当归9克。3剂，每天1剂。

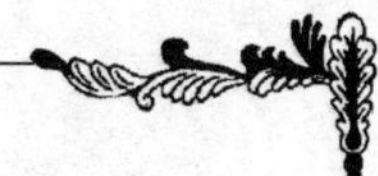

5月7日二诊：如前症，末次月经干净3天，腰痛，夜尿多，睡眠、胃纳一般，舌脉同前。本周期结合注射绒毛膜促性腺激素。方守前法。

处方：菟丝子25克，金樱子20克，桑寄生30克，枸杞子12克，党参15克，当归12克，白术9克，炙甘草6克，乌豆衣15克。每天1剂，连服10余剂。

9月17日三诊：按上方中西医结合调治3个月经周期，痛经减，腰痛除，经色较前红，但仍觉健忘，夜尿3~4次，眠差，大便干结不爽。末次月经9月3日。舌淡，苔白，脉弦细。依前法加强温肾暖宫之品。

处方：菟丝子25克，熟地20克，金樱子30克，淫羊藿9克，白术15克，乌药12克，肉苁蓉15克，当归12克，覆盆子12克。每天1剂，连服10余剂。

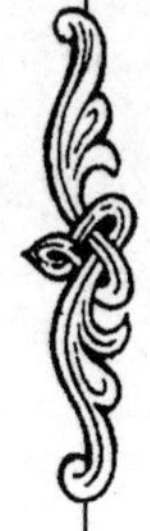

10月26日四诊：停经53天，纳差，恶心呕吐，神疲乏力，乳房胀痛，腰微酸，舌淡红，苔薄白，脉细滑。

妇检：外阴阴道正常，子宫颈软，着色，子宫体后倾，增大如孕7周，质软，活动好。双侧附件正常。

喜获早孕，治宜补肾养血安胎。

处方：菟丝子25克，桑寄生20克，覆盆子12克，肉苁蓉15克，桑椹15克，川断15克，黄精25克，当归9克，党参20克。4剂，每天1剂。

11月9日五诊：近几天阴道有少许流血，下腹微痛腰酸，自服上方后流血减少。大便干结，夜尿3~4次，头晕，纳差，舌淡红，少苔，脉弦细滑尺弱。此乃先天肾虚，致孕后胎元不固，遂成胎动不安。治宜补肾健脾止血安胎，拟寿胎丸加味。

处方：菟丝子25克，川断15克，桑寄生18克，阿胶

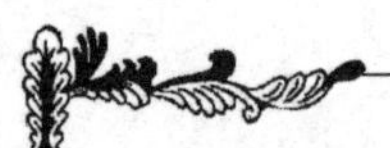

9克（烊化），金樱子20克，党参25克，白术15克，陈皮5克。4剂，每天1剂，嘱卧床休息，严禁房事。

11月19日六诊：服上方后阴道流血即止，现妊娠76天，仍有腰痛，少腹下坠感，头晕，纳差，作呕，夜尿稍减，舌淡红，苔薄白，脉细滑，仍以补肾健脾安胎治疗。

处方：菟丝子25克，桑寄生15克，川断15克，覆盆子9克，党参25克，白术15克，北芪15克，橘红6克。4剂，每天1剂。

嗣后来诊，按上方加减出入，妊娠足月于1978年6月顺产一女婴，母女安康。

【按】本例属先天性子宫发育不良的原发性不孕症，且有月经先后不定及痛经史，采取中西医结合治疗，用绒毛膜促性腺激素以促其排卵，中医治法则以补肾调经着手，补肾药特别是菟丝子似有促进子宫发育的作用。党参补气，当归补血，气血双补，对虚人有调经的功用，患者肾虚证候较为明显，因此，治法以补肾为主，兼以健脾补血益气，经过半年之治疗后，经调而孕，效果显著。

整理者：张玉珍

【例五】

王某，女，32岁，医生。1976年4月5日初诊。

结婚4年多未孕。一向月经不调，均属后期，周期35~50天不等，量或多或少，经期少腹胀痛及腰酸。末次月经5月10日。曾在北京、广州一些著名的西医院诊治，诊断为多囊性卵巢综合征，并使用克罗米芬治疗。

妇检：外阴发育正常，未产式，阴毛较粗而密，阴道可容二指，宫颈光滑，子宫大小正常，平位，左侧可扪及卵巢增大如荔枝样。

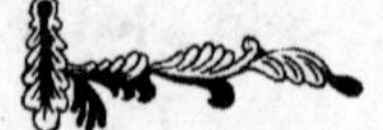

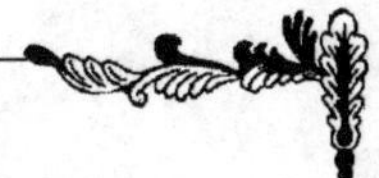

左乳晕有一黑毛长约4厘米，足毛较多。

舌嫩红少苔，脉沉细。

诊断：月经不调、不孕症。

治疗：补肾养血，行气调经。

处方：菟丝子30克，熟地20克，当归15克，川芎10克，党参15克，枳壳12克，怀牛膝15克，淫羊藿10克，肉苁蓉15克，枸杞子15克。嘱每次月经净后配服，2天1剂。留渣再煎，连服10剂。

以上方为基础，选用乌药、香附、首乌、川楝子、白芍等适当加减化裁。经过半年的治疗，月经周期已基本恢复正常，约30~35天1周期，经量中等，持续5~6天。仍嘱继续服药调治，按上方以桑椹、金樱子、黄精、女贞子等出入其间，至1977年2月怀孕，孕后2个月因房事，曾引起少量阴道流血的先兆流产症状，经治疗后胎元得以巩固，至年底安然产下一女婴，母女健康。

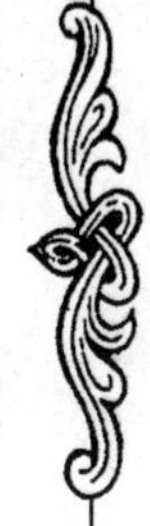

【按】本例确诊为多囊性卵巢综合征的不孕，采取中西医结合的药物疗法，经过6个月左右的治疗，效果是满意的。有些病单独中医或单独西医治疗疗效均不够理想，改用中西医结合治疗，可以起到互相促进、增强疗效的作用，这不独本病为然。

整理者：罗颂平

【例六】

李某，女，29岁。1977年5月18日初诊。

患者婚后3年，同居未孕。月经15岁初潮，周期或先或后，淋漓不畅，经行下腹剧痛，经量多，色暗，有血块，块下则痛减。痛甚时伴呕吐，冷汗，头晕，肢冷，不能坚持工作。经前数天则乳房胀痛，烦躁。末次月经4月23日。

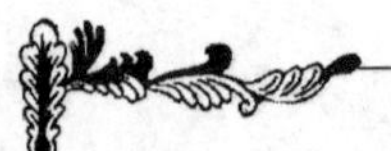

舌黯红，苔薄白微黄，脉弦细略数。

妇检：外阴、阴道正常，宫颈光滑，子宫前倾屈，略小，质中，活动正常，双侧附件正常。

配偶精液检查正常。

诊断：①月经先后不定期；②痛经；③不孕症。

辨证：气滞血瘀，兼肝郁肾虚。

治法：先予活血化瘀，行气止痛；继而疏肝补肾，调经助孕。

处方：蒲黄、五灵脂各10克，益母草、山楂肉、白芍各15克，丹参20克，乌药12克。每日1剂。

1978年1月11日二诊：服药后痛经减轻。因公务外出，停治半年，痛经如故。上次月经12月20日来潮，持续11天方净，1月3日又来经，量多，有血块，5天净。现头晕，纳差，腰酸。舌淡红，苔薄白微黄。脉细弱略数，尺脉尤弱。经后血海空虚，以补肾健脾为主，佐以行气活血。处方：菟丝子12克，桑寄生25克，熟地20克，续断、党参各15克，茯苓25克，山楂12克，香附、乌药各10克。嘱每日1剂，服至经前1周。

2月1日三诊：月经将潮，下腹隐痛，乳房胀，舌淡红，脉弦细滑。经前气血壅盛，宜活血行气调经。处方：蒲黄6克，五灵脂、艾叶各10克，香附、乌药、当归各12克，川芎、甘草各6克。每日1剂，服4剂。

2月5日四诊：服药后月经来潮，痛经明显减轻，经量中等。来经2小时取子宫内膜检查，病理报告为“分泌期子宫内膜”。经后腰酸，小腹隐痛，胃纳一般，二便调。舌淡红，苔微黄，脉弦细。因月经适净，胞脉、血海空虚，宜补肾填精，精充血旺，遂能摄精成孕。处方：菟丝子15克，

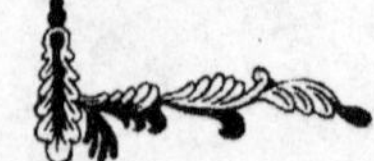

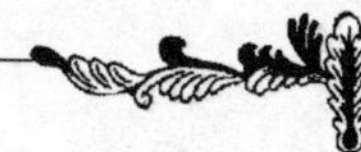

黄精25克，金樱子、桑寄生各30克，女贞子、白芍各15克，甘草6克，益母草12克。每日1剂，服10剂。

3月18日五诊：停经47天，头晕，纳差，恶心欲呕，胃脘胀。舌淡暗，苔微黄，脉细滑略数。妊娠试验阳性。脉证及辅助检查均证实早孕。治宜补肾安胎，和胃止呕。拟寿胎丸合二陈汤加减：菟丝子、续断各15克，桑寄生20克，党参15克，云苓25克，法半夏10克，陈皮6克。另生姜6克，取汁入药液同服。每日1剂，服4剂。

其后妊娠反应渐解，孕期顺利，于1978年11月足月分娩，母子健康。

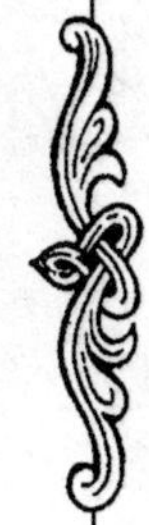

【按】不孕症病因复杂，证候不一，故医无定方。须随证随人，灵活施治。本例属原发性不孕，并有痛经和月经先后不定，妇科检查提示子宫发育欠佳，为本虚标实之证。治疗则应根据标本缓急，攻补兼施。罗氏认为，经前气血充盛，血海满盈，气机怫郁，则血脉壅滞，若素有血瘀痛经之疾，经前见乳胀、腹痛等症，是为月经将潮之兆，气血壅滞之征，当以行气活血为主，条达气机，使经脉流畅。本例痛经较甚，有血瘀证候，故经前以失笑散加味，配丹参、益母草或当归、川芎等活血行血，乌药、香附等行气疏肝，重在消除痛经以解决其标证。待月经净后，气血随经血下泄，血海相对空虚。本例素有子宫发育不良，属禀赋不足，肾气薄弱，故经后腰酸、头晕，此为本虚之象。治宜补肾填精，健脾养血。以菟丝子、桑寄生、续断等补肾气，熟地养肾阴，党参、云苓等健脾益气，稍佐香附、乌药等行气疏肝，以免过于滋腻。在痛经改善后，更加入黄精、金樱子、女贞子等填补肾精，固本以助孕。

这种治法，是按月经周期的不同阶段，顺应其生理性的

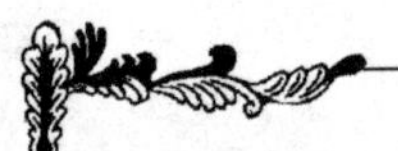

阴阳消长、气血盈亏变化的节律，攻补兼施，标本兼顾。对于虚实挟杂的病例，尤为适用。

整理者：罗颂平

【例七】

刘某，女，30岁。1992年9月19日初诊。

患者结婚3年，同居，未避孕，但未怀孕。素月经规律，量中。近1年则经量减少，色暗，仅用半包卫生巾。经间期阴道少许下血，色鲜红，1~2天自止。末次月经9月13日。平时带下少，阴道干涩，少腹胀痛，性欲差。眼眶黯，形体瘦削，舌淡红，苔白，脉弦滑。

妇科检查未见异常。配偶精液正常。

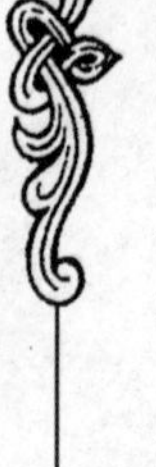

诊断：①月经过少；②经间期出血；③不孕。

辨证：肝肾阴虚。

治法：滋养肝肾，调经助孕。

处方：生地15克，山萸肉、丹皮各12克，旱莲草、女贞子、白芍各15克，怀山药、丹参、太子参各20克，桑寄生25克，牛膝、泽泻各15克。每日1剂，服10剂。

10月10日二诊：上次经后未再出现经间期出血。诸症改善。舌尖红，苔微黄，脉细弱。守上法继续调补。处方：桑寄生25克，菟丝子、怀山药、珍珠母各20克，熟地、太子参、丹参各15克，山萸肉12克，鸡血藤30克，麦芽40克。嘱每日1剂，每次经后服14剂。

1993年1月16日三诊：经治疗后已无经间期出血，末次月经12月24日，量中，经后行输卵管通水术，有少许阻力，回流5毫升，提示输卵管通而不畅。舌淡红，苔白，脉细。拟活血通络，疏肝养血以助孕。处方：丹参、益母草各20克，赤芍、郁金、桃仁、乌药各15克，丹皮、枳壳各12

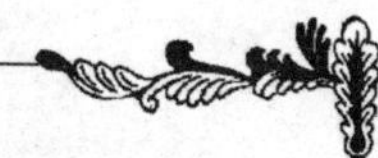

克，川芎、青皮各10克，麦芽45克。每日1剂，服7剂。

2月9日四诊：停经40余天，妊娠试验阳性，喜获妊娠。嘱注意饮食、休息，慎养其胎。

【按】此例属原发性不孕，并有月经过少、经间期出血，为肝肾阴虚之证。一方面因精血亏损，血海不盈，而经量减少，另一方面又因阴分不足，阳气内动，在经间期氤氲之时，阴火不维阳，热扰冲任，出现非时之下血。经候不调，则难以摄精成孕。治法当以调经为先，经调而后怀孕。调经之法，不离辨证。首先用六味地黄丸合二至丸加减，养阴益精，充养天癸，虚火自平。其后经间期出血已止，则重在滋肾，用菟丝子、桑寄生、熟地等，佐以疏肝镇潜，用麦芽、珍珠母，以巩固疗效。调理3个月后，经候如常，但发现输卵管通而不畅，为冲任不畅，胞络阻滞，则予活血通络、疏肝养血之剂，使气血条达，脉络畅顺，而胎孕易成。

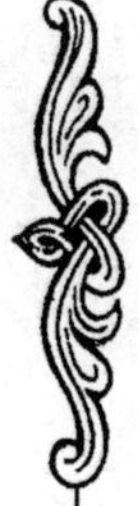

整理者：罗颂平

【例八】

李某，男，33岁。1991年9月1日初诊。

患者结婚3年，同居未育。房事正常，有射精，性欲较旺盛。时常口干口苦，腰酸，大便结，小便黄。面色潮红，唇红，舌黯红，苔薄黄，脉弦略数。

精液常规：精子计数12×10^9/升，活动率0.2，异形0.10。

前列腺液检查：卵磷脂小体（+++），白细胞（++）。

诊断：不育。

辨证：湿热下注。

治法：清热燥湿，健脾益气。

处方：苦参、车前子、牛膝、赤芍各15克，丹皮、栀子各12克，山药25克，太子参20克，甘草6克。每日1剂。

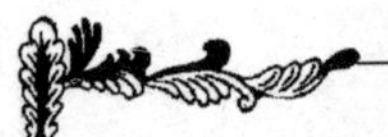

10月5日二诊：按上方服药1个月，诸症减轻，二便调，舌黯红，苔白，脉弦滑。复查精液，精子计数提高为30×10^9/升，前列腺液检查示白细胞仅0~5/HP。现湿浊已消，治以健脾益精为主，佐以渗利水湿。处方：党参15克，太子参、茯苓各20克，山药30克，车前子、泽泻、牛膝各15克，苦参12克，山萸肉10克，甘草6克。每日1剂。

1992年6月3日三诊：按方间断服药半年，精子计数达50×10^9/升，活动率0.5。无不适。舌略红，苔白，脉弦。守上方，去苦参，加生地、白术各15克。

半年后随访，谓其妻已怀孕。次年生一女。

【按】此例不孕乃男方前列腺炎所致。慢性前列腺炎往往影响精液质量，使精子活动率下降，精子数减少，或液化时间延长等。并可出现湿热或寒湿的证候。本例主要表现为湿热下注，有较明显的热象，故使用苦参、栀子等苦寒燥湿；泽泻、车前子利水渗湿；佐以太子参、怀山药等健脾运湿。因湿热蕴结，可导致血脉阻滞，运行不畅，故佐以丹皮、赤芍等凉血活血。症状好转，则着重健脾益肾，适当清利以善后，使湿浊去，男精壮，而胎孕成。

整理者：罗颂平

阳痿验案1则

彭某，男，28岁，工人。1977年2月4日初诊。

患者结婚1年多，阳痿不举，有遗精，未能房事。曾注射丙酸睾丸酮及鹿茸精40支，疗效不显。自觉神疲，腰酸膝软，夜尿多，胃纳一般，形体瘦弱，面色苍白，舌淡红，苔少，脉弦略细。

诊断：阳痿。

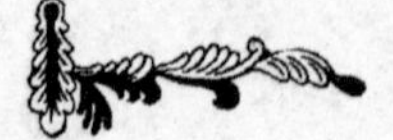

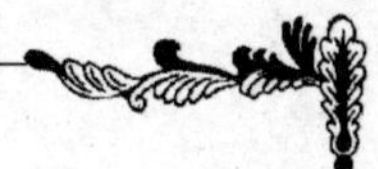

辨证：肾脾亏损。

治则：滋肾壮阳，益气健脾。

处方：熟地25克，黄精30克，菟丝子30克，枸杞子15克，淫羊藿12克，仙茅9克，金樱子30克，党参20克。

2月11日二诊：服上方7剂后，阳痿已好转，可以房事，但持续时间甚短，且无射精。舌润，苔少，脉弦稍缓。遵前法，守前方加炙甘草6克以补中和药。

3月11日三诊：服上方近1个月，阳痿已除，并能射精，但精液较稀少。咽部微痛（咽部有轻度充血），舌尖稍红，脉弦大而弱。肾阳已复，而肾阴仍亏。治宜滋养肾阴，益其化源。

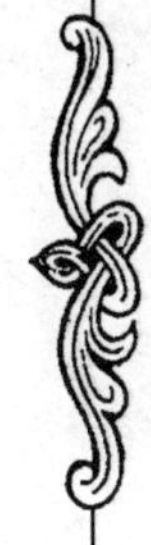

处方：黄精30克，菟丝子20克，干地黄20克，金樱子25克，炙甘草6克，枸杞子10克，白芍12克，五味子6克。

6月17日四诊：间中服食上方加减，近3个月来无阳痿及遗精现象，能正常射精，精神好，腰痛减，纳眠尚可，已无任何不适。舌淡红，苔白转微黄，脉弦细略数。续用补肾益气之剂以善其后。

处方：熟地20克，菟丝子25克，淫羊藿12克，枸杞子12克，金樱子25克，党参20克，仙茅10克，黄精20克。

此后，按上方随证加减，间中调治，不久，其妻受孕。

【按】阳痿亦称阴痿症，多与肾、肝、阳明三经有关。此患者见面色苍白，神疲，腰酸膝软诸症，乃元阳不足，故以淫羊藿、仙茅温肾壮阳，补益命火；又因其形体较瘦，舌苔少，脉弦，真阴亦不足，故以熟地、黄精、金樱子、枸杞子滋益肾阴，以便从阴引阳，从阳引阴；菟丝子添精益髓，缩小便，平补肾阴肾阳，党参益气补脾，补而不腻。张景岳云："善补阳者，必于阴中求阳，阳得阴助则生化无穷；善

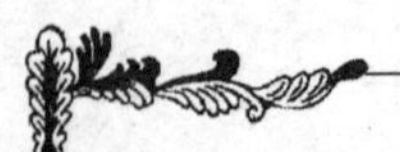

补阴者，必于阳中求阴，阴得阳助，则泉源不竭。”此至理名言也。阳痿症，不能只知其火之不足，应知其肾水亦亏，只壮阳而不滋阴，则真阴益亏，阴阳不能互相资生和协调，则阳痿之病亦难痊愈。此例阴阳双补，益气养肝，使阴阳调和，肝肾得养，阳明气盛，宗筋不弛，则阳痿可除矣。

整理者：张玉珍

安 胎

先兆流产与习惯性流产的中医药防治

一、中医对妊娠机理的认识

中医学认为，妊娠与肾气和冲任二脉有极其密切的关系。“肾主先天”，人体最初的基础物质，是由父母之精血相结合所形成。精藏于肾，而胞脉系于肾。妊娠之机理，主要在于男女肾气的盛实，使男精女血（卵子）得到有机的结合。反之，如肾气虚衰便难成孕。故《圣济总录》说：“妇人所以无子，由冲任不足，肾气虚寒故也。”

中医学所说的肾，包括男女生殖系统的物质与功能，及其与生殖功能调节有关的神经－体液系统的功能。金元四大医家之一的朱震亨说：“父精母血（这里的“血”意指卵子），阴阳交媾，胚胎始凝，胎所居名曰子宫。”这是古人对于妊娠机理简要的描述。溯其根源，无不系之于肾。同时亦与冲任二脉之充盛有关，因“冲为血海，任主胞胎”（见王

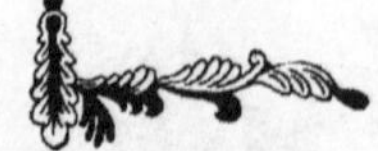

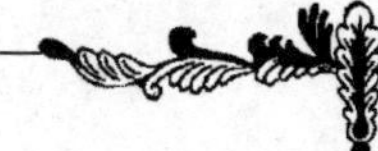

冰《素问注》)。胎孕既成，则赖母体之气血蓄聚以养之，而脾为后天之本，气血生化之源，故妊娠之始，以至分娩之完成，必须由先天之肾气与后天之脾气相互调摄，方能正常生长发育，庶无陨堕之虞。

二、导致流产的病因和病机

中医学认为肾气的盛衰，不仅关系到能否受孕，而且影响到整个妊娠期的始终。近代医学家张锡纯的《医学衷中参西录》说："男女生育，皆赖肾脏作强，肾旺自能荫胎也。"又《女科经纶》引《女科集略》说："女之肾脉系于胎，是母之真气，子之所赖也，若肾气亏损，便不能固摄胎元。"这是古人提出"肾以载胎"说的根据。胎元能否巩固，既在乎父母阴精是否强健，也关系到是否有人为的耗损，故纵欲伤肾，列为导致流产的重要原因。叶天士《女科证治》提出："保胎以绝欲为第一要策，若不知慎戒，而触犯房事，三月以前，多犯暗产，三月以后，常致胎动小产。"《景岳全书·女人规》也说："凡受胎之后，极宜节欲以防泛溢……如受胎三月、五月而每堕者，虽薄弱之妇常有之，然必由纵欲不节，致伤母气而堕者为尤多也。"至于习惯性流产，更与肾气不固有关，肾失闭藏，以致屡孕屡堕。这是造成流产的首要因素。

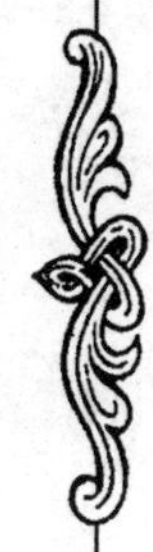

气血损伤，不能滋养胎元，以致胚胎不能正常发育，往往也是导致流产的原因之一。清代著名医家叶天士《女科证治》说："妇人有孕，全赖血以养之，气以护之。"气血既要充盛，又要互相协调。过寒过热，或七情过度，均可造成气血不和，影响冲任失调，导致胎漏或胎动不安，即先兆流产；甚或堕胎、小产，即流产。气血赖脾胃以生化和运行，

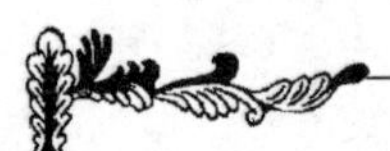

若脾气虚弱，或肝气上逆而犯胃，以致呕恶不食，水谷之精微不足，母体虚衰，亦可间接影响胎孕之长养。故脾虚可致气血不足，气虚不能巩固胎元，血虚失于营养胎儿，这是流产原因的第二点。

此外，亦有由于母体素虚，妊娠以后，劳力过度，或跌仆闪挫，损伤冲任，以致冲任二脉不能维系胎元，因而造成胎漏，甚至小产者，亦所常有，这是第三点。

总之，导致先兆流产与流产或习惯性流产的病机，不外关系乎肾脾、气血、冲任二脉之耗损，而以肾气亏损为主要原因。但是，人是一个整体，彼此之间是互相联系又互相影响的。因此，既要抓住主要病因，又要照顾整个机体。

三、流产的诊断和防治

中医学对于先兆流产、流产和习惯性流产等，分别称为胎漏、胎动不安、暗产、胎堕难留、堕胎、半产、小产、滑胎、胎死腹中等。胎漏、胎动不安，相当于先兆流产；暗产、堕胎相当于早期流产；半产、小产相当于晚期流产或早产；胎死腹中是过期流产；胎堕难留，相当于难免流产；滑胎，相当于习惯性流产。对于各种流产，是有不同的诊断和防治方法的。

先兆流产的临床表现，主要有阴道流血、小腹痛、下坠感、腰痛等。上述 4 种见症，可单独出现，症状亦有轻重缓急的不同，这对于安胎能否有效，也有很大的关系。叶天士《女科证治》说："妊娠心腹痛而下血者为胎动，不痛而下血者为胎漏。"其中出血的多少和出血时间的久暂，与安胎之能否成功，也有密切的关系。如腹痛较剧而持续不止及下血过多者，往往成为难免流产，安胎亦属徒然。《景岳全书·妇

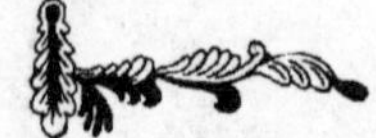

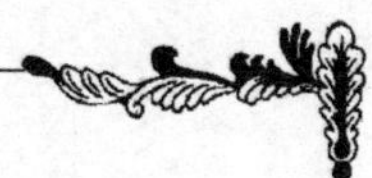

人规》说，“若腹痛血多，腰酸下堕，势有难留者，无如用药助其血而落之，最为妥善。”又说：“凡气虚血弱无以滋养其胎，或母有弱病，度其终不能成者，不若下之，以免他患。”指出如属难免流产，则应及早助其排出，以免流血过多、时间过长，反而影响母体。对于先兆流产的诊断，除阴道流血及腹痛情况外，中医很重视腰痛的情况，因肾以系胞，而腰为肾之外府，腰脊为督脉之所在，故妊娠妇女，最忌腰痛。尤其是腰脊部痛连骶骨而兼有下血腹痛之证候者，胎多难安。小腹下坠感是一种气虚的表现，气以摄胎，如脾肾之气不足，不能载摄胎元，则胎常有下坠感。

流产的防治，中医是以既辨病又辨证相结合的。如母体因其他疾病，有引起流产可能者，则应治疗母体疾病，病愈则胎可安；如果只是因为胎气不固，使母体受到影响者，则着重安胎，胎安则母病亦愈。元代医学家王海藏说：“如因母病而致动胎者，但疗母则胎自安；或胎气不固，或有触动，以致母病者，宜安胎则母自愈。”例如，母体感染外邪以致高热者，往往可以引起流产，此时首先要治好母体的外感疾患，胚胎便可不致受外邪影响。当然，在治疗这些疾病中，也必须注意维护胎元，更要避用犯胎药物。

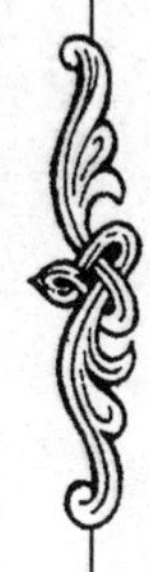

胎孕的形成，主要在于先天之肾气；而长养胎儿，则在母体后天脾胃所生化之气血。因此，对于先兆流产的治疗，除应以滋肾补肾为主外，同时必须辅之以健脾而调理气血，使肾与脾，先天与后天相互支持，相互促进，以巩固胎元；并适当辨别孕妇身体的寒热虚实，参照用药，效果才能显著。《景岳全书·妇人规》说：“凡妊娠胎气不安者，证本非一，治亦不同，盖胎气不安，必有所因，或虚，或实，或寒，或热，皆能为胎气之病，去其所病，便是安胎之法。”

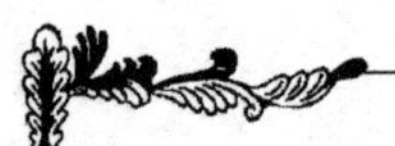

基于上述原则，结合临床经验体会，立法应以补肾健脾固气为主，参照其体质的寒热，适当加减用药。对于先兆流产，多能取效。基本处方是：寿胎丸合四君子汤加减：菟丝子25~30克，川断15克，桑寄生15克，阿胶12克，党参25~30克，白术15~25克，荆芥炭6~12克，首乌30克。

加减运用：气虚甚者，加黄芪15~25克；形寒肢冷者，加陈艾叶10~15克；血虚者，加熟地20~25克；气滞而恶心呕吐者，加春砂仁3~4.5克（后下），或陈皮5克；有热者，加黄芩6~9克，或女贞子15克、旱莲草15克；腰痛甚者，加金狗脊15~25克，或川杜仲15克；腹痛明显者，加白芍15克、甘草6克。

至于习惯性流产，因连续自然流产3次以上，身体必然受到耗损而虚弱，肾、脾、气、血均受到影响，要认真调补，即在下次受孕前，便要调理，在调理期间，必须避孕。治疗原则亦以补肾、健脾、补气、养血为主，基本处方以补肾固冲丸为主。

补肾固冲丸（自拟经验方）：菟丝子240克，川断120克，阿胶120克，熟地180克，鹿角胶90克，白术120克，党参150克，川杜仲90克，枸杞子120克，巴戟120克，当归头90克，砂仁20克，大枣肉50枚，吉林红参30克。

制法和服法：研细末，炼蜜为丸。每次6克，每日2次，连服3个月为1疗程，月经期停服。

如属不可避免流产，应及早设法助其排出，方药可用四物汤加味：当归15克，川芎9克，赤芍12克，生地25克，牛膝20克，益母草30克，枳壳12克。

如属死胎，可用脱花煎加芒硝：当归25克，肉桂3克，川芎9克，川牛膝15克，芒硝15克（后下），车前子9克，

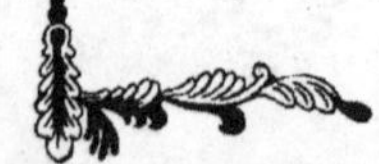

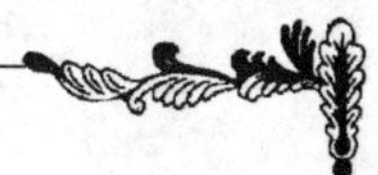

红花3克，以助其速下。

加减运用：气虚者，加黄芪25~30克，阴虚者加熟地15~20克。

至于有些无明显停经史，只过期十天八天，尚未明确诊断妊娠便已流产者，中医学称为暗产，往往为患者所不觉，误以为月经不调或偶然的月经过多。叶天士《女科证治·暗产须知》说："惟一月堕胎，人皆不知有胎，但谓不孕，不知其已受孕而堕也。"《景岳全书·妇人规》也说："……朔日孕而望日产矣，随孕随产，本无形迹，盖明产者胎已成形，小产必觉，暗产者，胎仍似水，直溜何知？"当然，这种极早期流产，现在可以通过对排出组织物进行病理检查，以明确诊断，但还是容易为人所忽略，尤需详加诊察。

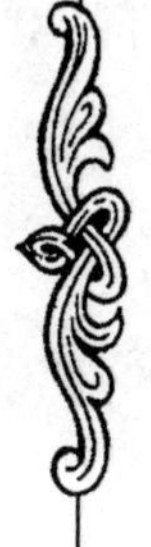

流产的预防，必须注意妊娠期保健，应包括以下几个方面：①孕后禁止房事，以免扰动子宫，影响冲任；②勿过度用力劳动；③勿坐盆洗浴；④避免七情过度，特别是不可暴怒；⑤不宜过食寒凉、辛热、泻下等品，犯胎之物，尤应避免；⑥避免跌仆闪挫。

四、体会

①胎孕之形成，中医理论认为主要在于先天的肾气，而长养胎儿，又赖母体后天脾胃生化的气血所滋养，故安胎应以补肾健脾、益气养血为主，并结合孕妇体质的寒热虚实，适当加以用药。如出现阴道流血者，应加止血药，以荆芥炭或棕榈炭较好。

②对补肾安胎的药物选择，根据临床体会，以菟丝子为首选，应作为主药而加以重用。《本草正义》说："菟丝子多脂微辛，阴中有阳，守而能走，与其他滋阴诸药之偏于腻者

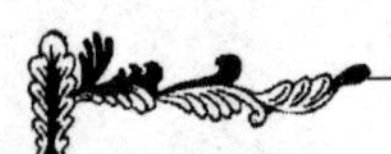

绝异。"《食鉴本草》谓其能"益体添精，悦颜色，黑须发。"它对于安胎和去面部黯斑，效果是比较理想的。补气健脾药中，党参是首选之品，《本草正义》谓其"健脾而不燥，养血而不滋腻，能鼓舞清阳，振动中气而无刚燥之弊。"故菟丝子、党参二味，应列为首选药物加以重用，必要时可适当再加用吉林红参。

③补血之药，则以熟地、阿胶、首乌、桑寄生、枸杞子为佳，且有滋肾安胎作用，不宜用当归、川芎等辛温且"走而不守"之品，特别是在有阴道流血期间，更应禁用，用之往往增加出血量。

④习惯性流产者，由于流产3次以上，不仅肾气不固，而且损伤气血，故要在下次妊娠前进行调理，使身体健壮后，再行受孕，可免再出现先兆流产或流产之弊。

⑤至于不可避免流产及过期流产，则应及时助其排出，以免流血过多，影响母体。

⑥为了避免引起先兆流产与流产，孕后必须避免房事，这是甚为重要的，中医学对于"节欲以防病"极为重视，尤以妊娠期间为然。

（原载中华医学会广东分会1978年学术报告会资料汇编）

安胎应补肾而固冲任

胎漏、胎动不安，西医称为先兆流产。既已出现流产的先兆，则胚胎能否稳固存活，便难以预料。有可安者，有不可安者，这主要视胎儿是否仍在宫内存活及病情发展趋势如何，才能确断。本病的主症是阴道流血，其次为腹痛、下坠感、腰骶酸痛。从阴道流血的多少、久暂及血的颜色，对诊断与预后，关系很大。流血多如月经量，时间超过一周，血

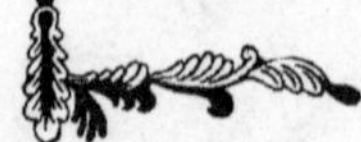

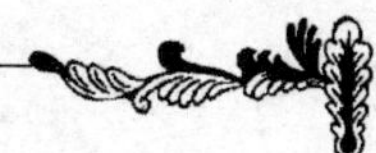

色由鲜红而转为咖啡色或黯黑色，伴有下腹痛而且频发或加剧、下腹坠胀及腰酸痛明显者，为病情增进，可发展为难免流产，中医称为胎堕难留。若出血量不多、时间不长，并无腹痛腰酸等症者，尚可及时调治，若流血渐少而停止，经B超检查证明胎儿尚存活者，则胎孕可安。经适当调理，自可继续健康成长，而达到正常分娩，产后也不会有任何不良影响。

导致胎漏、胎动不安的原因很多，不仅与孕妇的身体有关，与丈夫精气的盛衰亦有密切关系。精子虚弱不健，近亲婚配，遗传性疾病或染色体异常，或双方血型不相合，足以影响胚胎的发育成长而导致早期流产。丈夫精液不正常者，应于孕前调治而预防。三代以内近亲不能结婚。遗传性疾病或染色体异常可通过婚前检查等加以预防。若双方血型不相配，孕后则必须从母体方面调治以补偏救弊。

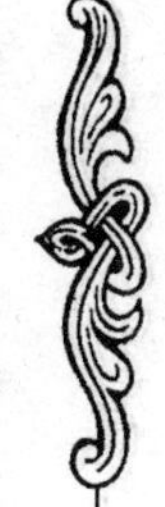

胎漏、胎动不安原因虽多，但往往因孕后3个月内没有禁止房事，因而发病者占多数。因房劳伤肾，耗损肾气，是诱发本病的一种重要因素。肾气受损，则冲任不固，不能固摄胎元。故补肾、固冲任是安胎的主要治则。除不节房事外，可以影响胎元者，有虚、实、寒、热之不同，临证应加鉴别。《丹溪心法·金匮当归散论》中提出“白术、黄芩为安胎之圣药”，认为“妇人有孕则碍脾，运化迟则生湿，湿而生热……白术补脾燥湿，黄芩清热故也”。因此，后世有人误以为湿热是伤动胎气之主因，动辄以白术、黄芩为安胎之主药，殊多谬误。夫胎孕之形成，在于“两神（精）相搏，合而成形”，精藏于肾，正常生殖之精，主要在于肾气充盛。成孕之际，固然赖父母肾精之壮旺而相结合；受孕以后，仍藉母体肾气之充盛封藏以支持其安稳地发育成长。正

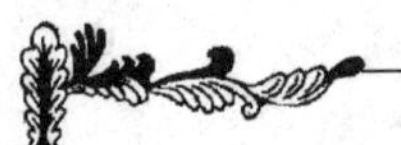

如《医学衷中参西录》说："男女生育，皆赖肾之作强，肾旺自能荫胎也。"肾气盛则冲任固，自无胎漏、胎动不安之虞。导致肾气虚弱有内因、外因及寒、热之不同。内因，如素体肾虚，或平时房劳过度，耗损肾气；外因，如孕后跌仆闪挫；至于孕后不节房事，则内外因均有关系。孕后感受寒邪，足以凝碍肾气之运行，过食辛热或感受邪热，可灼伤胎脉而溢血。凡此均能影响肾气而伤及冲任，肾失闭藏，冲任不固，因而导致胎漏、胎动不安，甚或发展为堕胎、小产。

安胎之基本原则，重在补肾以固冲任。冲任之本在肾，补肾之品，多能固补冲任。肾虚之中，又应辨别其偏于阴虚或阳虚，其中又有寒热之差异。肾阴虚者易致虚热内生；肾阳虚者可致阳虚生内寒。胎漏、胎动不安固然以肾虚为主，但与气虚失摄也有关系。故立方命药，既要固肾安胎，也要补气摄血。

至于安胎的方药，余常以寿胎丸合四君子汤为主，随证加减。以菟丝子、党参为君，各重用至30克左右。菟丝子味辛甘性平，治肾虚体弱，可平补肾阴肾阳，它补而不燥，滋而不腻，为安胎之首选药物，《本经》将其列为上品，能够"续绝伤，补不足，益气力，肥健人"，可作为广泛之补益药，并有去面部黯斑、美容颜之功。党参味甘性微温，有补气益血的作用，且能和脾胃而促进新陈代谢。二味一补肾，一补脾，肾主先天而脾主后天，肾脾合治，先后天气血双补，从先天以固胎元，从后天以养胎体，故以二药为主。其余桑寄生、续断、阿胶有补肾、安胎、养血、止血之功，白术、茯苓、甘草具有健脾和胃之力，作为臣佐之品。据现代药理研究，认为茯苓既有增进人体免疫功能的效果，又有

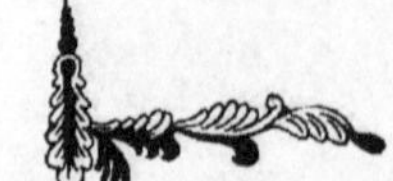

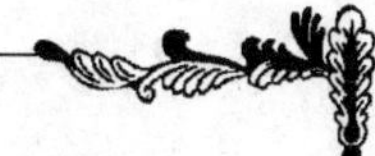

安神镇静作用。但世人有谓其利水渗湿而不敢用于早期妊娠者，殊属误解。不知茯苓之能渗湿利水，是通过健运脾气之作用，属于补益之药，与木通、滑石、猪苓之通利者不同。古人谓“茯苓能通胃阳”，又谓“胃阳虚者，参、苓必进”，可见茯苓及健理脾胃之品，不特对妊娠无损，且有一定的补益安静作用，故妊娠恶阻用小半夏加茯苓汤而有效，亦用其通胃阳而兼镇静之意。在上述基本处方中，亦宜随证加减，如出血较多者，可选加鹿角霜、艾叶、棕榈炭、侧柏叶、地榆等以加强止血之效；阳虚内寒者，可选加补骨脂、巴戟天之类；阴虚内热者，选加旱莲草、黄芩、女贞子等；小腹下坠者，可重加黄芪及少量升麻以升提阳气；大便干结者，改用怀山药代茯苓为佳，因怀山药能滋养脾之阴，并选加地黄，肉苁蓉、火麻仁以润肠，配伍枳实行气以通便；口干唇燥者，以太子参易党参，去白术加麦冬、玉竹以生津润燥；舌苔黄而内热明显者，加黄芩、竹茹、芦根等以清热生津；夜尿多者加覆盆子、益智仁。由于各人的体质不同，除主症以外，临床伴发的证候也不一样，在主方之中，必须随证加减，不能固执一方而不变。正如《景岳全书·妇人规·安胎》云：“凡妊娠胎气不安者，证本非一，治亦不同，盖胎气不安，必有所因，或虚或实，或寒或热，皆为胎气之病，去其所病，便是安胎之法，故安胎之方不可执，亦不可泥其月数，但当随证、随经，因其病而药之，乃为至善，若谓白术、黄芩乃安胎之圣药，执而用之，鲜有不误矣。”中医治病，重在辨证，安胎亦不例外。

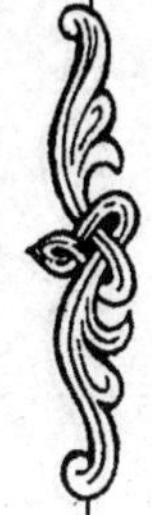

胎漏、胎动不安以阴道流血为主症，首宜及早止血。凡辛温动血活血之品，均非所宜，故在出血期间，当归、川芎等均不宜用。芎、归虽可补血，但辛温助阳，走而不守，用

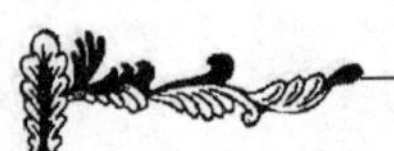

之往往增加出血，不仅不能达到补血之目的，反可加重病情。《本草正》云：当归“气辛而动，故欲其静者当避之”。“芎、归俱属血药，而芎之散动，尤甚于归，……散则有余，补则不足。”故胎漏、胎动不安之证，芎、归等药，当慎之、避之。凡欲养血以安胎者，除桑寄生、阿胶外，则制首乌、枸杞子、黄精、熟地、红枣、乌豆衣等，较为适宜。若认为熟地、黄精滋腻者，可配伍少量砂仁，则既可减少其滋腻，又可和胃安胎。本病除妊娠禁忌药当避用外，生苡仁、绿豆、鲜葛根等亦不宜用。薏苡仁为滑利之品，据现代研究，有抑制癌细胞的作用，对胚胎的生长可能会有影响，故体弱之孕妇，服用薏苡仁以后会出现先兆流产证候。大量服用绿豆亦可致堕胎，鲜葛根对心功能有很强的抑制作用，这些日常食品对早孕均非所宜，这是个人的经验和体会。

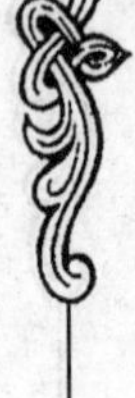

安胎除药物治疗外，卧床休息是很重要的。此外，精神因素也有很大关系，心情过于紧张，可使出血延长或反复出血，故必须安定患者的情绪。总之，安胎之要，着重一个静字，药性宜静不宜躁，身体宜静不宜动，情绪宜静不宜躁。辅助检查除尿 HCG 和 B 超外，一般也不宜作妇科检查。若就诊前未用过黄体酮者，则不必使用，倘就诊前已使用者，可续用一段时间，俟服中药几天后，黄体酮可逐渐减量停用。

中药安胎效果是较好的。除按上述用药外，脾肾两虚者可兼服“滋肾育胎丸”，作常规使用，如服该丸觉躁热者，可同时服六味地黄丸，则效果较满意。

【附】滋肾育胎丸（本人经验方，由广州中药一厂生产）

菟丝子，枸杞子，熟地，桑寄生，杜仲，艾叶，制首乌，砂仁，白术，巴戟天，人参，党参，阿胶，续断，鹿角

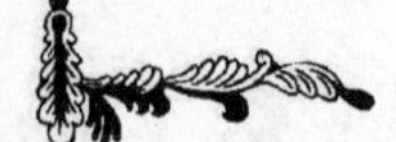

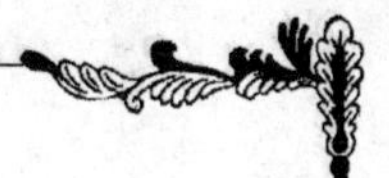

霜，炼蜜为丸。

胎漏、胎动不安、滑胎验案 9 则

【例一】

黄某，女，32 岁，演员。于 1978 年 10 月 8 日初诊。

停经 2 月余，阴道有少量流血已 5 天，色鲜红，腹隐痛及有下坠感，腰微酸。末次月经 8 月 2 日，停经 50 多天时，曾做尿妊娠试验为阳性。

患者形体稍瘦，常有头晕腰酸，本次孕后有轻度妊娠反应。且感疲倦，近日没有注意适当休息，几天前便出现阴道流血。舌色稍淡，但尖边较红，脉细滑略弦。

一年前曾自然流产 2 次，均发生在早孕 2 个多月，未有小孩。

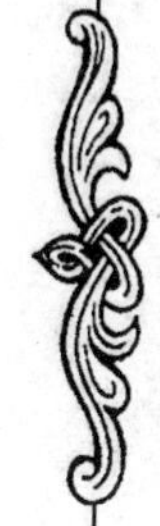

诊断：胎动不安。

辨证：肾阴不足兼有肝经虚热。

治则：滋肾健脾，益气安胎，佐以养肝清热止血。

处方：菟丝子 25 克，川断 15 克，桑寄生 15 克，阿胶 12 克（烊服），旱莲草 15 克，女贞子 15 克，白芍 10 克，生甘草 5 克，荆芥炭 6 克。4 剂，每日 1 剂。留渣再煎，并嘱卧床休息。

服药 3 剂后，阴道流血和腹痛已逐渐停止，但仍有腰酸和大便干结。后按上方去荆芥炭、白芍，改用桑椹 15 克，肉苁蓉 15 克，4 剂。药后诸症已基本消失，舌脉亦正常。后按二诊方去旱莲草改用怀山药 15 克，续服 6 剂，俟后每周服药 3 剂，以兹巩固，至妊娠 5 个月后停药，后足月顺产一男孩。

整理者：罗颂平

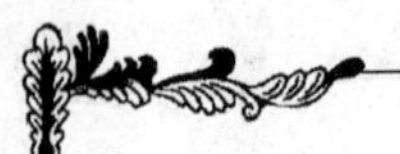

【例二】

陈某，女，36岁。于1976年3月17日初诊。

患者结婚7年余，尚未有子。婚后前3年连续堕胎4次，每次孕后虽经中西医安胎，终未奏效，每次怀孕，2~3个月后必应期而堕，末次堕胎迄今已4载，曾在各地医院诊治，虽各方面检查未发现异常，但治疗后仍未复孕，向来月经量较多，色淡红有小血块，每次用卫生纸2~3包，末次月经2月25日，现觉神疲体倦，腰酸痛，下腹坠胀，夜寐不安，多梦，胃纳欠佳。面色青白，上唇有黯斑，舌淡红，苔微黄略腻，脉细滑。

患者连续堕胎4次，而继发不孕，兼患月经过多，三病虽异，其源则一，皆由肾气亏损。

诊断：①滑胎；②继发性不孕；③月经过多。

辨证：肾气亏损，冲任不固，脾气虚弱，失于闭藏摄纳。

治则：补肾健脾为主。

处方：菟丝子30克，桑寄生25克，熟地25克，淫羊藿10克，金狗脊10克，党参20克，白术15克，炙甘草9克。每日1剂，水煎服。

5月22日二诊：按上方加减，断续服药已2月余，前症改善，现月经刚净，神疲，腰微酸，白带多，质稠，经后仍以补肾扶脾为主，使精血充足。

处方：菟丝子25克，桑寄生25克，淫羊藿10克，党参15克，白术15克，枸杞子15克，巴戟15克，山萸肉12克，云苓20克。每天1剂。

6月10日三诊：经量较前减半，但经后仍觉腰酸，下腹坠胀，尿频，失眠纳差，舌淡黯，苔薄白，脉细弦缓。治

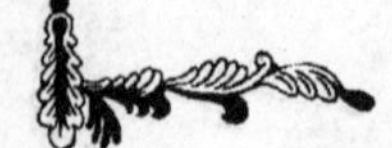

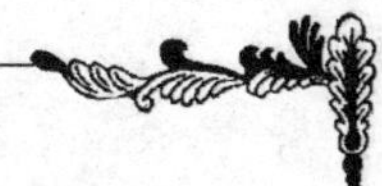

以滋肾宁神。

处方：菟丝子 25 克，干地黄 25 克，枸杞子 15 克，金樱子 25 克，夜交藤 30 克，何首乌 25 克，巴戟天 15 克，桂圆肉 15 克，山萸肉 12 克。每天 1 剂。

8 月 18 日四诊：近两个月来经净后服上方 10 余剂，精神好转，已无腰酸腹坠感，经量已减（约用卫生纸 1 包半）。现经行第 4 天，舌黯红，苔薄黄，脉缓略弦。治宜补肾健脾摄血。

处方：熟地 20 克，桑寄生 25 克，首乌 30 克，岗稔根 30 克，旱莲草 15 克，女贞子 15 克，党参 20 克，白术 12 克，鹿角霜 12 克。每天 1 剂。

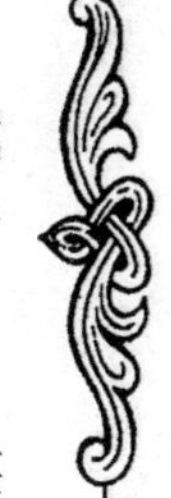

9 月 29 日五诊：停经 45 天，胃纳一般，食后呕吐，下腹胀，神疲，腰酸，矢气频，大便干结，3 天 1 行。妊娠试验阳性，舌黯苔薄白，脉细弦滑。喜知有孕，嘱绝对禁止房事，注意休息，用补肾健脾益气安胎之法，拟寿胎丸加减，以防再次滑胎。

处方：菟丝子 25 克，桑寄生 20 克，川断 15 克，桑椹 15 克，党参 15 克，云苓 25 克，陈皮 5 克。3 剂，每天 1 剂。

10 月 20 日六诊：妊娠 2 月余，腰酸，下腹坠痛，纳差，欲呕，身有微热，口苦眠差多梦，舌黯，尖稍红，苔微黄，脉细滑尺弱。审其脉证，肾虚夹有胎热，宜在前法基础上佐以清热安胎。

处方：菟丝子 25 克，桑寄生 15 克，川断 15 克，党参 15 克，北沙参 15 克，黄芩 10 克，白术 12 克。3 剂，每天 1 剂。

以后基本上以寿胎丸合四君子汤加减化裁。胎元终得巩固，妊娠顺利，于 1977 年 5 月中旬足月顺产一男婴，体重

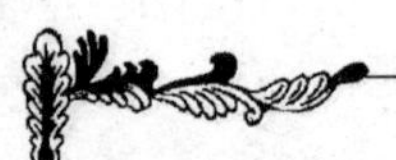

3.5千克，母婴均健康。

整理者：张玉珍

【例三】

陈某，女，29岁，已婚，军人。于1978年4月12日初诊。

患者1972年结婚，分别于1972、1973、1974、1975年连续自然流产4次。每孕后虽经中西医结合保胎，但仍孕至2~3个月时必应期而堕，至今6年无子女，思想苦闷。月经大致正常。现停经49天，头晕纳差，胃脘胀，疲乏多梦，夜尿多，舌质红嫩，苔薄白，脉沉细滑尺弱。

诊断：①习惯性流产；②早孕。

辨证：先天肾气不足以摄载胎元，以致滑胎，耗损气血。

治则：补肾健脾，养血安胎。

处方：菟丝子25克，川断15克，覆盆子10克，枸杞子15克，党参20克，白术15克，熟地25克。3剂，每天1剂。嘱禁止房事。

4月10日二诊：现妊娠2个月，纳差。腰酸腹胀，心情较紧张，舌黯红苔白，脉沉滑。守前法。

处方：菟丝子25克，川断15克，金狗脊15克，党参30克，白术15克，陈皮6克，首乌30克。4剂，每天1剂。

4月22日三诊：纳差，频频嗳气，小腹隐痛，腰酸，脉舌同前。上方加艾叶9克，以温宫止痛安胎，嘱每天服1剂。

5月4日四诊：服上方10余剂后，症状好转，但夜尿6~7次，食后尚觉胃脘胀及嗳气，仍按前法，佐以调气降逆之品。

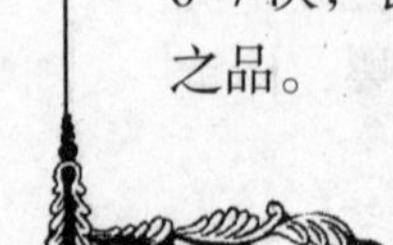

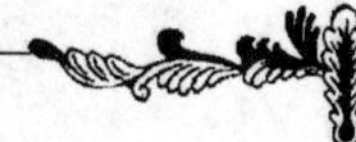

处方：菟丝子25克，桑寄生15克，川断15克，覆盆子12克，党参30克，白术15克，首乌30克，砂仁5克（后下）。5剂，每天1剂。

依此方加减，服食至3个月以后，间中加减服用，孕期顺利，于1978年12月6日顺利分娩一男婴，母婴无恙。

整理者：张玉珍

【例四】

黄某，女，32岁，已婚，工人。于1977年7月13日初诊。

患者婚后，每于妊娠40多天则堕胎，连续3次，末次堕胎为1976年8月。现停经40天，曾于月经届期时阴道流血少许。近一周来口淡，纳呆，作呕，伴腰酸楚，下腹隐痛，肠鸣便溏。舌淡红，尖稍红，苔薄微黄，脉细弦略滑。

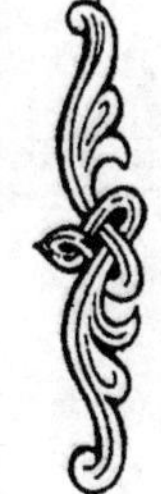

诊断：①滑胎；②胎动不安。

辨证：冲任虚损，夹有虚热。

治则，补肾安胎为主，佐以养阴。

处方：菟丝子30克，桑寄生20克，川断15克，地稔根25克，旱莲草20克，女贞子15克，太子参30克，白芍12克，首乌25克。每天1剂。

8月1日二诊：按上方加减连服10余剂，精神好转，腰痛除，腹痛减，纳呆，欲呕，择食，眠差，二便调，舌淡红，苔薄白，脉滑。妊娠试验阳性。虚热已退，治以补肾安胎为主，佐以和胃止呕。

处方：菟丝子20克，桑寄生20克，川断15克，熟地20克，乌豆衣15克，党参20克，炙甘草6克，苏叶9克。每天1剂。

8月15日三诊：依上方服10余剂，诸症已见好转，但

昨夜突然复见阴道流血少许，淡咖啡色，伴下腹痛和腰酸，精神紧张，眠差纳呆，舌淡红，苔白，脉滑。此为胎动不安，有再次堕胎之虞，即以补肾健脾、养血止血安胎为治，以防重蹈覆辙。

处方：菟丝子25克，桑寄生25克，川断15克，阿胶12克（烊服），党参25克，白术12克，炙甘草6克，制首乌25克。每天1剂。

8月18日四诊：药后流血止，腹痛除，仅觉有轻微腰酸，胃纳略增，口淡欲呕，舌淡红，苔白，脉滑，仍以补肾健脾为主。

处方：菟丝子25克，川断15克，桑寄生15克，党参25克，白术15克，云苓25克，首乌25克，陈皮3克。3剂，每天1剂，嘱煎好药后加鲜姜汁3滴。

后依此方加减，间中服食。1978年3月足月顺产一男婴，母子平安。

整理者：张玉珍

【例五】

徐某，女，30岁，工人。1978年4月22日初诊。

结婚5年，自然流产4次（1975年、1976年各流产2次），均在2个多月便自然流产。月经基本正常，23~30天一个周期，持续3~4天，经期有中度腰腹痛。末次月经4月11日。舌黯红，脉细弱。

诊断：滑胎。

辨证：脾肾虚损。

治则：补肾健脾，佐以养血。

处方：菟丝子30克，熟地25克，枸杞子15克，党参25克，白术15克，当归12克。10剂。

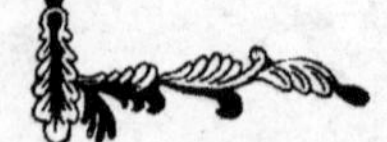

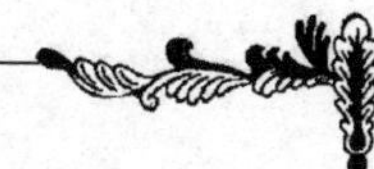

5月10日二诊：本次月经5月7日来潮，昨天已净，经行时仍有轻度腰酸腹痛，但比前轻快。舌质稍红，少苔，脉弦细滑。经净以后，阴血耗损，便有肝肾阴不足之象。

治则：滋养肝肾，佐以养血舒肝。

处方：枸杞子15克，黄精15克，女贞子20克，桑椹15克，桑寄生20克，旱莲草15克，白芍12克，首乌20克，青皮6克。

6月24日三诊：自上次月经来潮后，现逾期18天未潮，自觉恶心呕吐，腰酸腹胀，并有轻微下坠感。小便乳凝试验阳性。此为早期妊娠反应。舌瘦薄淡黯，脉弦细略滑。考虑其曾滑胎4次，目前虽无先兆流产征象，但为预防之计，治应补肾健脾益气安胎。

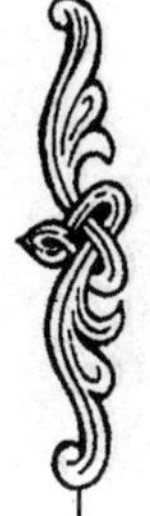

处方：党参30克，白术15克，茯苓25克，菟丝子25克，川断15克，首乌30克，陈皮4.5克。7剂。

7月30日四诊：服药后症状略如前，已孕80多天，无阴道流血，胃纳尚可，二便正常，仍守前法，照上方去茯苓，加桑寄生20克、白芍12克。4剂。

9月9日五诊：妊娠已4个多月，除有腰酸痛感觉外，无其他不适。舌较前红润，脉滑略细，过去她滑胎4次均在妊娠2个月左右，现已孕4个多月，从未有过阴道流血，胃纳、精神均好，说明胎已基本巩固，但仍应固肾健脾，使先后天充足，以保胎元。

处方：菟丝子25克，川断15克，桑寄生15克，金狗脊15克，首乌30克，党参15克，白术15克，白芍10克。

嘱其每周服2~3剂，服至孕6个月为止。至1979年1月初已正常产下一男婴，母子健康。

整理者：罗颂平

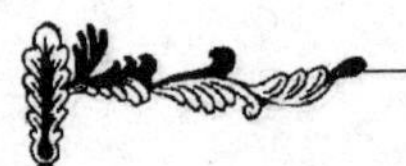

【例六】

胡某，女，39岁，干部。于1973年6月22日初诊。

结婚10年，先后滑胎5次。每次妊娠2月余必堕胎，过去虽经积极保胎而无效，屡孕屡堕（配偶体检无特殊）。末次受孕为1年前，当时在月经过期20天后进行妇科检查，诊断为早孕。但妇检后出现阴道流血，其后亦以早期流产告终。现觉神疲，腰痛，尿频，小腹坠痛，月经后期而至，量少。

舌黯红，苔微黄腻，脉沉细尺弱。

诊断：①滑胎；②月经后期。

辨证：肾气亏损，冲任不固，气血虚弱。

治则：因月经后期量少，治宜补肾养血调经为先。

处方：桑寄生25克，续断15克，当归12克，白芍15克，杜仲25克，怀山药25克，乌药12克。4剂，每天1剂。

8月24日二诊：按上方加减已服2个月。精神好转，月经恢复正常，尿频减少，但仍腰痛，小腹坠痛，口干渴。末次月经8月8日。舌尖红，苔微黄腻，脉沉细弱。在前法基础上加强补肾。

处方：覆盆子15克，黄精30克，菟丝子12克，女贞子15克，熟地20克，怀山药25克，莲须9克，乌药12克，益智仁12克。4剂，每天1剂。

9月7日三诊：月经逾期4天，小腹坠痛，疲倦，纳呆，尿清长，舌淡有红点，苔微黄腻，脉沉细。守前法。

处方：乌药12克，益智仁15克，覆盆子15克，杜仲25克，黄精30克，续断15克，菟丝子15克，4剂，每天1剂。

10月12日五诊：停经2个多月，纳呆，恶心呕吐，乳

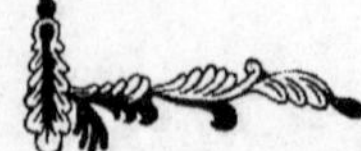

房胀，昨天尿妊娠试验阳性。9月21日阴道流血少许，色黯红，伴腰酸下腹坠，照上方加减连服几剂后，流血1周停止。舌淡黯，脉细滑。曾有胎漏见证，必须继续固肾补气，养血安胎。

处方：寿胎丸加减：菟丝子30克，覆盆子12克，续断15克，杜仲20克，桑寄生15克，党参20克，白术12克，黄芪15克，艾叶12克。6剂，每天1剂，以后依此方加减，每天1剂，服至妊娠4个月。

嘱禁绝房事，腰痛时，炖服吉林参6克。

12月28日六诊：妊娠4个多月，心悸，胃纳增，时觉膀胱胀，午后尤甚，每见腰痛、腹坠时，即遵医嘱服吉林参6克，服后自觉下腹有升提之感，腰痛、腹坠等症随之消失，舌淡黯，苔薄白，脉滑数。仍按前方加减。

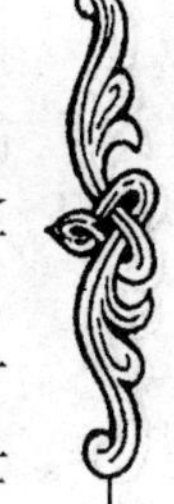

处方：菟丝子25克，桑寄生15克，川断15克，覆盆子15克，党参25克，黄精30克，炙甘草6克，陈皮3克，生龙骨20克，肉苁蓉12克。6剂，每天1剂。后依上方加减间服至妊娠足月。于1974年5月8日产一男婴，体壮无恙。

【**按**】胎动不安与滑胎，原因很多，但与肾、脾、气血、任脉关系较为密切。孕子的主要脏器为子宫，胞脉系于肾，肾气盛、阴阳和方能有子。五脏之中，肾与妊娠的关系最为密切。妊娠以后，胎儿能否不断发育成长，亦与肾气有极重要的关系。肾主闭藏，肾以载胎，故肾气不固者，孕后亦会堕胎。经脉之中，以任脉与胎孕最为密切。“任者妊也”，“冲任之本在肾”，肾气不足，亦会影响任脉不固，而致胎动不安。除肾气与任脉外，气血是否充盛和调亦极重要，妊娠以后，赖气以系胎、血以养胎，气血不充或不调，则胎失所系

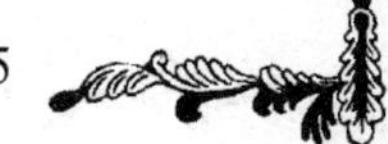

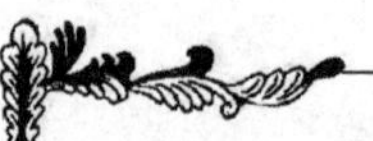

养，亦足以导致胎动不安而滑堕。但气血与主后天的脾至关重要，故胎动不安，必须着重调补肾脾，以达到调理气血冲任之目的。至于屡孕屡堕的滑胎，更应以补肾固气为主，佐以养血。罗老对于多例的滑胎，均以寿胎丸加参、芪、术、草为主，适当佐以熟地、黄精、首乌以滋肾养血（如无阴道流血，可去阿胶），务求肾脾兼顾，气血双补，阴阳调治，才能取得预期的效果。如第6例患者因滑胎5次，年龄较大，体型较肥胖，且夜尿较多，主要为脾肾阳虚，故加入覆盆子、益智仁、乌药之类，以温敛肾气，并益以杜仲、肉苁蓉之品，以加强补肾安胎之功。此外，凡有早期流产史者，应于下次妊娠前加以调理，妊娠以后必须禁绝房事，以免耗损肾气，扰动冲任。此点极为重要，否则端恃药物，亦属徒劳。

整理者：张玉珍　刘宇权

【例七】

袁某，女，37岁。于1993年7月3日初诊。

停经3个月，阴道出血3天，伴恶心、呕吐。

患者曾连续自然流产5次，流产后月经常常后期而至，现停经已3个月，但近1周才出现恶心、呕吐、头晕，近3天有少许阴道出血，色淡。无腰腹痛，胃纳尚可。

形体胖，眼眶黯黑，舌淡红，苔白，脉沉细滑。

有糖尿病史。

尿HCG定量：5000单位/升。

诊断：①胎漏；②妊娠恶阻；③滑胎。

辨证：脾肾虚弱，冲任不固。

治法：健脾补肾，养血和胃安胎。

处方：菟丝子25克，党参25克，桑寄生15克，川断

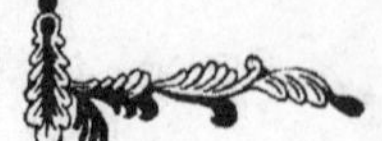

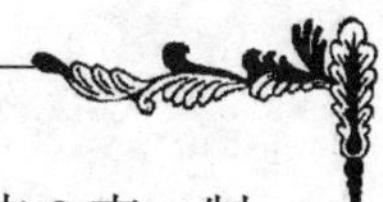

15 克，杜仲 20 克，阿胶 12 克，艾叶 10 克，陈皮 3 克，制首乌 25 克，枸杞子 15 克。每日 1 剂，留渣再煎。

7 月 10 日二诊：阴道下血已止，仍头晕，恶心，近日咳嗽，痰涎清稀。舌脉同前。B 超示子宫内活胎约 8 周。守前法，佐以宣肺止咳。

处方：菟丝子 25 克，桑寄生 20 克，太子参 20 克，制首乌 25 克，陈皮 3 克，法夏 12 克，茯苓 20 克，怀山药 30 克，甘草 6 克，百部 10 克，紫菀 15 克，北杏仁 10 克。每日 1 剂。

7 月 31 日三诊：近日皮肤瘙痒，有风团样疹块，无腰腹痛，无下血，仍恶心。舌淡红，苔薄黄，脉细滑。守前法，佐以疏风止痒。

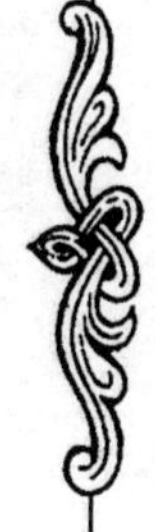

处方：菟丝子 25 克，桑寄生 20 克，川断 15 克，杜仲 20 克，阿胶 12 克，太子参 30 克，防风 6 克，荆芥 6 克，川芎 6 克，牡蛎 20 克，白芍 15 克，甘草 9 克。每日 1 剂。

8 月 28 日四诊：孕 4 月余，自觉有胎动。时有恶心，余无不适。舌暗红，苔白，脉细滑。守前法以巩固疗效。

处方：菟丝子 20 克，桑寄生 15 克，党参 20 克，怀山药30克，枸杞子15克，熟地15克，太子参20克，牡蛎15克，防风 6 克，荆芥 6 克，阿胶 10 克，陈皮 3 克。隔日 1 剂。

用药调治至妊娠 6 月余。继续随访，已足月剖腹产一男婴，体重 4 千克。母子平安。

【**按**】此例曾滑胎 5 次，且为高龄孕妇，孕后有胎漏，并有糖尿病史。其证属脾肾虚弱，冲任不固。治法以健脾补肾为主，脾肾并重，安胎以防再次流产。方药以寿胎丸加参为主，重用菟丝子、党参，并配伍怀山药、杜仲、枸杞、首乌等，以加强健脾固肾、养血安胎之功。治疗期间，出现恶

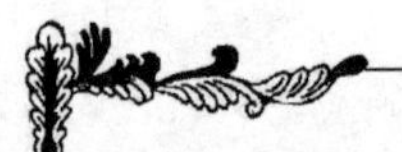

阻、咳嗽、皮肤瘙痒等症状，亦随症予以调治。如荨麻疹，俗称“风疹块”，为血燥生风之象，用荆、防、川芎、熟地等养血祛风，效果颇佳。此与西医之风疹病毒感染不同，应予说明，因风疹病毒为致畸因素之一，病者不解二者之别，常混淆之。

整理者：罗颂平

【例八】

罗某，女，29岁。于1994年1月19日初诊。

患者曾在1990—1992年间连续自然流产3次，均清宫。其后月经尚准。现停经42天，腰酸，乳胀，纳差，二便调。末次月经12月8日。

面色苍白，舌淡红，苔白，脉细。

尿妊娠试验阳性。

诊断：①早孕；②滑胎。

辨证：肾虚。

治法：补肾固冲，佐以健脾安胎。

处方：①菟丝子25克，桑寄生15克，党参25克，白术15克，怀山药25克，杜仲20克，川断15克，阿胶10克，制首乌25克，陈皮3克，覆盆子15克。每日1剂。

②滋肾育胎丸，每次6克，每日3次，淡盐水送服。

2月2日二诊：孕55天，晨起干呕，食后胸闷，恶心，纳差，头晕，无腰腹痛。舌淡红，苔白，脉细滑。证以脾虚恶阻为主，治以补肾健脾，和胃止呕。

处方：菟丝子30克，桑寄生20克，党参30克，杜仲20克，覆盆子15克，肉苁蓉20克，怀山药25克，白术15克，山萸肉15克，砂仁5克（后下），茯苓20克，法半夏10克。每日1剂。

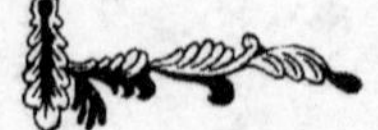

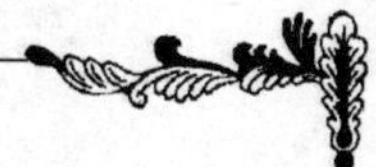

2月23日三诊：孕2月余，仍恶心，泛酸，纳差，厌肉食。舌淡黯，苔白，脉滑。守前法以巩固疗效。

处方：菟丝子30克，桑寄生20克，党参30克，怀山药25克，杜仲20克，川断15克，砂仁5克（后下），茯苓20克，法半夏12克，佛手10克，海螵蛸15克，制首乌20克。隔日1剂，孕14周停药。

孕期随访，过程顺利，足月顺产。

【按】此例有滑胎史，孕后虽无阴道出血，但出现腰酸，再次流产的危险性较大，需"预培其损"，以免胎元殒堕。故妊娠诊断明确后，即予补肾安胎，固摄冲任。以寿胎丸为主方，合四君子汤加减，并给予滋肾育胎丸。药后腰酸明显改善，但出现恶阻症状，则佐以健脾和胃、降逆止呕，以砂仁、法半夏、陈皮等出入其间，疗效较好。凡胎动不安或有滑胎史的患者，孕后有恶心呕吐，是胎气较盛，冲气上逆之象，乃是安胎之佳兆。当然，若呕逆频作而且剧烈，则应积极处理，以防变证。

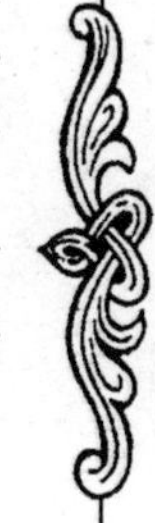

整理者：罗颂平

【例九】

廖某，女，29岁。于1992年4月22日初诊。

患者结婚6年，1987年至1991年间早期自然流产4次、葡萄胎1次。其中葡萄胎发生在1989年，避孕2年后，再次妊娠流产。末次自然流产1991年4月。屡次堕胎后，月经常后期而至，周期37~40余天，经期5天，量中，色红，有血块，经行下腹痛，腰酸。末次月经3月13日。头晕，纳差，睡眠梦多，口干，疲乏，二便调。

面部黯斑，舌暗红，苔白，脉沉细。

妇检未见异常。

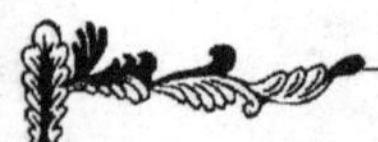

配偶精液常规检查各项正常。

双方染色体正常。

诊断：①滑胎；②月经后期。

辨证：脾肾两虚，冲任不固。

治法：补脾肾，养气血，调经固本。

处方：菟丝子25克，桑寄生25克，川断15克，怀山药20克，山萸肉12克，熟地15克，太子参20克，炙甘草9克，鸡血藤30克，五味子5克，玉竹15克，酸枣仁20克。每日1剂。

5月6日二诊：4月25日月经来潮，量中，无血块，无腹痛，仍疲乏，有夜尿。舌淡红，苔白，脉细。守前法继续调治。

处方：菟丝子20克，桑寄生20克，川断15克，怀山药20克，山萸肉15克，熟地15克，茯苓15克，首乌30克，党参20克，炙甘草9克。每日1剂。

6月10日三诊：末次月经5月29日，周期较准，无头晕、腰酸等症，纳可，口干，舌淡红，苔白，脉细。守上方，去茯苓、首乌，加肉苁蓉20克、淫羊藿10克。

12月9日四诊：停经40余天，末次月经10月25日。现头晕，纳差，晨起呕恶，乳房胀，腰酸，舌尖红，苔白，脉细滑。妊娠试验阳性。诊为早孕。嘱卧床休息，禁房事，忌生冷之品及绿豆、苡仁。

治法：补肾健脾安胎。

处方：①菟丝子25克，桑寄生20克，川断15克，怀山药25克，熟地15克，茯苓15克，党参25克，白术15克，阿胶10克（另溶），杜仲20克，枸杞子15克。每日1剂。

②滋肾育胎丸，每次6克。每日3次。

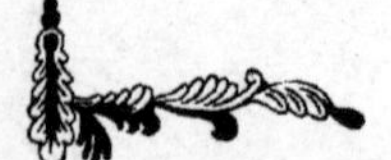

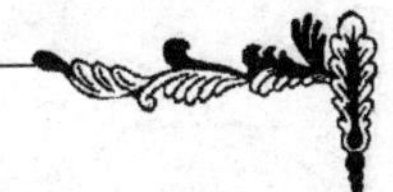

嘱服药安胎至怀孕3个月。

1993年1月23日随访，已停经12周，B超示子宫内妊娠，活胎。

【按】此例滑胎4次，屡孕屡堕，肾脾大伤，以致冲任不充，月经后期。治疗当以固本调经为先。经两个周期的调理，月经周期恢复正常，数月后再次妊娠，孕后即予补肾健脾安胎治疗，用寿胎丸合四君子汤加味，并予滋肾育胎丸，用药至孕3月余，B超证实胎儿正常发育。《景岳全书·妇人规》指出，妊娠数堕胎的治疗应“预培其损”。其具体应用就是在孕前调经固本，使脾肾健旺，孕后辨证安胎，治疗时间应超过以往堕胎的孕周，使冲任固、胎元健，则无殒堕之虞。

整理者：罗颂平

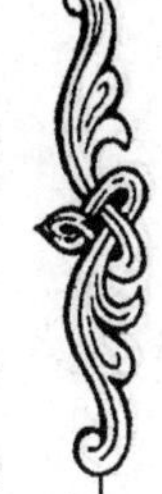

妊娠腹痛的调治

妊娠腹痛是妊娠病常见病证之一。后世不少医著误称为“胞阻”。查《金匮要略·妇人妊娠病脉证并治》共有三条经文提到妊娠伴有腹痛之证候。第一条云：“妊人怀妊六七月，脉弦发热，其胎愈胀，腹痛恶寒者，少腹如扇，所以然者，子脏开故也，当以附子温其脏。”这是下焦虚寒的一种妊娠腹痛。第二条云：“师曰：妇人有漏下者；有半产因续下血都不绝者；有妊娠下血者。假令妊娠腹中痛，为胞阻，胶艾汤主之。”这条经文主要提出几种阴道下血的鉴别诊断：第一种是月经病的漏下；第二种是小产后的下血不止；第三种是妊娠下血；第四种是妊娠下血而兼腹痛，属于胎不安的范畴，其机理是胎脉阻滞所致，故称为胞阻。最后一种用“假令”二字以引出下文，意即承上述三种阴道出血为前提而伴

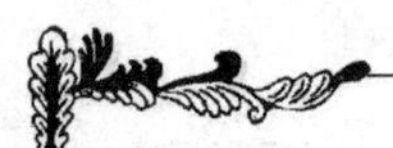

有腹中痛，胎动不安的调治，首先要止血以安胎，故用胶艾汤为治。本条经文，既作出鉴别诊断，最后落实到妊娠下血伴腹痛之胎动不安的治疗。胶艾汤以阿胶、艾叶养血止血安胎，四物汤补血益冲任，甘草和中缓痛。原方水、酒合煎，以便将各药的有效成分溶解，合奏补血止血安胎之效。以方证病，可见“胞阻”是有阴道出血的，不单是妊娠腹痛，其理甚明。第三条经文云：“妇人怀娠，腹中㽲痛，当归芍药散主之。”这是单指妊娠腹痛而言，其主因是血虚脾虚而兼有湿邪阻碍之故。综合三条经文来看，第一条是指虚寒凝滞之妊娠腹痛；第二条着重鉴别诊断，并指出妊娠下血而兼腹痛的方药治疗；第三条指出血虚妊娠腹痛之方治。可见第二条经文所言之“胞阻”，并非单纯妊娠腹痛也明矣。其后《诸病源候论·妇人妊娠病诸候》中有“妊娠腹痛候”和“妊娠小腹痛候”，均未称之为“胞阻”，而于“妊娠漏胞候”中则说：“亦名胞阻，漏血尽则人弊也”。可见《诸病源候论》仍认为胞阻是有漏血的，而于单纯妊娠腹痛却不称为胞阻，其定义与《金匮要略》文意相同。后世未有深究仲景之文理及治法，以致误把单纯妊娠腹痛称为胞阻，有加以纠正的必要。

妊娠腹痛是指妊娠期出现小腹痛，并没有阴道下血。但要与各种妊娠病而伴有腹痛者相鉴别：其一是胎动不安，即先兆流产，主症是阴道少量出血，伴有小腹坠痛，或腰酸，多见于早期或中期妊娠。妊娠腹痛多见于妊娠中、晚期，且无阴道流血。其二是堕胎小产，每有阵发性下腹痛，其痛逐渐加剧、加频，阴道出血量较多，伴有血块，并有胎块排出，若胎块排出不全者，出血时间比较长。其三是异位妊娠，停经后有一侧少腹隐痛，至6~8周，突然下腹剧痛，面

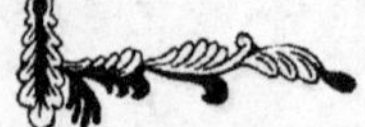

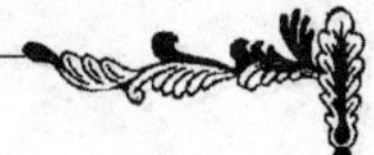

色苍白，汗出肢冷，阴道有少量流血，而体内却大量出血，腹部胀满。脉沉细欲绝，呈休克状。其四为胎盘早剥，均在妊娠晚期（28周后）发生，在剧烈腹痛的同时伴有阴道流血，其诱因常为外伤或腹部受撞击。其五是妊娠合并盆腔炎，往往妊娠后即感腹痛，持续不断，从早孕期直至晚期仍存在，与妊娠腹痛相类似，必要时可做B超检查以助诊断，同时可了解其未孕前是否有盆腔炎病史。此外，还要与内科之胃肠病或外科之阑尾炎等鉴别。

妊娠腹痛之原因以血虚气滞者居多，其次则为下焦虚冷，以致胞脉阻滞或失养，尚未影响胎元。

1. 血虚气滞证 多发生于中晚期，此时胎体长大，一方面亟需血气滋养，另一方面胎体又会阻碍孕妇气机升降。患者多为素体气血不足，脾肾较虚。孕后血以养胎，气以载胎，而血赖气以运行，血虚则胞脉失养。气虚则胞脉运行不畅，气血阻滞，不通则痛。《张氏医通·妇人门·胎前诸痛》云："腹痛，或发或止，名曰胎痛，属血少。"江之兰的《医津一筏》云："虚痛虽有气血寒热之分，然皆主于气郁，气不滞则痛无由生，气虚则气行迟，迟则郁滞而痛。"说明此类证型之妊娠腹痛之机理为气血郁滞。本病之临床表现为腹部膨胀疼痛，叩之有声响，扪之无硬块（除胎儿以外），无阴道流血。往往面色萎黄，或心悸短气，睡眠欠佳，大便不畅，舌淡苔白，脉沉细滑或兼弦。治宜养血健脾行气止痛安胎，可用当归芍药散加减。

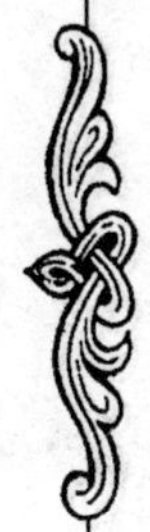

当归芍药散（《金匮要略》）：当归9克，白芍18克，川芎9克，茯苓12克，白术12克，泽泻15克。上6味，杵为散。每次服3克，酒和，日3服。

余曾以本方为主，治一典型之妊娠腹痛：康某，36岁，

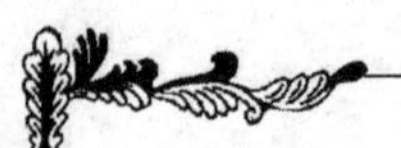

干部，原发不孕病史，经中药调治后妊娠，形体较胖，属脾虚痰湿之体质。孕至6个多月时，腹部胀痛明显，入住某医院，经西医药调治一段时间未效，邀余会诊。症见腹部膨胀，叩之有音。自觉疲倦，纳呆，舌淡苔白，脉沉细滑，乃血虚脾虚气滞郁湿证，以当归芍药散为主加味治疗。处方：当归9克，白芍15克，川芎9克，白术12克，茯苓15克，泽泻12克，砂仁3克（后下），广木香5克（后下），桑寄生15克。水煎服，分2次饮下。服用3剂后，腹部胀痛大减，间有嗳气，嗳气后则舒。继仍以当归芍药散为主，加入藿香9克，佛手9克，枳壳5克，桑寄生15克，再服3剂，大便较畅，有矢气，腹部胀痛全消。其后足月剖腹产一男婴，婴儿发育良好，随访两岁多甚健。

2. 下焦虚冷证　素体阳虚，寒从内生，血为寒凝，不能温运胞脉以养胎，胞脉失养，因而腹部疼痛。自觉下腹有冷感，带下清稀量多，面色苍白，口淡纳呆，四肢不温。身体怕冷，疲乏无力，腰膝酸冷。舌淡红，苔白润，脉沉细缓滑。治宜温经散寒护胎。妊娠腹痛之由于下焦虚寒者，《金匮要略》提出，以附子温其脏，原文未列出具体方药。我认为可选用《伤寒论》之附子汤。

余曾治一妊娠腹痛之属于寒邪凝滞者：余某，32岁，郊区农民，平素气血俱虚，饮食受热，不任寒凉，孕3、产1、流产1，本次为第3孕，孕后恶阻不能食，常吐白沫，口淡，喜嚼咸辣物品，身体羸弱，面色苍黄，大便溏薄，孕至4个月以后，常觉下腹冷痛不适，嗳吐清涎，带下清稀，舌淡红，苔白，脉细缓弦滑，诊为下焦虚冷，师仲景附子汤意，用温经散寒之剂为治。处方：补骨脂15克，党参25克，茯苓20克，炒白芍15克，桂枝12克，炙甘草6克，煨姜9克，

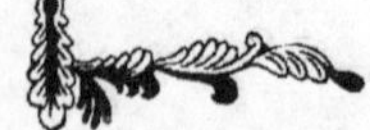

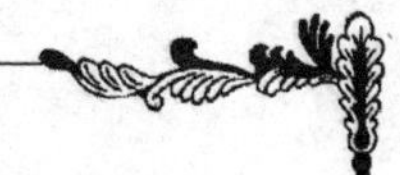

服 5 剂后，腹痛缓解，余症亦渐除。后考虑其气血俱虚，继用圣愈汤加艾叶、砂仁以善其后。寒邪既去，气血渐复，腹痛之症未再发作，足月时顺产一女婴，母女平安。

妊娠腹痛与平素体质有一定关系，亦与孕后不注意饮食有关。如过食生冷寒凉，足以致胞脉滞而发生下腹疼痛，尤其是平素脾肾虚弱或气血不足者更宜注意。气血得温则行，遇寒则凝。气血运行不畅，致令胞脉阻滞、胞宫失养，因而腹痛。总之，妊娠腹痛以血虚气滞为多见，风寒内阻也是原因之一。多发于妊娠的中晚期，那时胎体渐大，容易阻碍中下焦气机之升降，因而诱发本病。至于有些妇女孕后稍感腹部不舒者，特别是初孕妇女，每有此种感觉，则不属本病范畴，这种不适感，经过一定时间适应以后，多会消失。

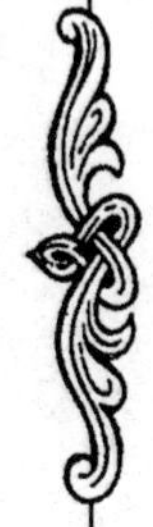

其他妇科疾病

盆腔炎的中医治疗

盆腔炎为妇科常见病之一，主要是指女性内生殖器官（包括子宫、输卵管、卵巢及盆腔结缔组织、盆腔腹膜等）因受病原体感染而导致的炎症。如病变局限于输卵管、卵巢时，通常称为“附件炎”。临床上可分为急性、亚急性和慢性三类。本病以下腹疼痛为主症，多伴有带下增多。急性或亚急性者兼有恶寒发热，且腹痛较剧；慢性者则经常下腹隐痛，腰痛，往往伴有月经不调、不孕或癥瘕等。

中医学向无盆腔炎之病名，往往根据其证候表现，归在

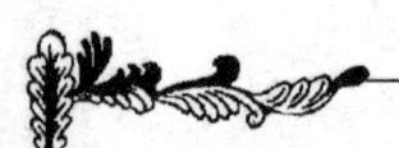

带下病、痛经或癥瘕的范畴。而在《济阴纲目·调经门》中有“经病疼痛”之名，与本病颇相类。文中引用戴氏之言曰：“经水来而腹痛者，经水不来而腹亦痛者，皆血之不调故也。欲调其血，先调其气。”并引丹溪之言曰：“经水将来作痛者，血实也，一云气滞，四物加桃仁、香附、黄连。”盆腔炎的腹痛，往往不拘时日，不论平时或行经期均痛，故与只限于行经期或经前后而周期性发作之痛经当有区别。但从病机而言，亦多有血瘀和气滞的表现。西医所说的炎症，大凡红、肿、热、痛、功能障碍者均属之。而按中医的辨证，则不一定属热，其中有属热者，亦有属寒、属湿、属瘀者。有实证，也有虚实夹杂证，不可一概而论。

本病的发生，常有以下两方面的因素。一为正气之虚，如经期血室正开，堕胎、小产或正常分娩后，气血耗损，子门未闭。二为外邪入侵，客于子宫、胞脉、胞络，如经期、产后生活不慎，月经或恶露未净而行房事，或盆浴，或游泳、涉水等；或流产（包括人工流产）、分娩、妇科手术消毒不严，致感受邪毒。

邪毒蕴蓄于下焦，壅遏气机，以致气滞血瘀，阻滞胞脉、胞络，不通则痛，故本病多有腹痛。若感受湿邪，或寒邪凝滞经脉，使湿浊内生，则可致水湿流注于阴窍，带下增多。邪毒炽盛，壅结于胞络，可酿成痈肿，以致憎寒壮热，下腹剧痛，甚至神昏谵语而成危候。若邪毒弥漫，累及大小肠者，可致壮热腹满，大便秘结，形成腑实之证。如急性期未能彻底治愈，可转入慢性期。但有些患者无明显的急性经过，就诊时已为慢性者。由于邪气留恋，血瘀日久，以致邪瘀内结，形成痞块。则为癥瘕痃癖。因邪瘀阻滞于胞脉、胞络，故可导致月经不调，难于孕育。

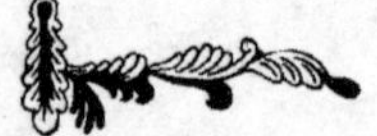

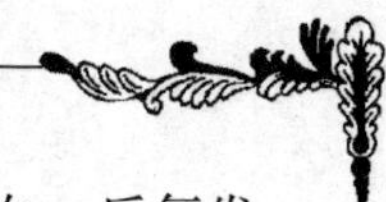

本病在临床上以慢性者为多见，往往迁延日久，反复发作。其治疗大法，总以活血化瘀行气为主，辨其虚实，因证施治。急性或亚急性发作者，多以清热解毒而驱邪为先；慢性者则以行气活血或温经通络为治。

急性盆腔炎多表现为下焦热毒证，其证候为壮热，恶寒，头痛，口干苦，烦渴，下腹剧痛拒按，或自觉小腹灼热，肛门坠胀不适，小便黄赤、频数、涩痛，大便秘结，带下增多，色黄质稠而臭秽，舌红，苔黄厚腻，脉弦数或滑数。

治疗原则当以清热解毒为主，佐以行气化瘀。可用蒿蒲解毒汤（自拟方）：青蒿（后下）12克，蒲公英30克，白薇20克，丹参20克，丹皮12克，赤芍15克，黄柏12克，桃仁15克，连翘20克，青皮10克，川楝子10克。每日1~2剂，药渣再煎，多次分服。

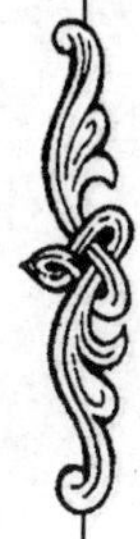

如大便秘结不通者，加大黄（后下）12克；恶心呕吐不欲食者，加鲜竹茹15克，藿香10克；小便刺痛者，加六一散20克；少腹痛结已成者，加败酱草30克，紫花地丁15克；如神昏谵语，四肢厥逆者，当急予紫雪丹或安宫牛黄丸救治，或采用中西医结合的方法进行救治。

亚急性发作者常有慢性盆腔炎病史，证候表现与急性者相仿但程度较轻，多有湿热胶结的表现，如发热不甚高但缠绵难退，胸闷欲呕，大便不爽等，可在上方基础上加强去湿之药，以冬瓜仁30克、生苡仁30克、车前子15克等加减出入其间。待邪热清退后，可继续按慢性盆腔炎巩固治疗之。

慢性盆腔炎主要表现为气滞血瘀，经常下腹坠胀疼痛，或痛连腰骶，于月经前后加重，或劳累后痛甚。多伴有带下

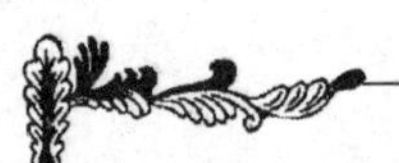

增多，月经不调，或痛经、不孕，妇检发现少腹包块，或组织增厚、压痛，有些还可发现输卵管阻塞或积液。舌色黯红，脉弦。

治疗原则以活血化瘀、行气止痛为主。可用丹芍活血行气汤（自拟方）：丹参 20 克，赤芍 15 克，丹皮 10 克，乌药 15 克，川楝子 10 克，延胡索 12 克，香附 9 克，桃仁 15 克，败酱草 30 克，当归 9 克。每日 1 剂，药渣再煎，分 2 次服。

如瘀滞明显者，腹痛较剧，可加五灵脂 12 克；偏于寒者，加小茴香 10 克，桂枝 12 克；体虚者，去桃仁，加首乌 15 克，鸡血藤 20 克；大便干结者，加生地 25 克；小便短涩者，加车前草 30 克，生苡仁 30 克；输卵管阻塞者，加青皮 10 克，路路通 15 克，穿破石 15 克或王不留行 15 克；腹部包块明显者，加莪术、三棱各 10 克。

慢性期患者除内服汤药外，尚可配合外治以提高疗效。其一是外敷下腹部，可用双柏散（大黄、黄柏、侧柏叶、泽兰叶各等份，共研细末）约 60 克，以开水和蜂蜜调匀，加热，敷贴于小腹或少腹部，每日换药一次，10 天为 1 疗程。其二是药液保留灌肠，可用大黄 30 克，虎杖 30 克，丹参 20 克，蒲公英 30 克，枳壳 12 克，以水 600 毫升煎煮至 200 毫升，俟药液温度与体温接近时作保留灌肠，每天一次，10 天为 1 疗程。也可用毛冬青灌肠液（单味，以干品 60 克为一次量）代之。

对于慢性盆腔炎的这些治法亦可用于治疗西医诊断为盆腔瘀血症、盆腔子宫内膜异位症的患者。

盆腔炎的治疗大法是行气活血化瘀，而活血化瘀药物的选择则应因证、因人而异。一般来说，热毒炽盛时应着重清热解毒，此时除使用青蒿、连翘、黄柏等清解热毒外，宜选

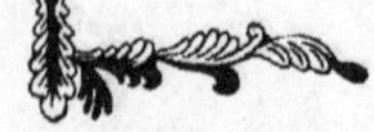

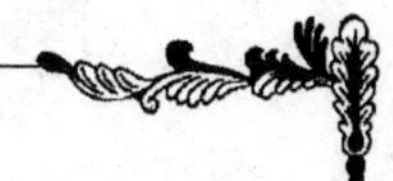

用蒲公英、败酱草等解毒之中并能消痈肿凉血祛瘀之品，且用量宜稍重。《本草纲目》云：“败酱，善排脓破血，故仲景治痈，及古方妇人科皆用之，乃易得之物，而后人不知用，盖未遇识者耳。”兼有腑实见证者，当选大黄，取其急下热结并有活血祛瘀之功。至于丹参、赤芍之类，其性较为平和，则各阶段皆可使用。

盆腔炎以下腹疼痛为主要症状，故方剂之中往往配伍一些行气止痛之品。止痛药的选用亦要根据证型，热证者当取凉性药物，如郁金、川楝子之类，偏于寒者则取温性药物，如小茴香、乌药等。由于行气止痛药多属温性，故证型属热者，不宜过多选用温热的行气药，一是药味不宜繁杂，一般用一二味即可，二是药量不可过重，以免辛温助热。此外，有些行气止痛药兼有活血的作用，如郁金、延胡索，还有一些具祛瘀止痛作用，如田七、五灵脂、蒲黄。选用这些药物既可对证，又能对症，往往效果较好。

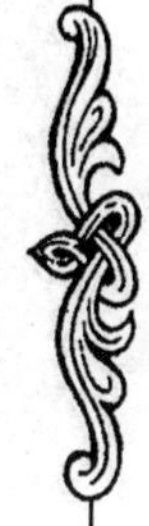

慢性盆腔炎经治疗好转或临床痊愈后，若遇过度劳累或身体稍虚弱时，便易于复发，因而在治疗中亦应注意扶正，不可一味攻伐，以致损伤正气。并可鼓励患者适当锻炼，或辅以气功、导引等，以增强体质，防止宿疾复发。

有些病人经治疗后盆腔检查已无阳性体征，亦能照常工作，但在安静休息时仍自觉下腹隐痛，活动时反无何不适，这种情况多为肝气郁滞，气机不利所致，多见于性格内向，多忧多虑的妇女，可用逍遥散或加丹、栀以疏解之，并给予情志疏导或暗示疗法，则症状自解。

总而言之，对盆腔炎的中医治疗不可拘于西医理论而固执成方定法，应因证因人，灵活施治，取效之后，更要加以巩固，以免病情反复。

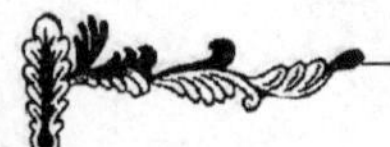

盆腔炎验案1则

黄某，女，26岁。1992年12月30日初诊。

患者右少腹痛伴腰痛1年余。曾因人流不全行清宫术，其后发现“盆腔炎”，经常少腹痛，腰痛，时轻时重，经前下腹胀，经期腹痛尤甚。末次月经12月15日，量中，色黯，质稠，有血块。平时口干，睡眠不宁，带下黄稠，尿短赤、涩痛，大便秘结。舌暗红，苔厚白，脉细弦。

妇科检查：外阴、阴道正常，宫颈光滑，子宫后倾，正常大小，质中，有压痛，双侧附件增厚，压痛。

诊断：慢性盆腔炎。

辨证：湿浊蕴结，气滞血瘀。

治法：以行气活血化湿为主。

处方：丹参20克，桃仁、乌药、郁金、山楂各15克，藿香、香附各10克，鸡血藤、桑寄生各30克，麦芽45克。每日1剂。

1993年1月6日二诊：腹痛减轻，仍有腰痛，带下减少，二便调。舌暗红，苔白，脉细弦。诸症好转，时近经前，乃守上方，加益母草25克。

2月3日三诊：末次月经1月14日，痛经减轻，经后时有下腹痛，便秘。舌淡红，苔微黄，脉弦细。湿热未除，加生苡仁、冬瓜仁各30克，去桑寄生、麦芽，以利湿通便。

治疗后症状及体征改善，半年后妊娠。

【按】慢性盆腔炎病程较长，往往反复发作，甚至影响生育。此例以少腹痛为主，伴有腰痛和带下异常，为湿浊蕴结日久，以致气滞血瘀之证。故以丹参、桃仁配乌药、香附活血行气，佐以藿香、麦芽化湿浊，经前加益母草使经行畅

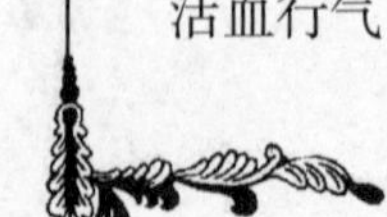

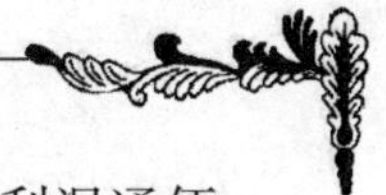

顺，瘀血得以导下，二便不畅则用冬瓜仁、苡仁利湿通便。湿浊化解，瘀滞消散，则胎孕易成。

整理者：罗颂平

子宫肌瘤的中药治疗

子宫肌瘤属于中医癥瘕或月经过多的范畴，患者多因月经过多或伴有痛经而来就诊，经检查往往为黏膜下子宫肌瘤或多发性子宫肌瘤，西医多主张手术治疗，但患者如未有小孩，或肌瘤尚未很大，或出血不太多者，多不愿作手术处理，而希望用中药保守治疗。

余根据患者的这种愿望，经过长期的临床摸索，按中医对本病的辨证，认为是实中有虚之证。从病的本质来说，由于子宫体内长有肿瘤，是癥瘕之一种，乃属实证，治应消散；但因每次月经出血过多，阴血耗损，往往形成贫血，则属虚象。从标本来说，癥瘕为病之本，出血过多是病之标。治法上应先控制其月经过多之标证，以减少耗损而巩固体质，进而消散其癥瘕以缓图其本病，但癥瘕之消散，不能骤攻，只可缓图，治则必须攻补兼施，并宜按月经周期有规律地进行。因若只顾攻坚散癥，则经血便会更多，倘只图固补，则癥瘕不消甚则日益增大，反过来经血又会愈多，体质乃愈见虚弱，证候可更趋严重。此先后缓急不能不细加考虑者也。

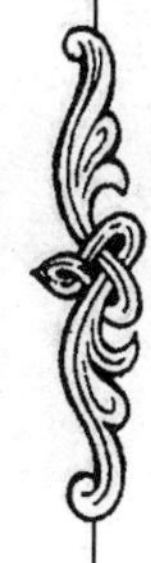

余曾治一未孕育之年青妇女，患子宫黏膜下肌瘤，子宫增大如孕 9 周，每次月经血甚多，用卫生纸 3~4 包，惟周期尚准，持续时间约 1 周。由于长期出血过多，形成贫血。因为阴血亏损，阴损及阳，肾气亦虚。故除面色较苍白外，两侧颊部呈现成片的黯黑斑，边缘清楚。患者除感到月经过多

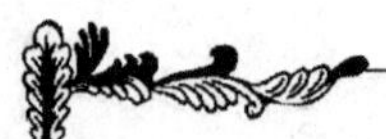

的痛苦外，又觉面斑影响容颜。诊其舌则淡黯无华，脉象沉弦。治宜分月经期与平时两个阶段处理，攻补交替进行（平时着重于攻以散癥瘕，月经期着重于补涩以控制过多之经血），乃拟两个处方。一方为平时服者，药物组成为：莪术10克，生牡蛎30克（先煎），生鳖甲30克（先煎），荔枝核（打）30克，橘核15克，五灵脂10克，海藻15克，何首乌30克，小茴香10克，乌药15克，菟丝子30克。二方为月经期服者，药物组成为：党参30克，制首乌30克，岗稔根30克，川断15克，荔枝核（打）20克，生牡蛎30克（先煎），橘核15克，炒蒲黄9克，白术15克，益母草30克，贯众20克，血余炭10克。经过6个月的治疗，月经已逐渐减少至正常，每次仅用卫生纸1包半，子宫肌瘤复检已缩小了一半，但未能彻底消散，面部黯黑斑已全退，达到了大大改善症状之目的，从病本来说，却未能根治。

上述两方都用荔枝核和橘核，且作为主要药物。《本草纲目》谓荔枝核性味温涩，治癞疝气痛，妇人血气刺痛。橘核性味苦辛，治小肠及阴核肿痛。古书所言之疝气，可能包括今天所言之子宫肌瘤之类，阴核肿痛，虽指男子的睾丸，但与子宫肌瘤大致同一机理，故用此二味以散结。上述病例所以用大量菟丝子者，主要是针对其面之黯黑斑，《甄权本草》谓其久服去面皯，悦颜色。面皯，即面部之黯黑斑。菟丝子为补肾之要药，面部黯斑，中医认为是肾虚的表现，西医认为是肾上腺皮质功能低下使然。肾精充足，黯斑自然消退。

子宫肌瘤服药的时间较长，如用汤药，天天煎煮很不方便，影响工作与学习，有些患者难于坚持，因而影响疗效，故考虑将其制成丸剂，以便患者服用。最初以水泛为丸，患

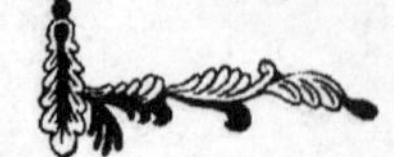

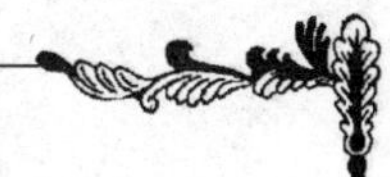

者服后虽有一定的疗效，但一些患者服后感到胃脘不适，其后改为浓缩片，减少了对胃的刺激，服用更感方便。一方除对子宫肌瘤有一定效果外，对乳腺增生也有疗效。一方、二方交替运用虽能改善子宫肌瘤患者的症状，但对消散肌瘤尚不理想，有待进一步深入研究。

子宫肌瘤须活血化瘀散结

中医过去没有子宫肌瘤的病名。如果肿瘤生长在子宫肌层内或黏膜下，体积较小，属于良性者，临床表现为月经过多或延长，古书往往归在月经病之月经过多范畴；若肿瘤增大，于腹壁也可扪及者，则归在癥瘕范畴。当今诊断手段较多，除根据临床证候外，可利用妇检、B超、宫腔镜、腹腔镜等进行观察，亦可发现小型的子宫肌瘤，有利于早期诊断、早期治疗。

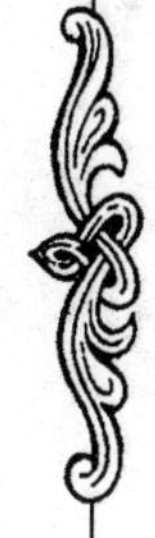

一、病因病机

子宫肌瘤又称子宫平滑肌瘤，是女性生殖器官中常见的一种良性肿瘤，多发生于30~45岁的中年妇女，如肌瘤的体积细小，生长在子宫浆膜下或肌壁间，可暂时没有什么临床症状而不易被发现，若肿瘤增大或生长于子宫腔的黏膜下，可出现月经过多、月经延长、下腹部压迫感、疼痛、带下增多、不孕症等。若长期经血过多，可有继发性贫血，而见头晕、疲乏、心悸、面色苍黄、四肢不温、怕冷等症状。

本证由于子宫内存在实质性病变，其病机中医认为与气滞血瘀或痰湿壅聚有关。妇女因经期后，血气运行不畅，余血未净，瘀结胞宫，形成肿块；或素体气弱，不能正常运化痰湿，痰湿有形之邪，壅阻冲任，结于胞宫而成肿块。瘀血

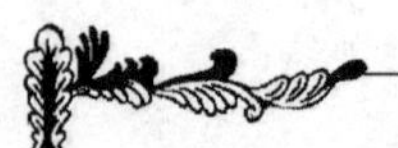

与痰湿均属有形之实邪，但所以导致这种邪气之凝聚，往往由于素体不健，或肿瘤生长后而致月经过多，皆可致气血虚衰。故本病的机理，每呈虚实夹杂，治法上既要行气化瘀，以消肿块，或祛痰燥湿散结等攻法以治其标；也要益气养血、健脾化湿等补法以固其本。总宜攻补兼施，适当运用。但应先攻后补还是先补后攻，峻攻少补还是重补缓攻，抑或攻补齐施，则需根据患者的体质情况及虚实的孰轻孰重，由医者临证时加以权衡决定。

二、辨证论治

中医诊治疾病，均以辨证施治为主。对子宫肌瘤亦应按患者气血之虚实，瘀血痰湿蕴聚的情况进行分型辨治，可收到较好之效果。根据个人的临床经验，分型论治如下：

1. 气滞血瘀证　本证型以邪气盛实为主。若由于患者每次月经出血过多，迁延日久，可导致身体贫血。在经前或行经期可见下腹胀坠或疼痛，腰骶或肛门呈压迫重坠感，与子宫内膜异位症之痛经症状相似，但不以痛经为主，而以月经过多为重点，经色紫黯而夹有血块，或月经延长，但仍有一定之周期，此与崩漏之没有周期者有别。若不及时治疗，往往由于长期月经过多，可伴有头晕、心悸、短气、面黄肌瘦或虚浮等血虚证候。舌色黯红或有瘀斑，脉沉弦或沉弦细弱。在出血期间，治宜化瘀止血，佐以酸收软坚；非月经期则应以化瘀消癥为主，佐以益气养血，分别列方如下：

（1）化瘀止血软坚汤（自拟方）：适用于子宫肌瘤之月经过多或经期延长者。

药物组成：益母草 30~40 克，岗稔根（桃金娘科桃金娘属，地方草药）40 克，桃仁 12 克，海藻 20 克，川断 15 克，

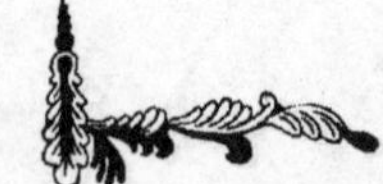

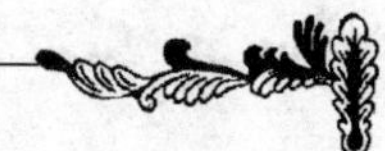

乌梅10克，荆芥炭10克，生牡蛎20克，珍珠母20克，制首乌30克，橘核15克。

（2）化瘀消癥汤（自拟方）：适用于子宫肌瘤之非行经期。

药物组成：桃仁15克，橘核15克，乌药15克，海藻20克，三棱10克，莪术10克，生牡蛎20克，珍珠母20克，党参20克，桑寄生30克，制首乌30，山楂子15克。

2. 痰湿结聚证 本证型多由素体脾虚气弱，不能正常运化水湿，湿聚成痰，痰湿结聚胞宫，与血相搏，形成肿块。患者多呈形体虚胖，疲倦乏力，腰酸，纳呆，口淡，呕恶。经色淡红质黏或夹有小血块。月经可淋漓延长，下腹重坠。舌淡胖，苔白润或厚腻，脉沉细缓滑。治宜健脾益气，温化痰湿为主，佐以软坚。

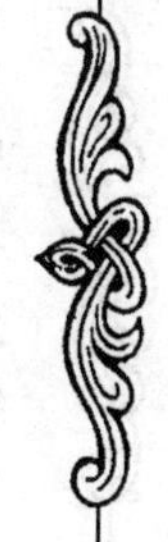

燥湿化痰散结汤（自拟方）：药物组成：苍术9克，白术15克，橘核15克，乌药15克，桃仁15克，法半夏15克，陈皮6克，茯苓20克，黄芪30克，生牡蛎20克，珍珠母20克，胆南星9克。

本病乃慢性器质性病变，如采用药物非手术疗法，一般以3个月为1疗程，观察2~3个疗程才可收到一定疗效。若仅以控制经量为主，则收效较捷。若要缩小肿瘤，往往要坚持2~3个疗程，才可收效。辨证用汤药调治，患者多感不便，每不能坚持服药，因而达不到预期效果。为了方便患者，曾制成“橘荔散结丸”用于门诊，近年来无选择性地应用于150个病例（均于药前、药后做过妇检及B超等检查取证），痊愈者18例（经量及周期正常，子宫明显缩小至近正常，无肌瘤结节）；有效者111例（经量减少30%以上，子宫缩小或无继续增大）；无效者21例（症状无改善，子宫

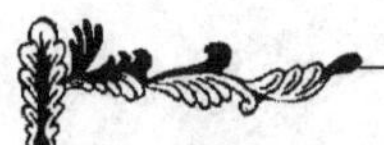

继续增大)。总有效率为80%。该丸在医院门诊使用，颇受患者欢迎。方药组成如下：橘核，荔枝核，续断，小茴香，乌药，川楝子，海藻，岗稔根，莪术，生牡蛎，益母草，党参，制首乌。

制法和服法：水泛为小丸。每次服6克，日3次，温开水或淡盐水送下。

上方虽取得了一定疗效，但尚不够理想，应继续研究加以改进，以期取得更好的疗效。

更年期综合征的调治

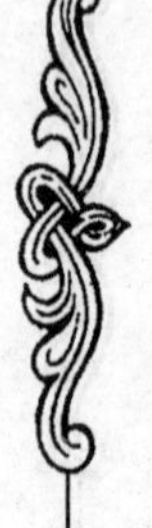

妇女一般到49岁左右月经便逐渐断绝，此时肾气渐衰，天癸渐竭，生殖能力逐渐消失，是生理上的一个变化时期。中医称之为绝经期，西医则称为更年期。在这个时期，卵巢功能逐渐衰退，不再正常排卵，雌、孕激素的分泌亦明显减少，是妇女步入老年的标志。49岁只是一个大概的平均数，绝经的迟早与地域、气候、民族、饮食、禀赋、生活环境等均有一定关系。在我国南方的都市，妇女往往延至52~53岁才收经，但个别亦可在40岁左右绝经，此与个人的体质有关。

在更年期，有些妇女因禀赋的差异和生活环境的影响，在肾阴肾阳渐趋衰退之时，阴阳二气失却平衡，不能适应这个生理变化的过程而出现一系列证候，如面部烘热、烦躁、抑郁、失眠、头晕、耳鸣、神疲、汗出，或皮肤干燥、阴道干涩瘙痒等，统称为更年期综合征，或称绝经前后诸症。这些证候有轻有重，可夹杂出现，持续时间长短不一，短者一年半载，长者可达五六年之久。不仅影响其精神情绪，也妨碍生活和工作，有加以研究和调治的必要。

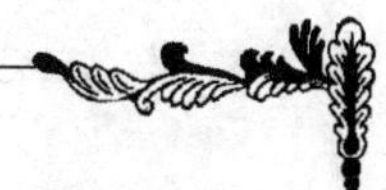

更年期综合征主要表现为虚证，即使有实证出现，也是本虚标实。其中较常见者为肝肾阴虚，表现为身面突然烘热，时作时休，发无定时，汗多，头晕，耳鸣，五心烦热，口干不渴，腰膝酸软，月经周期紊乱，先后多少不定，或数月一潮，或十多天又至，量少或多，或淋漓不断，阴道干涩，或烦躁易怒，或抑郁不解，心悸失眠，舌尖边稍红，少苔，脉弦细或弦细略数，重按无力。

其治则应为滋养肝肾，佐以镇摄安神。方药可用左归饮合二至丸加淫羊藿、龟板、珍珠层粉。方中干地黄、山萸肉、女贞子、旱莲草、枸杞子可各取15克，怀山药25克，以滋养肾肝脾三脏之阴，龟板30克（先煎）以潜阳镇摄，白茯苓20克以健脾安神，少佐淫羊藿6克以温养肾阳，乃滋阴不忘阳之意，亦即景岳所谓“善补阴者，必于阳中求阴，则阴得阳升而源泉不竭”之义。更入珍珠层粉3克（另用开水送服）以加强镇摄安神之功，生甘草3克以调和诸药。若失眠严重者，加酸枣仁15克，夜交藤20克；烘热、烦躁明显者，去珍珠层粉，改用珍珠母30克先煎；腰膝酸软甚者，加怀牛膝20克；五心烦热或午后潮热者，加地骨皮15克，环草15克；月经淋漓不止者，加益母草30克，川断15克；心情抑郁者，加郁金10克，佛手10克，白芍15克；头目眩晕明显者，加何首乌30克；血压偏高，头痛头晕者，加莲子心10克，怀牛膝15克；血脂偏高者，加山楂肉12克，五味子10克。

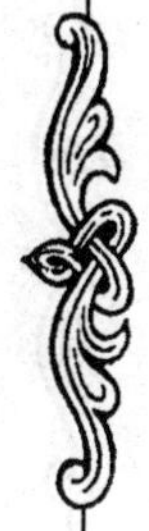

另一种类型为脾肾阳虚。表现为神疲体倦，形寒怕冷，或面目下肢虚浮，手指肿胀，心悸怔忡，欲寐，面色晦黯，月经失调而量多，带下清稀，便溏，夜尿多，下腹冷痛，腰膝酸痛，食欲不振，舌淡胖，脉沉弱迟缓。

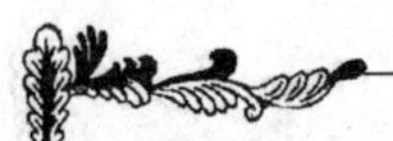

治则宜健脾温肾，佐以补气。可用右归丸合四君子汤（熟地、山萸肉、菟丝子各15克，怀山药25克，鹿角胶或霜12克，杜仲20克，熟附子6克，先煎，或补骨脂15克，当归9克，肉桂心3克，另加盐少许和药服，党参、白茯苓各20克，白术15克，炙甘草6克）。方中以右归丸温补肾阳，但应注意附子用量不宜过重，且以久煎为佳。四君子汤健脾益气，必要时党参可改用吉林人参。若月经量多者，在经期宜去当归、肉桂，加川断15克、何首乌30克；便溏者，去熟地；夜尿频数者，加覆盆子15克。

有些患者以情志方面的症状为主，表现为情绪低落，焦虑多疑，或悲伤欲哭，忧郁寡欢，健忘，失眠，梦多，心悸，惊惕不安，舌尖红，少苔，脉细数。此为心肾不交，治宜滋养肾阴，宁心安神。可用百合地黄汤合甘麦大枣汤加淫羊藿、生龙齿（或龙骨）、白芍。方中以干地黄20克、百合15克兼养肺肾之阴；小麦30克先煎以养心；白芍15克、炙甘草6克、大枣10枚以养血润燥，并能缓急；生龙齿30克以镇潜安神；佐以淫羊藿6~10克，亦取其阳中求阴之意。若失眠明显者，可加酸枣仁15克，五味子10克；烦热不得卧，口干苦者，去淫羊藿，加麦冬12克；情志失常者，加合欢花9克，石菖蒲10克，磁石30克先煎。

妇女进入更年期后，年龄渐长，此期亦是高血压、动脉硬化、冠心病、颈椎病、肿瘤等疾患的好发期。既可出现更年期综合征，往往也会并见其他慢性病、老年病，临证时应详细了解病情，以免误诊或漏诊他疾。如有内科疾患，应分别处理，勿贻误病情。

此外，更年期综合征与精神因素关系密切，有过精神创伤或严重的生活挫折者，或性格内向，精神脆弱者，往往比

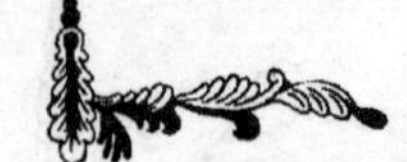

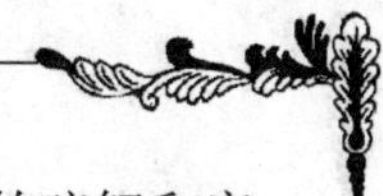

较容易出现症状，治疗时应加以注意，予以适当的疏解和安慰使其解除思想顾虑，心情舒畅。以心理治疗配合药物及饮食调治，自可事半功倍。

妇女性欲淡漠的调治

在诊治妇科月经病、带下病、不孕症等过程中，有些患者反映有性欲淡漠的情况，于诊治时，顺便予以指导和调治，多能收到一定的效果。省内外的一些同仁来函建议对此加以论述，认为一般妇女不会单独为此而求治，因往往难于启齿。若能在文字上加以阐述和指导，会给患者莫大的帮助。我觉得这一建议也很有道理。

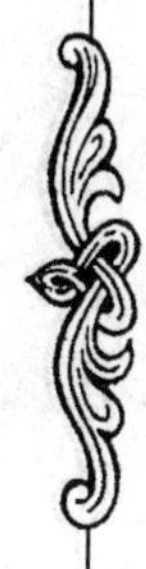

《健康报》1993 年 4 月 2 日报道，我国于 1992 年 5 月在南京成立性学学会，其任务是提倡社会主义性道德，普及性知识，推进性教育，扫除性愚昧，预防性犯罪，防治性疾病，张扬性文明。按照这一宗旨，对妇女性淡漠调治的阐述，是符合性学学会的要求的。过去，性学是一个禁区，不敢公开正面讨论，致不少人对此愚昧无知，或越出道德规范，而陷于性犯罪，直接给妇女造成痛苦。今天终能打破这一禁区，成立专门学会加以研究，站在医学卫生的立场上，正确对待这一问题，开展性教育，普及性知识，可以说是思想的一大解放。性生活是夫妻生活中带有高尚情感的生理本能行为。对于感情的和谐和身心的健康有一定的作用。我国古代有“房中术”，国外有性医学，作为一门独立的知识，有专著介绍。其目的主要是遵循生理和心理的要求，获得美满的性生活，以增进爱情，促进健康，繁衍后代，使生活过得愉快。与此同时，又要注意避免不必要的损害。根据这一要求，对于性的论述，不能视为黄色或晦淫的文字。其

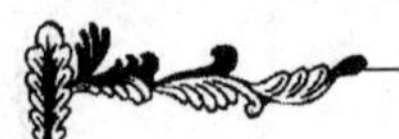

实，《素问·上古天真论》已纲要地提到这方面的问题："能知七损八益，则二者可调。不知用此，则早衰之节也。"过去对七损八益的内容不甚了解。从长沙马王堆汉墓出土的帛书《天下至道谈》则是论述性事的专篇，文中阐明了七损八益的内容。认为两性交合时要掌握八益，避免七损，则可和调人体的阴阳，增强体质，延缓衰老。对《内经》七损八益之说，补充了具体的内容。

八益是什么？一曰治气，指房事前练气静息，使精神集中，气血流畅。二曰致沫，即将口中之津液涂涂咽下。三曰知时，选择适当的时机。四曰蓄气，指养蓄精气，不使早泄。五曰和沫，通过双方唇口的接触，共同将口津吞下。六曰积气，即等待脏腑之气至。七曰持赢，即节制房事，保持精力充沛。八曰定倾，性生活时适可而止，以免过度疲劳。

七损是什么？一曰闭，指下阴疼痛，无精可泄，称为内闭。二曰泄，交合时体弱气虚，大汗淋漓，乃元气外泄之征。三曰竭，纵欲无度，不加节制，以致阴精枯竭。四曰勿，指阴痿阳痿。五曰烦，交合之际，心烦意乱。六曰绝，性情躁急，强行交合，陷于绝境。七曰费，不顾对方，粗暴行事，徒费精气。

夫妻性生活中，如能实践八益而杜绝七损，当可增进身心的健康，性淡漠者也可得到一定的改善。丈夫对妻子应给予真挚而热情的爱抚，爱抚不仅可令夫妇得到精神上的安慰，在交合前还会感到性的刺激，更易诱发性兴奋，则性淡漠自易消除。这对于中年以上的夫妇尤为重要。叶天士《女科证治》云："男女和悦，彼此动情，而后行事，则阳施阴受。"这是符合医理的，是调治性淡漠的主要方法。当然，有些身体虚弱之人，特别是肾阳不足或肾阴亏损者，仍需配

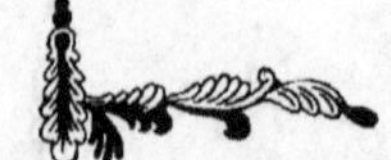

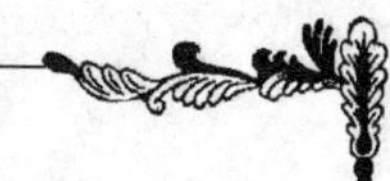

合药物的调摄以治其本。兹分证论治如下：

1. 肾阳亏损证 多见于中年以上或产育过多、房劳过度之妇女。症见形体虚衰或虚胖，腰酸腹冷，神疲乏力，头晕目眩，面色无华，性欲冷淡，阴冷，带下清稀，或月经失调，久不受孕，舌淡胖苔白，脉沉细迟无力等。治宜温肾壮阳，可选用右归丸（《景岳全书》方，可改用汤剂，分量如下：熟地15克，怀山药20克，山萸肉15克，枸杞子15克，菟丝子20克，杜仲20克，当归12克，鹿角胶12克，附子9克，肉桂3克）加淫羊藿12克，党参30克，亏损严重者，可再加蛇床子10克，炮姜10克。

余曾治一中年妇女，由于房劳过度，自诉精神疲乏，头晕目眩，腰膝酸软，下腹及阴部寒冷，全无性欲。勉强交合，亦缺乏快感，带下清稀如水，月经紊乱无定期，时多时少，色淡质稀，小腹空坠，面色苍白无华，眼眶黯黑浮肿，舌淡黯苔白，脉沉细缓弱，此乃肾阳亏损，性功能不振之候，治以温肾壮阳之剂，并嘱停止房事3个月，以资调摄。处方：附子10克，肉桂心3克（另冲和药），鹿角胶12克，当归12克，菟丝子20克，枸杞子15克，山萸肉15克，熟地20克，党参30克，蛇床子10克，淫羊藿12克，仙茅10克，炙甘草9克。经两个多月的调治，病体渐趋康复。

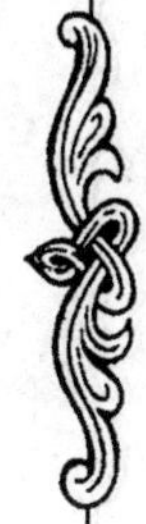

2. 肾阴不足证 多见于中年以上或多产妇女。主要症状为带下减少，阴道干涩，交合时感到困难或疼痛，经量稀少，腰酸膝软，形体消瘦，神疲体倦，眼眶黯黑，或面有黯斑，眠少心烦，大便干结，口舌干燥不渴饮，舌嫩红少苔，脉细弱。此乃肾阴不足之候。治宜滋养肾阴，益精补髓，可选用龟鹿二仙胶（《兰台轨范》方，可改用汤剂，分量为：龟板胶12克，鹿角胶12克，枸杞子20克，生晒人参10克）

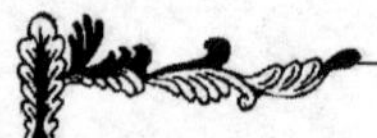

加肉苁蓉20克，熟地20克，山萸肉15克，怀牛膝20克。

又曾治一妇女，年35岁，孕3，产1，人流2，形体消瘦，月经量少，阴道干涩无分泌物，交合时感到困难而无快感，腰部酸痛，大便秘结。舌红黯少苔，脉细。治以滋养肾阴。处方：龟板30克，鹿角胶10克，枸杞子20克，西洋参10克，山萸肉15克，熟地20克，怀山药20克，肉苁蓉20克，怀牛膝15克，菟丝子15克，甘草9克。服15剂后，分泌物逐渐增加，性生活已不感困难，余症亦减。

对于性欲淡漠的患者，宜节制房事，或暂停一段时间，以资休养。房事时需心情舒畅，双方和谐合作，事前可通过爱抚以刺激性兴奋，不宜仓促行事。身体虚弱，肾气亏损者，平时应兼用药物调治，并配合食疗，用血肉有情之品以补益精血，则效果更佳。

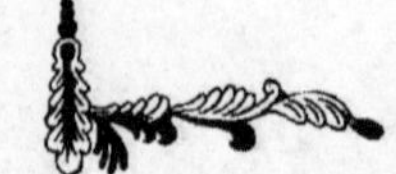

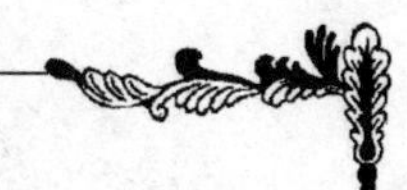

诊余漫话

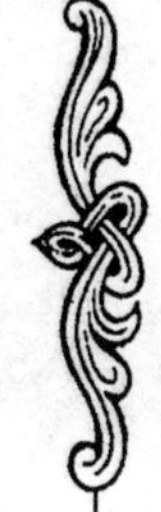

肾气、天癸、冲任与妇科的关系

中医学有特殊的理论体系。妇科结合其本身的特点又有其专业的基本理论。妇科的生理特点主要有月经、妊娠、产褥、哺乳等，而与之关系最密切者是肾气、天癸、冲任的盛衰，它与妇女的生长、发育、生殖、衰老有直接的联系。我们如能深入理解其实质，掌握其机理，对妇科病的认识和调摄，便得其纲领。

一、肾气、天癸、冲任的作用

《内经》对肾气、天癸、冲任在妇女一生中的作用，有较详尽的描述。《素问·上古天真论》说："女子七岁，肾气盛，齿更发长；二七而天癸至，任脉通，太冲脉盛，月事以时下，故有子；三七肾气平均，故真牙生而长极；四七筋骨

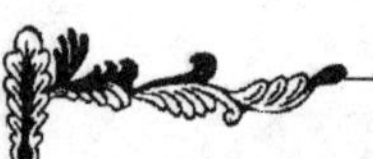

坚，发长极，身体盛壮……七七任脉虚，太冲脉衰少，天癸竭，地道不通，故形坏而无子也。”说明肾气、天癸、冲任的盛衰与妇女的性周期、生殖功能的盛衰是同步的。应深入加以研究和理解。

肾气赅括肾之功能。中医所言之肾作用范围较广，包括泌尿系统、生殖系统及与性周期有关的神经、体液在内，肾者主水，与膀胱相为表里，这是主水液代谢的作用。但肾的功能，还包括人身体液的功能。《内经知要》指出：“肾水主五液，五气所化之液，悉归于肾。”五液，是赅括脏腑组织之体液，《内经》说：“肾者主水，受五脏六腑之精而藏之。”“肾藏精”，它不仅藏生殖之精，也藏脏腑之精微物质。赵献可在《医贯》中说：“五脏之真，惟肾为根。”指出肾在人体中的重要作用。《难经·三十五难》说：“谓肾有两脏也，其左为肾，右为命门。命门者，精神之所舍也，男子以藏精，女子以系胞，其气与肾通。”《内经》谓：“肾者作强之官，技巧出焉。”肾主骨髓，脑为髓海，可见大脑的部分功能与神经内分泌的功能亦归肾的作用范畴，故中医所言之肾气，是大大超过西医解剖生理学所说肾之功能的。肾有阴阳，肾阴亦称真水，包括肾所藏之精和所主之体液，是其活动的物质基础；肾阳，亦称命门之火，是其生理功能的动力，也是人体生命活动力之源泉。《景岳全书·命门余义》说：“命门为精血之海，……为元气之根，……五脏之阴气，非此不能滋，五脏之阳气，非此不能发。”命门是肾的主要功能，在机体中起着极为重要的作用，支持机体的强劲和健康。赵献可在《医贯·内经十二官论》更详述其对各脏腑功能具有重要的支持作用。命门是什么？古今学者均重视研究，李梃《医学入门》谓它在“人两肾之间，白膜之内，一

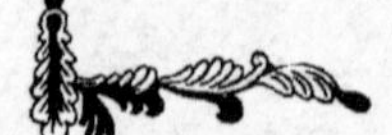

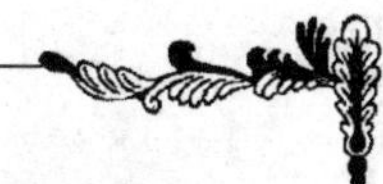

点动气，大如箸头”。赵献可谓“命门无形之火，在两肾有形之中”。因此，有些医著称为“肾间动气”，现代有些医家认为即肾上腺，但更多学者认为包括下丘脑、垂体、肾上腺等功能，后者似较全面。总之，肾阴是肾功能的物质基础，肾阳（命门之火）是肾所发生的功能。肾气是总括生殖之精、部分神经、体液等作用而言，与性功能有直接的关系。

天癸是男女到达青春发育期产生的一种与性、生殖功能直接有关的微量物质，在女子则可促使任脉通，太冲脉盛，从而导致月经的来潮，并具备妊娠的条件；在男子则促进精子的产生，男女交媾，则可以有子。到了老年，天癸这种物质便逐渐衰退，女子因而绝经，不再会怀孕；男子则精液渐少，性功能衰退，缺乏生殖能力。天癸究竟是什么？马玄台注释说：“天癸者，阴精也。盖肾属水，癸亦属水，由先天之气蓄极而生，故谓阴精为天癸也。”《景岳全书·传忠录·阴阳篇》也说：“元阴者，即无形之水，以长以立，天癸是也，强弱系之，故亦曰元精。”综上二说，可以认定天癸是肉眼看不见而存在于体内的一种微量体液。它的盛衰，关系到人体的生长发育及衰老、体质的强弱和生殖能力之有无，作用是极其重要的，因此，可以认为天癸相当于性腺轴的内分泌素。

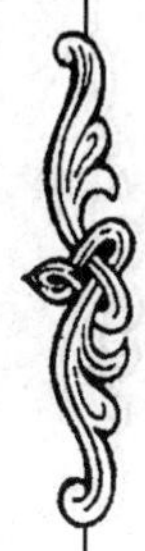

冲、任二脉属于奇经八脉。经脉具有运行血气、联系脏腑、沟通上下、调节阴阳、联系机体各部分的作用。冲脉、任脉与生殖系统有密切的关系，《灵枢·五音五味》说：“冲脉、任脉，皆起于胞中，上循背里，经络之海。”具体地说：“冲脉起于气街（亦名气冲），并少阴之经，挟脐上行。”“任脉起于中极之下，以上关元。（均见于《素问·骨空论》）王冰注释说：“冲为血海，任主胞胎。”据上所述，从二脉所

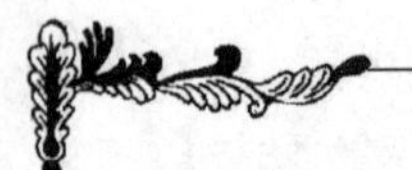

经过的部位及其各别所主的作用，则冲脉与女子的卵巢，任脉与女子之胞宫有密切的联系，二脉的盛衰，直接影响到月经与妊娠。薛立斋指出："夫经水，阴血也，属冲任二脉主，上为乳汁，下为月水。"在男子，若冲脉不盛，则生殖器官阴茎和睾丸发育不全。《灵枢·五音五味》指出："宦者去其宗筋，伤其冲脉……其有天宦者……其冲任不盛，宗筋不成。"宦者去了外肾，认为是伤其冲脉，先天缺陷的天宦，生殖器官发育不全，是冲任不盛之故。据上所述，冲脉与女子的卵巢关系密切，任脉与子宫直接有关。血海是月经的源泉，胞胎乃子宫所孕育，故冲任二脉，是连系于卵巢、胞宫者，可无疑义。

二、肾气、天癸、冲任与妇科的关系

妇女的性生殖轴，可用下列简式以示其盛衰：

肾气盛→天癸至→任通→冲盛→月经→妊娠

肾气衰→任虚→冲少→天癸竭→绝经→不育

肾气、天癸、冲任、子宫是妇女性周期的轴，彼此协调，则经、孕正常，否则为病。西医认为下丘脑、垂体、卵巢、子宫是女子性周期的轴，也需要互相协调。中西医的认识是基本一致的，其理论体系不一，名词有所不同，虽不能简单而机械地画等号，但总的涵义是可以相通的。

月经与妊娠虽均由子宫所主，但从西医而言则必需卵巢参与，并起主导作用。而中医理论认为，月经与孕育需要冲任二脉协调才能正常运作。徐灵胎在《医学源流论》指出："冲任二脉皆起于胞中，为经络之海，此皆血之所从生，而胎之所由系。明于冲任之故，则本源洞悉，而后所生之病，千条万绪，可以知其所起。"又说："经、带之病，全属冲

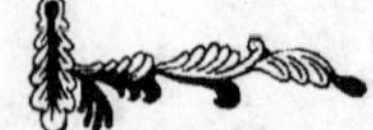

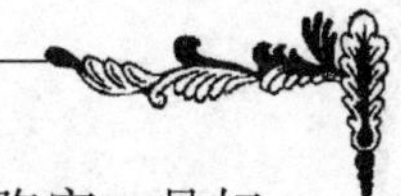

任。”（见叶天士《临证指南》评注）冲、任和胞宫，是妇科病的靶子。脏腑血气的病变，影响及于冲任，才会出现经、带、孕、产、乳诸病，这是妇科病与内科病在病机上不同的主要分界。“冲任之本在肾”，冲任受损，反过来又可以影响到天癸、肾气，因为这是性周期的轴，必然可以互相影响。

三、调补肝肾即所以调理冲任

肾与冲任的关系，已如上述。但冲脉又与肝经有关。冲为血海，肝主藏血，故血海与冲脉，与肝经有密切关系。叶天士《临证指南医案》有“八脉隶乎肝肾”“肝肾内损，延及冲任奇经”“产褥频多，冲任脉虚”“冲任二脉损伤，经漏经年不痊”“产后淋带，都是冲任奇经内怯”等按语，治法采用“温养肝肾”，多选用鹿角胶、鹿角霜、杞子、沙苑子、菟丝子、地黄、人参、阿胶、紫石英、川芎、龟板、杜仲、当归、桑螵蛸等补肾养肝之品。徐灵胎认为“治冲任之法，全在养血，故古人立方无不以血药为主”。古书认为四物汤是通补冲任之剂，龟鹿二仙膏（鹿角、龟板、杞子、人参）是补养任、督之方，其余如左归丸（熟地、山萸肉、鹿角胶、龟板胶、菟丝子、牛膝、枸杞子、怀山药）、斑龙丸（鹿角胶、鹿角霜、菟丝子、熟地、柏子仁），均属滋养肝肾而补益冲任之品。此外，主张兼用血肉有情之品进行调补，效果更显。中医所称之肝经病，与神经、体液也有密切的关系。从临床疗效来看，调养肝肾便能起到补益冲任的作用。根据药理研究提示，补肾养肝药物，能够达到调整垂体和肾上腺的功能，使神经、体液得到调节而恢复正常，因而能够达到调经、助孕、安胎、固崩、止带等目的。这是中医“异病同治”所依据之理论，通过调补肝肾而补益冲任之法，是

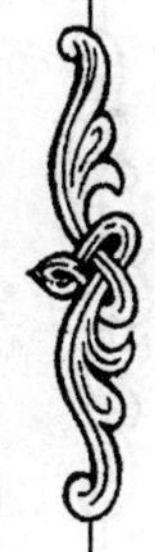

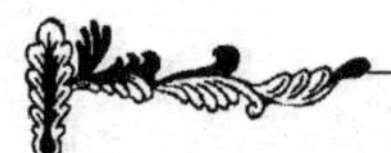

可以解决很多妇产科疾病的。

论肾与生殖

一、中医学对“肾”功能的认识

中医学“肾”的涵义较广，它既包括实质器官的肾脏又包涵其功能，如说肾与膀胱相为表里而主水，对于小便不利、小便过多及水肿病等，认为是肾的病变，这是指泌尿系统的功能。但肾还代表了部分其他组织器官的作用，特别是生殖系统及与生殖系统有关的组织器官的功能，均统属于肾所主。肾在人体中占有重要的位置，它既贮藏人体生命的原始物质——生殖之精（又称先天之精，此精禀受于父母，属体质遗传因子，又从而繁衍下一代，故曰“肾主先天”），又贮藏五脏六腑之精气（包括后天水谷之精，用以支持和推动机体的正常活动）。故肾是先天之本和生命之根，可见其对人体的重要性。

在现存的中医典籍中，《内经》首先论述男女生长发育及生殖功能与肾的盛衰有直接关系。《素问·上古天真论》说：“女子七岁肾气盛，齿更发长；二七而天癸至，任脉通，太冲脉盛，月事以时下，故有子；三七肾气平均，故真牙生而长极；四七筋骨坚，发长极，身体盛壮；五七阳明脉衰，面始焦，发始堕；六七三阳脉衰于上，面皆焦，发始白；七七任脉虚，太冲脉衰少，天癸竭，地道不通，故形坏而无子也。丈夫八岁肾气实，发长齿更；二八而肾气盛，天癸

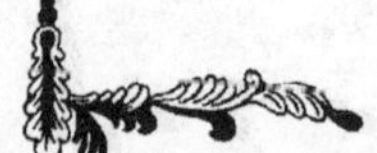

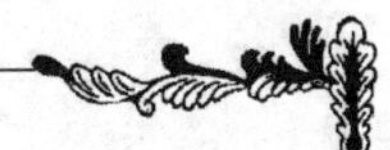

至，精气溢泻，阴阳和，故能有子；三八肾气平均，筋骨劲强，故真牙生而长极；四八筋骨隆盛，肌肉满壮；五八肾气衰，发堕齿槁；六八阳气衰竭于上，面焦，发鬓颁白；七八肝气衰，筋不能动，天癸竭，精少，肾脏衰，形体皆竭；八八则齿发去。肾者主水，受五脏六腑之精而藏之。故五脏盛，乃能泻。今五脏皆衰，筋骨解堕，天癸尽矣，故发鬓白，身体重，行步不正，而无子耳。”这段文字阐述了从少壮到衰老，从有生殖能力到丧失生殖能力，均以肾气之强弱盛衰为主导，它联系到冲任、天癸、月经、精血、齿、发、筋骨等，内容全面而详尽，并有一定的阶段性，值得深入领会和研究。文中所提到各阶段的年限，是就一般人的常数而言，至于个别体质强弱或经过摄生、锻炼，其发育与衰老的迟早，是会有例外的。故《素问·上古天真论》又说：“其有年已老而有子者何也？此其天寿过度，气脉常通，而肾气有余也。”这进一步说明生殖能力与肾气之有余不足具有直接的关系。《难经》更明确指出肾与命门具有男子以藏精、女子以系胞的作用，径直说明肾与男女生殖功能的关系。此外，《内经》又认为肾与骨髓、大脑、智力、体力等都有密切的关系。“肾者作强之官，伎巧出焉。”说明肾与整体的强弱和智慧，具有深远的影响。

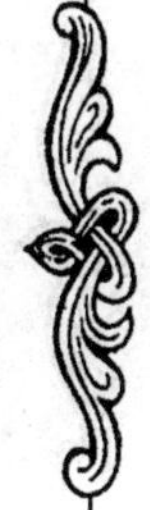

对于肾功能作用的认识，到了明代又有了进一步的发展。主要从肾阴肾阳两方面来阐述，并继《难经》之后发展为命门学说。对于命门之实质与具体位置各家的认识虽有所不同，但对其功能及其重要性的认识则是一致的。命门是肾的一种功能作用，属于肾之范畴，“是命门总主乎两肾，而两肾皆属于命门”，“命门原属于肾，非又别为一腑也”（见《类经附翼·求正录》）。命门对人体具有重要的作用。“命门

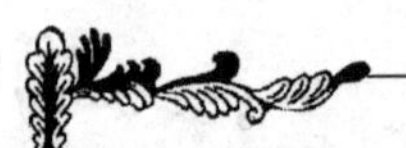

为精血之海，为元气之根，为水火之宅，五脏之阴气，非此不能滋，五脏之阳气，非此不能发”（《景岳全书·传忠录·命门余义》）。认为命门之水火，即十二脏之化源。赵养葵在《医贯》中又加以发挥。从此，以《难经》为兆端，发展成为命门学说，而为明、清医家及现代所沿用。命门之说，是由“肾”的理论派生出来并通过临证观察而加以充实的，是肾的实质与功能作用的进一步发挥。根据中西医结合研究，有些学者认为命门与肾上腺皮质功能相似，这是值得深入加以探讨的。

二、肾阴肾阳与冲、任、天癸、精血的关系

“人身有形，不离阴阳”（《素问·宝命全形论》）。阴阳学说，主要是对立统一的关系。《类经·阴阳类》说：“阴阳者，一分为二也。”人体不论生理或病理，都可区分阴阳，整体固可分阴阳，而每一脏腑之中也具有阴阳。阴阳是一对矛盾，在正常情况下必须相对平衡而存在于统一体中。故生活上应经常注意“和于阴阳”；在诊疗上则需“谨察阴阳所在而调之，以平为期”（《素问·至真要大论》）。肾的功能核心，在于肾阴肾阳之相对平衡与协调；其病态亦在于肾阴肾阳之偏盛偏虚，但一般以不足的偏虚为主。因肾之阴阳，要求在相对旺盛中取得平衡，若某一方面虚衰，便反映出对立面的相对偏亢。如阴虚阳亢之病例，则阴虚是本质，阳亢是由于阴虚而引起的现象。故古人多认为“肾无实证，有补而无泻。”肾虚是病理的主要方面。肾之阴阳关系到冲任二脉的通盛与协调，冲任之本在肾，“冲任二脉，皆起于胞中”，与男女的生殖功能有直接的联系。这点在《内经》已有所论述（可参《灵枢·五音五味》有关条文），在临床上也得到

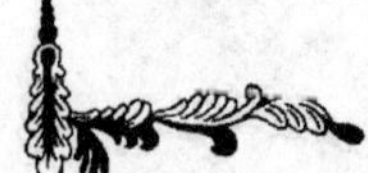

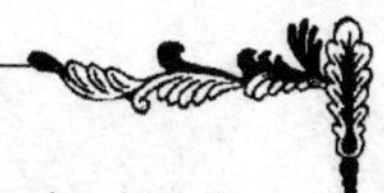

了验证。天癸的至或竭，直接与肾气的盛衰有关，它对男女的生长发育与生殖能力具有重要作用。天癸是人体的微量体液，景岳称为“无形之水”，是人体的“元精”。至，则月事以时下，精气溢泻而有生殖能力；竭，则月经绝止，精少而缺乏生殖能力。可见它相当于一些与性腺有关的激素。

肾是藏生殖之精的。古谓男精女血，合而成形。妇女的卵子，中医学概括于“血”之中，故曰精血同源。张景岳《类经附翼·求正录》谓：“男精女血，皆存于子宫，而子由是而生。”古代不少医著解释生男生女的机理为精裹血或血裹精，可证所称之“血”，实际指卵子而言。故谓精血同源者，是指生殖之男精女血同源于肾耳。

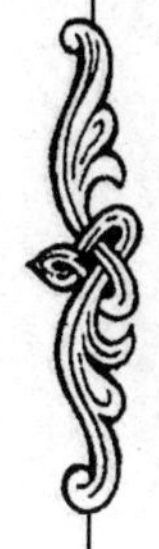

三、肾虚与生殖系疾患

肾藏生殖之精而主生育，故肾所主之物质与功能要保持一定程度的旺盛，才有正常的生殖能力。肾为作强之官，它对整体及性功能的旺盛，都具有一定的关系。肾又主骨、生髓、藏志。脑为髓海，“髓海有余，则轻劲有力，自过其度，髓海不足，则脑转耳鸣，胫酸眩冒，目无所见，懈怠安卧”(《灵枢·海论》)。本来凡病均有虚实，但“肾多虚证”，有“肾有补而无泻”之论，这当然是过于绝对化，但临床上以肾虚为多见亦是事实。肾虚的原因很多：有先天禀赋不足者；有情志失调者；有劳倦太过者；有房劳过度者；有久病伤肾者；有产伤过多者（含自然流产、人工流产）；有年老精衰者。临床表现主要为一系列未老先衰的症状，如神疲、腰酸膝软、头昏耳鸣、怕冷或五心烦热、记忆力衰退、失眠等。男子或有阳痿、早泄、精少、精气清冷，或阳强不倒、不排精等；妇女则有月经不调、带下清稀、性欲下降、流

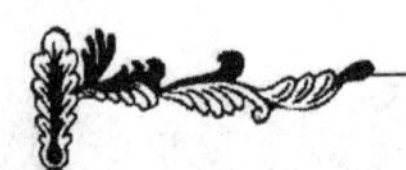

产、不孕等。望诊可见眼眶黯黑、面额部黯斑，或颧部潮红、唇舌淡黯或舌面鲜红少苔、脉象沉细弱或弦细略数等，因肾虚有肾阳虚与肾阴虚两型，故见症不一。但不论命门火衰或相火过旺，均足以影响生殖。此外，亦有外表健壮如常人，毫无任何证候，须经过一些检查，才发现生殖方面的异常情况者。例如有些男子的精液质量不正常，甚或无精子者；有些妇女虽有月经来潮，却不能正常排卵，此均属肾虚的范畴。正如《女科经纶》引朱丹溪之言曰："男不可为父，得阳道之亏者也；女不可为母，得阴道之塞者也。"阴道之塞，虽有虚有实（输卵管闭塞则属实证），然朱氏之言，基本可以概括男女不孕不育症的主要因素。

男女生殖方面的疾患，与脏腑、气血、精神、环境、饮食都有关系，但肾虚是主要的因素。男子的阳痿、早泄姑且不论，即令性生活正常，若精液的质量不正常，亦属肾虚的范畴。女子的月经失调，或不能按期排卵，亦多属于肾虚，《傅青主女科》谓"经水出诸肾"也。故肾虚乃为不孕育的主要因素。当然，肾虚之中，临床上还要区别其肾阳虚、肾阴虚或肾阴阳两虚，确诊以后对证下药，才可收到预期之效果。

四、补肾法对生殖的作用

补肾法具有滋阴壮阳的作用，它能增进精神体力，加强性腺功能，这是历代医家行之有效者。近年来随着科学的进展和对肾虚实质的探讨，对中医诊为肾虚者有了新的认识。如肾阳虚可认为具有垂体－肾上腺皮质功能低下的表现，补肾法对调节垂体、肾上腺功能是有作用的。如温肾药之附子对垂体－肾上腺有兴奋作用。附子与滋阴药熟地合用，则

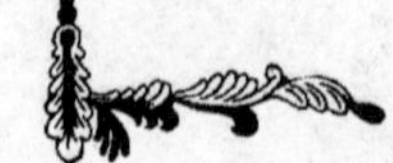

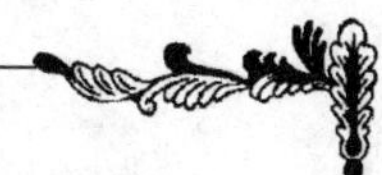

有促排卵的效果。人参与甘草合用，或仙茅与甘草合用，对垂体或卵巢的病理性早期萎缩有促进其恢复的作用。温阳药如淫羊藿、仙茅、蛤蚧、人参、蛇床子等均有兴奋性腺及催情作用，这对于中医诊为肾阳虚、命门火衰者有效。至于滋养肾阴中药的药理研究目前尚不多，惟上海脏象研究组提出生地、知母等滋阴药能保护肾上腺皮质免受地塞米松的抑制而萎缩。可见温肾药或滋肾药对垂体－肾上腺皮质系统具有兴奋或使之免受外源性影响而起到保护作用。说明补肾法对神经－体液系统，特别是生殖内分泌系统具有增进或保护作用，这不论在临床上或动物实验中都可以得到证明。

此外，补肾法对增进人体的免疫功能，加强身体的抗御能力，增强体质，防止衰老等，都显出它的效果。《内经》称肾为作强之官，于此可以有具体的体会。

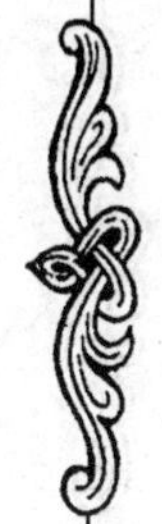

肾主生殖须得到整体的协调与支持。人体除脏腑以外，还有气血和精神状态的协调，故有关生殖问题的调理，还要注意到精神气血的调摄，局部与整体是不可分割的。

五、与生殖有关的补肾方药

同病异治，异病同治，这是中医辨证论治的特色之一。肾虚之中，固然要判别阴阳，也要辨病而有针对性地选方用药，效果才显。兹将补肾方剂中与生殖关系较密切者选介如下：

五子衍宗丸（《千金方》）

适应证：治男子精气亏乏，中年无子。

药物组成：菟丝子，覆盆子，沙苑子，五味子，车前子各等份。

制法与服法：研细末，炼蜜为小丸。每服10克，温酒

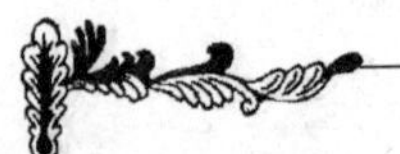

或米饮送服。

斑龙丸（《澹寮方》）

适应证：治肾阳虚、阴冷诸证。

药物组成：鹿茸30克，鹿角胶30克，鹿角霜30克，肉苁蓉30克，黄芪30克，阳起石30克，附子24克，当归24克，干地黄24克，酸枣仁30克，柏子仁30克，辰砂15克。

制法和服法：为细末，酒糊为小丸。每饭前服10克。

毓麟珠（《景岳全书》）

适应证：治妇人气血俱虚，体弱不孕。

药物组成：菟丝子120克，杜仲60克，鹿角霜60克，人参60克，熟地120克，炙甘草30克，当归120克，白术60克，茯苓60克，川芎30克，白芍60克，川椒60克。

加减法：男子不育可加杞子60克，胡桃肉60克，鹿角胶60克，山萸肉60克，巴戟60克，山药60克。

妇人宫寒甚者加制附子30克，炮干姜30克。

制法和服法：为细末，炼蜜为小丸。每次服6克，米酒或开水送服。

赞育丹（《景岳全书》）

适应证：治男子阳痿精衰，虚寒无子。

药物组成：熟地240克，白术240克，杜仲120克，杞子180克，当归180克，仙茅120克，巴戟120克，山萸肉120克，淫羊藿120克，肉苁蓉120克，韭子120克，蛇床子60克，附子60克，肉桂60克。

制法和服法：研细末，炼蜜为丸。每服6克，每日2次。

温胞饮（《傅青主女科》）

适应证：治妇女宫冷不孕。

药物组成：白术30克，巴戟30克，人参10克，杜仲

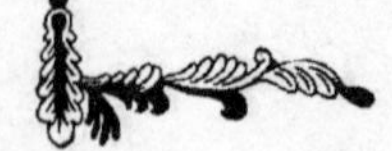

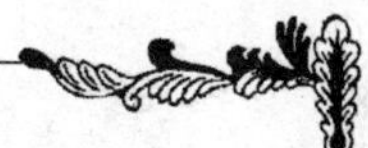

10克，菟丝子10克，山药10克，芡实10克，肉桂6克，附子6克，补骨脂6克。

制法与服法：水煎服。可连服1个月。亦可将药量按比例增大，改为丸剂，效果尤好。

温土毓麟汤（《傅青主女科》）

适应证：治脾肾虚寒不孕。

药物组成：巴戟30克，覆盆子30克，白术15克，人参10克，山药15克，神曲3克。

制法与服法：水煎服。可连续服1个月。

清骨滋肾汤（《傅青主女科》

适应证：治阴虚内热不孕。

药物组成：地骨皮30克，玄参15克，麦冬15克，五味子15克，沙参15克，石斛6克，丹皮15克，白术10克。

制法与服法：水煎服。以2个月为1疗程。

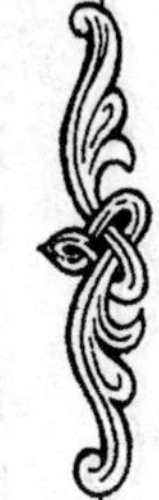

滋肾育胎丸（经验方）

适应证：妇女先兆流产或习惯性流产；男女肾虚不孕。

药物组成：菟丝子200克，党参150克，吉林人参10克，熟地150克，川断150克，白术60克，阿胶30克，鹿角霜90克，杜仲100克，枸杞子60克，巴戟60克，制首乌150克，艾叶30克，春砂仁30克，桑寄生150克。

制法与服法：以杜仲、首乌、川断、桑寄生、枸杞子、党参、巴戟、熟地、艾叶反复熬成流浸膏状，去渣，加入阿胶烊化。吉林参、白术、砂仁、鹿角霜研成细末加入浸膏内，炼蜜为小丸。

每服6克，每日2~3次，淡盐汤或蜜糖水送服。

促排卵汤（自拟方）

适应证：肾气虚损，不能按期排卵，以致月经失调，久

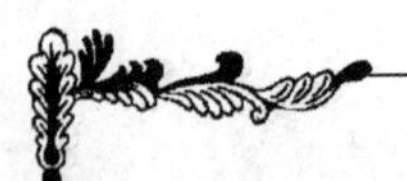

不受孕。

药物组成：菟丝子 20 克，制巴戟 15 克，淫羊藿 10 克，当归 10 克，党参 20 克，炙甘草 6 克，熟附子 5 克（先煎），熟地 15 克，枸杞子 20 克。

制法和服法：经净后连续服 10 剂，每日 1 剂，留渣再煎。

以上几张方子，是补肾法中着重处理生殖问题之剂（包括男女不孕不育及胎动不安），其中大多着重温补肾阳，也有针对阴虚内热者（如清骨滋肾汤）。补肾之法，必须区别阴虚或阳虚以因证调补。不过，生殖问题是复杂的，除虚证以外，也有实证（如肝气郁结、输卵管不通等）。此外，还有多种因素的影响，诊治时必须深入了解，全面掌握病情，进行辨证论治与整体调理。用药不必拘于定方，应灵活运用，适当加减化裁。中药多取诸有机的动植物，以有机的药物对待人之有机体，其亲和力会较好，副作用亦较少，如对证投药，效果显著。临证主要在于诊察精确，用药得当，同时配合精神心理上的调摄，坚持一定时日，是可以取得疗效的。

脾胃学说与妇科的关系

一、脾胃功能对女性生理的影响

中医学特别重视整体的协调作用。五脏六腑、四肢百骸需要互相支持、协调活动，以维持其生理常态。但脏腑各有

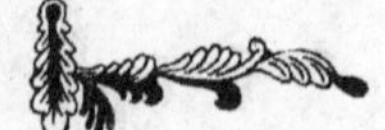

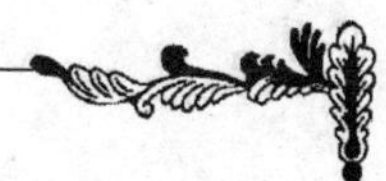

其分工和表里相配，相辅相成，构成各自的体系，以完成其所负担的主要任务。人体水谷的供应和代谢，主要由肺、脾（胃）、肾（膀胱）来完成，而脾胃则为其中的枢纽。《素问·经脉别论》说："饮入于胃，游溢精气，上输于脾，脾气散精，上归于肺，通调水道，下输膀胱，水精四布，五经并行。"这是对营养与水液代谢过程系由几个脏腑相互配合而完成的描述。又《素问·灵兰秘典论》说："脾胃者，仓廪之官，五味出焉。"《素问·五脏别论》又说："胃者，水谷之海，六腑之大源也，五味入口，藏于胃，以养五脏气。"肺、脾、肾分主上、中、下三焦，分别发挥其应有的作用。故《灵枢·决气》说："上焦开发，宣五谷味，熏肤，充身，泽毛，若雾露之溉，是谓气。"肺主气，主皮毛，但气要从水谷之精所生化。《灵枢·营卫生会》指出："中焦亦并胃中，出上焦之后，此所受气者，泌糟粕，蒸津液，化其精微，上注于肺脉，乃化为血，以奉生身，莫贵于此。"又说："下焦者，别回肠，注于膀胱而渗入焉。故水谷者，常居于胃中，成糟粕而俱下于大肠而成下焦，渗而俱下，济泌别汁，循下焦而渗入膀胱焉。"概括地说："上焦如雾，中焦如沤，下焦如渎。"（出处同上）脾胃在肺、肾之间，居于中州，为上下之枢纽。胃是饮食首先进入之所在，为腐熟水谷之器官，脾则将消化后之饮食精微输送于各有关脏腑，并将糟粕传导于大肠、膀胱。脾主升而胃主降。升清降浊的作用十分重要，因人的气血，倚赖水谷之精微以资生，脾胃为水谷之海，气血生化之源，为后天之本。人自出生以后，必赖水谷以滋养，而水谷之精微，又靠脾胃来供应，故曰"有胃则生，无胃则死"。《医学启源·脾之经》指出："脾者……消磨五谷，寄在胸中，养于四旁。"又《医学启源·胃之经》

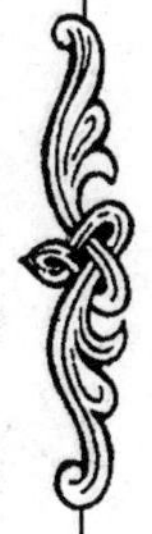

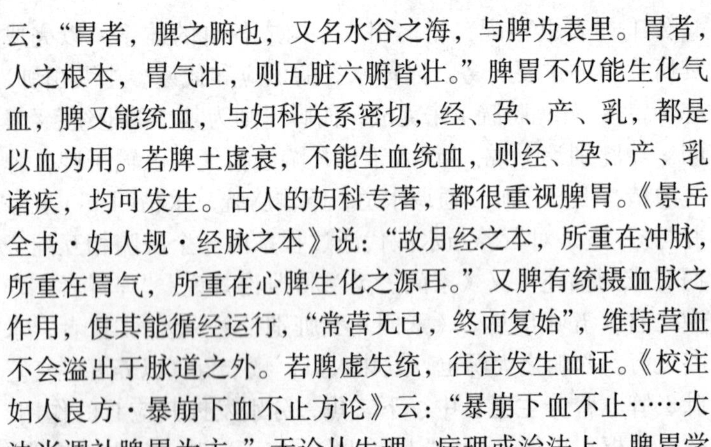

云：“胃者，脾之腑也，又名水谷之海，与脾为表里。胃者，人之根本，胃气壮，则五脏六腑皆壮。”脾胃不仅能生化气血，脾又能统血，与妇科关系密切，经、孕、产、乳，都是以血为用。若脾土虚衰，不能生血统血，则经、孕、产、乳诸疾，均可发生。古人的妇科专著，都很重视脾胃。《景岳全书·妇人规·经脉之本》说：“故月经之本，所重在冲脉，所重在胃气，所重在心脾生化之源耳。”又脾有统摄血脉之作用，使其能循经运行，“常营无已，终而复始”，维持营血不会溢出于脉道之外。若脾虚失统，往往发生血证。《校注妇人良方·暴崩下血不止方论》云：“暴崩下血不止……大法当调补脾胃为主。”无论从生理、病理或治法上，脾胃学说的理论，与妇科都有密切的关系。

二、脾胃病变对妇科病的影响

导致脾胃病变的因素很多，如饮食不节、劳逸过度、七情所伤、体质因素及其他疾病等，均足以损伤脾胃。脾胃受伤，可以发生多种疾病。李东垣在《脾胃论·脾胃胜衰论》中云：“百病皆由脾胃衰而生也。”又说：“夫脾胃不足，皆为血病。”盖脾胃为血气生化之源，为统血之脏，具运化之功。妇女以血为主，并以血为用。因经、孕、产、乳，都是以血为用。月经的主要成分是血，血海满溢，则月经按期来潮，血海空虚，无余可下，则月经稀少或闭止。妊娠以后，赖血下聚以养胎。分娩时又需赖津血以助其娩出，故产时耗损一定之阴血，产后又必有一段时间的恶露排出。哺乳期的乳汁由血所生化。若脾胃虚弱，气血生化之源不足，或统血提摄无权，或运化失职，则月经病之月经过少、过多、先期、后期、闭经、崩漏；经前泄泻等；带下病之带下不止；

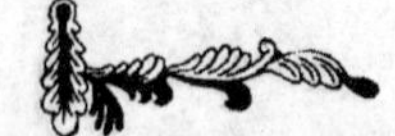

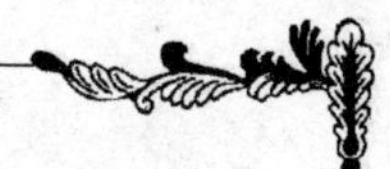

妊娠病之恶阻、胎漏、胎动不安、胎萎不长、妊娠水肿甚或堕胎小产等；产后病之恶露不绝、产后发热、缺乳、乳汁自出等，杂病之子宫脱垂、不孕症等，均可发生。

然脾胃之功能，需赖其他脏腑之支持与协调。如脾之所以能健运，要得到肾阳之温养，若肾阳不足，命门火衰，足以使脾阳不振。“脾胃为灌注之本，得后天之气也；命门为生化之源，得先天之气也，命门之阳气在下，正为脾胃之母。”（见《景岳全书·传忠录·命门余义》）且妇科“病之启端，则或由思虑，或由郁怒，或以积劳，或以六淫饮食，多起于心、肺、肝、脾四脏，及其甚也，则四脏相移，必归脾肾。”见《景岳全书·妇人规·经脉诸病因》）说明脾、肾二脏，在妇科病机上，具有重要的密切的关系。

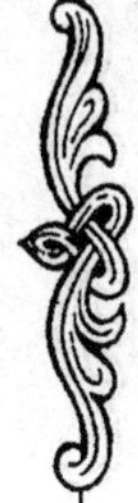

《素问·阴阳别论》说：“二阳之病发心脾，有不得隐曲，女子不月。”心脾是母子关系，《景岳全书·传忠录·命门余义》说：“脾胃以中州之土，非火不能生。”《脾胃论》说：“脾胃不足，是火不能生土。”火，包括心君之火和命门之火。二阳，阳明胃也，胃与脾相表里。月经病与心、脾都有关系，《素问·评热病论》云：“月事不来者，胞脉闭也。胞脉者，属心而络于胞中，今气上迫肺，心气不得下通，故月事不来也。”脾胃为气血生化之源，阳明为多气多血之府，心又主血脉，故心、脾、胃的病变，往往影响气血，而气血之盛衰，与妇科关系密切。《校注妇人良方·产宝方论序》云：“妇人以血为基本，苟能谨于调护，则气血宣行，其神自清，月水如期，血凝成孕。”如上所述，心脾与气血有密切的关系，故心脾为病，势必导致妇科疾患。

肝藏血而脾统血。但肝脾有相克的关系，肝木每易克脾土。《金匮要略》云：“夫治未病者，见肝之病，知肝传脾，

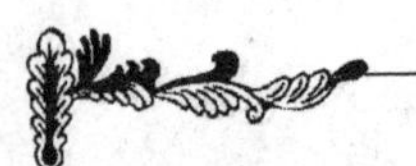

当先实脾。”肝为将军之官，喜条达而恶抑郁。肝郁则气横逆而易克土，肝强脾弱必致饮食少思，影响气血之生化，在妇科病中，往往出现肝脾不和或肝胃不和之病机。

三、调理脾胃的几种治则

人是一个整体，每个脏腑有其本身之功能，但又必然与其他脏腑有相应的联系，根据脾胃的生理、病理特点和与其他脏腑密切的关系，调理之法有多种，兹分述如下：

（一）补脾摄血法

妇科血证，有月经过多、崩漏、胎动不安、产后血崩、恶露不绝等。这些血证的原因很多：有因热迫血妄行者；有因瘀血不去，新血不得归经者；有因肝气失调，藏血不固者；有因中气虚衰，失于统摄者。血证有虚有实，但妇科病虚证较多而实证较少，故临床上以血失统摄者为多见。若因热而出血，但“去血过多，则热随血去，当以补为主”（见《医宗金鉴·妇科心法要诀》）。即使瘀血或肝气盛之实证出血，若出血过多、过久，也成实中有虚，除实方中，也要兼顾其虚。《景岳全书·妇人规·崩淋经漏不止》引先贤之言曰：“凡下血证，须用四君子辈以收功。……故凡见血脱等证，必当用甘药，先补脾胃以益生化之气，盖甘能生血，甘能养营，但使脾胃气强，则阳生阴长，而血自归经矣，故曰脾统血。”大凡妇科下血证，在出血期间，大法以补脾摄血为主。兼热、兼瘀者，当配以清热化瘀之品，以求标本并治。《沈氏女科辑要笺正·血崩》云：“阳虚元气下陷，不能摄血者，则宜大补脾气，重用参、芪，而佐以升清之法。”综上所述，可见妇科下血证宜重视运用健脾补气以摄血之法。常用方如四君子汤、独参汤、举元煎（《景岳全书·新

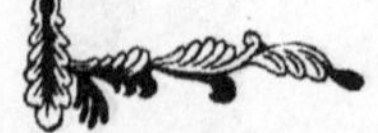

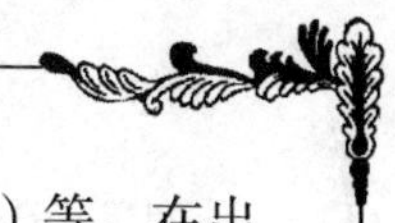

方八阵》方：人参、黄芪、白术、炙甘草、升麻）等。在出血期间，不宜用当归、川芎。《沈氏女科辑要笺正·血崩》指出："当归一药，其气最雄，走而不守，苟其阴不涵阳而为失血，则辛温助劫，实为大禁。"川芎也是辛温走窜活血之品，故均不宜用，否则往往反致出血增多。盖辛温之药，能行血动血也，故以不用为宜。若拟于健脾补气剂中，加入养血之品，则以阿胶、何首乌、桑寄生、熟地、黄精、黑豆衣、岗稔果、桑椹等为佳。

（二）升举脾阳法

脾气主升，脾阳升才能健运，方可使水谷之精微敷布而周流于全身。若脾气不升或反下陷，则津血、胞宫亦可随而泄陷，如久崩久漏、久滞、阴挺下脱等证便可发生。治法须补气以升阳，方剂如补中益气汤，或调中汤（《脾胃论》方：人参、黄芪、苍术、甘草、橘皮、木香、升麻）等，以升举脾阳，健运中气，使元阳得温补而气陷可举矣。

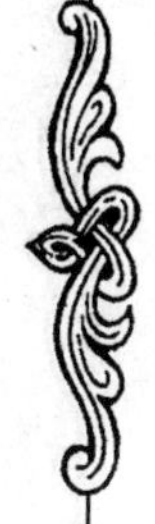

（三）健脾燥湿法

脾喜燥而恶湿。脾得温燥，则气机健运。湿性重浊濡滞，阻遏阳气，障碍运化功能。若水湿之邪留聚于中，则脘闷腹胀，食呆纳差，肢体倦怠。流注于下，则大便溏泄，带下增多，或经行泄水、经行泄泻、经前浮肿，或妊娠水肿、胎水肿满等。治疗原则，应以健脾燥湿为主，或佐以渗利，常用方如参苓白术散、完带汤、全生白术散、升阳除湿汤（《脾胃论》方：苍术、白术、茯苓、防风、白芍）、正脾散（《产宝百问》方：苍术、香附、陈皮、小茴香、甘草）等加减化裁，以健脾燥湿。

（四）理脾和胃法

脾胃分主升降出入，以完成其饮食消化、吸收营养等一

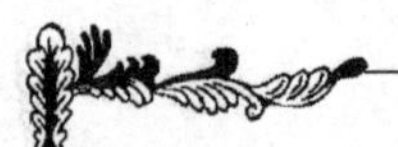

系列新陈代谢的功能。水谷之清者（精微）上输于心肺而生化血气；水谷之浊者（渣滓）下降于大肠、膀胱而成为粪溺。若胃气不降而上逆，则呕吐、呃逆频作；脾气不升而下降则飧泄、血脱之证出现。脾胃不和则脘腹胀满或嗳气酸，如妊娠呕吐、经前泄泻、子悬等证均可发生。关于脾失健运及脾阳下陷之病机及治法，已见前述。至于胃气不和，则应和胃降逆止呕，可选用金匮之干姜人参半夏丸、小半夏加茯苓汤、橘皮竹茹汤、平胃散或《名医方论》之橘皮竹茹汤（党参、白术、茯苓、甘草、半夏、陈皮、木香、砂仁、生姜、大枣）等，以调和脾胃，宽胸降逆止呕。

（五）温补脾肾法

脾阳需得下焦命门之火以温煦。命门属肾，《类经附翼·求正录》指出："命门原属于肾，非别为一腑也。"《景岳全书·传忠录·命门余义》说："脾胃以中州之土，非火不能生，然必春气始于下，则三阳从地起，而后万物得以生化，岂非命门之阳气在下，正为脾胃之母乎。……命门有火候，即元阳之谓也，即生物之火也。"脾阳不足，往往由于命门火衰、肾阳不足，故妇科临床上脾肾阳虚者颇为常见，如月经不调、闭经、崩漏、不孕、滑胎、带下不止等。常用方如茯苓菟丝丸（《景岳全书·新方八阵》方：茯苓、菟丝子、白术、莲子、山药、炙甘草、杜仲、五味子）、保元汤（《博爱心鉴》方：人参、黄芪、甘草、肉桂、生姜）等加减化裁，以温补脾肾。

（六）补益心脾法

心主神明。神明失守则伤心；忧思过度则伤脾。心脾受损，可影响胞脉的运行而出现月经失调、闭经、崩漏等疾患。同时可伴有怔忡、惊悸、健忘、失眠、盗汗、纳呆等证

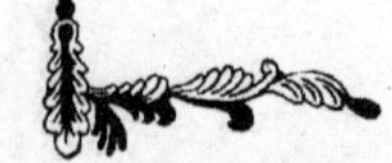

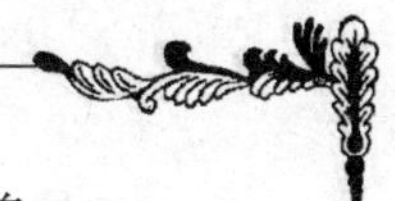

候。常用方如归脾汤、人参养荣汤等，以补益心脾。

（七）舒肝实脾法

肝郁气盛，易克脾土，临床上往往出现月经失调。调治之法，应舒肝而实脾。《金匮》指出肝病当先实脾，以免肝病传脾，这既是治疗的方法，也是一种预防传变的措施。常用方如逍遥散是此法典型的组方。方中柴胡、白芍、当归、薄荷以舒肝和血，白术、茯苓、甘草、煨姜以健脾。此方广泛应用于妇科，特别是月经先后无定期，经前乳胀，经行情志异常，胸胁胀满，头痛目眩等。若肝郁化火者，可加入丹皮、栀子，名丹栀逍遥散；若肝郁血虚者，加入地黄，名黑逍遥散（见《医略六书·女科指要》）。此外，还有张景岳的柴胡疏肝散（柴胡、炙甘草、白芍、香附、川芎、枳壳），也属调和肝脾之剂，可适当加减化裁。

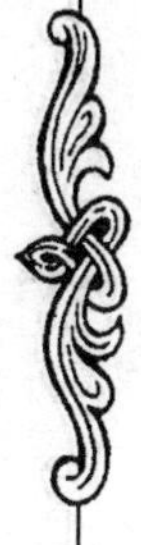

（八）清利湿热法

湿邪为害，主要责之于脾之运化失常，故曰脾主湿。湿属阴邪而性重浊濡滞，但湿郁日久，可以化热，则成湿热。湿热蕴郁于下，可致湿热带下，治法宜清利湿热。常用方樗树根丸（《摄生众妙方》方：樗树根皮、黄柏、芍药、良姜）、止带方（《世补斋医书·不谢方》方：茵陈、黄柏、丹皮、栀子、车前子、猪苓、泽泻、茯苓、牛膝）、二妙散等加减运用，以清热利湿上带。

脾胃之理论，首见于《内经》，以后不断补充完善，至金元时代，李东垣著有《脾胃论》等书，提出“胃气为本”，认为“内伤脾胃，百病由生”，力主调补脾胃，成为补土派，初步形成了脾胃学说。他谓“大抵脾胃虚弱，阳气不能生长”；又谓“元气之充足，皆由脾胃之气无所伤，而后滋养元气”（均见于《脾胃论》）。其立法着重补气升阳，健脾燥

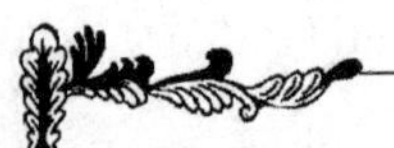

湿。至清代叶天士、吴鞠通等又提出益养脾阴胃阴，以补东垣之不足，使这一学说更为完善。盖每一脏腑均有阴阳二气，脾阳损伤固可致病，而脾阴胃阴不足也是一种病机，临床上也不乏此例。

仲景谓“四季脾旺不受邪”。据现代科学研究，证明脾虚患者的免疫能力下降，抵抗疾病的能力较差，这说明中医所说的脾旺不受邪是有科学根据的。

妇科重视肾、脾、肝的生理、病理。肾主先天，脾主后天；肾主生殖，脾主营养。先天后天相互支持，营养与生殖得以协调，则生长发育便可正常，经、带、胎、产、乳之病自少发生。正确而灵活地运用脾胃学说以指导妇科临床实践，是治法上重要的一环。

活血化瘀法在妇产科的运用

一、瘀血的涵义和成因

瘀字的释义，《说文》认为“积血也”。瘀是由于积血所致的疾病。

血由饮食所生化，在机体的脉道中运行，循环不休，以营养全身。《灵枢·痈疽》说：“夫血脉营卫，周流不休。”《灵枢·邪客》又说：“营气者，泌其津液，注之于脉，化以为血，以荣四末，内注五脏六腑。”血的正常状态，应在脉管内有规律地流畅运行为顺，反之为逆。《三国志·华佗传》指出：“血脉流通，病不得生。”若流动阻滞，或渗溢出

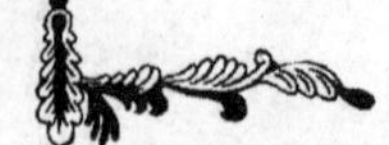

脉管之外而成为离经之血，则属病理变化的血瘀。《素问·调经论》云："五脏之道，皆出于经隧，以行血气，血气不和，百病乃变化而生。"血瘀是血气不和之一。导致血瘀的原因，可有下列几种。

（一）气滞血瘀

血为有形体液之一，血脉由心所主，赖心之搏动和血管中之"气"以推动其运行，故曰"气为血帅。"《寿世保元》说："盖气者，血之帅也，气行则血行，气止则血止，气有一息之不运，则血有一息之不行。"气血既相互依存，又相互影响。《沈氏尊生书》讲得更清楚："气运乎血，血本随气以周流，气凝则血亦凝矣。夫气滞血凝，则作痛作肿，诸变百出。"气滞血瘀的形证，属于实证的类型。

（二）气虚血瘀

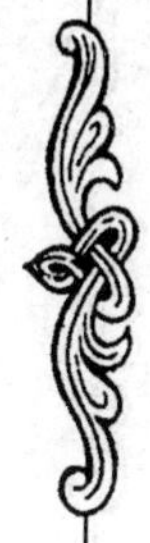

气虚则机体的功能减弱（包括心脏和血管的功能），血行缓慢，脉络不充，血流不畅，日久则成瘀滞。《医林改错》指出："元气即虚，必不能达于血管，血管无气，必停留而瘀，以致气虚血瘀之症。"这属于虚中有实的类型。

（三）寒凝血瘀

血得温则行，得寒则凝。因寒为阴邪，性主收引、凝滞，脉管遇寒则容易收缩，血液遇寒则易凝涩，这是一般的现象。《灵枢·经脉》说："寒邪客于经脉之中，则血泣而不通。"《素问·调经论》指出："气血者，喜温而恶寒，寒则泣而不流，温则消而去之。"这说明了血液运行和凝滞的机理。寒凝致瘀，这属于寒实证的类型。

（四）热灼血瘀

热为阳邪，能煎熬津液，耗液伤阴。邪热过甚，血受灼烁，可使其浓浊黏稠，流通不畅而致瘀。《医林改错》说：

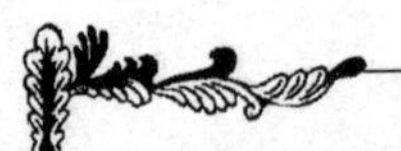

"血受热则煎熬成块。"《伤寒杂病论》有瘀热在里之症，也是这一机理。此属于实证、热证的类型。

（五）出血成瘀

《内经》说："阳络伤则血外溢；阴络伤则血内溢。"体外、体内出血的原因甚多，可由于外伤，亦可由于内伤。皮外之出血，虽可耗去一定的血量，出血量过多者甚或引起休克，但因此而积瘀成患者却少；而皮肌内或胸腹腔内之出血和脏腑中的出血，是体内离经之血，这种内出血往往成为瘀血的重要成因。《内经》说："人有所堕坠，恶血内留。"这种体内溢血的血瘀证，在内、外、妇、儿等科均可发生。

（六）情志失调致瘀

五志七情等精神因素刺激过强、过久或失调，使中枢神经处于过度抑制状态，气机不畅，血行滞碍，亦可成瘀。《灵枢·百病始生》说："若内伤于忧怒，则气上逆，气上逆则六输不通，温气不行，凝血蕴里而不散，津液涩渗，著而不去，而积皆成矣。"这是由于七情郁结，气病及血之故。基本属于实证的类型。

（七）久病致瘀

中国医学认为久病入络可以致瘀，各种怪异之病亦多起于瘀，用通络活血之法治疗，每能收效。

二、瘀血与妇产科疾病的关系

女性以血为主，血占很重要的位置。因为妇女的经、孕、产、乳等生理特点，无不与血的盛衰或畅滞有密切关系。任脉通，太冲脉盛，血海充盈，由满而溢，则月事以时下；若任脉虚，太冲脉衰少，血海空虚，来源不足，则月经

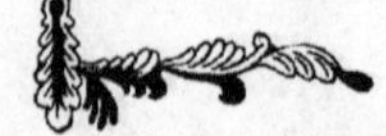

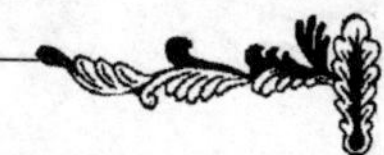

闭止。瘀血内留，则痛经、闭经、崩漏、月经不调、癥瘕包块等病，均可发生。又妇人血旺才能摄精成孕；妊娠以后需要血以养胎直至正常分娩；产时血气旺盛，则胎儿容易娩出，也不致耗血过多，产后恶露亦正常排出而自止；哺乳期血气旺盛则乳汁充沛而分泌正常。如孕产期内有瘀阻，则可致胎漏，或产时大量出血，或产后腹痛、恶露不绝等，哺乳期血气壅阻，可成乳痈。

妇产科疾病主要是与妇女生殖系统有关的病变。生殖系统功能的正常与否，同人体的血液循环系统、神经体液系统及内分泌等有密切联系，它们之间又是互相影响的，故血的瘀滞可以从各方面影响到生殖系统的病理变化。而妇女由于月经与产褥的关系，形成血瘀的病理变化机会较多，故血瘀成为妇产科常见的病因之一。由于血液流动缓慢甚或停滞，或血液离经而成瘀积，使血液自动态而变为静态，在病机上可表现为血液循环障碍和受累组织的损害、组织细胞的炎症、水肿、糜烂、坏死、硬化、增生等继发性改变。从妇产科的范围来说，即可发生上述经、孕、产、乳诸疾。具体疾病，容后详述。

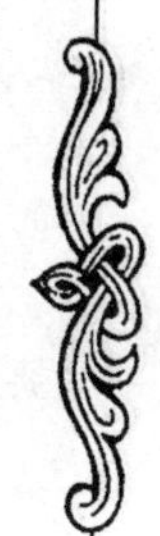

三、血瘀的证候和诊断

血瘀在妇产科的主要见症，可有下列几种：

（一）疼痛

中医学认为“通则不痛，痛则不通”。血瘀可使血流滞碍、组织发炎肿胀等，其病机是脉道不够通畅，甚或闭塞不通，因而出现疼痛。其特征多为部位固定，痛处拒按，或按之有块，痛较顽固、剧烈或胀痛等。最常见的病如痛经、癥瘕疼痛或产后腹痛等。

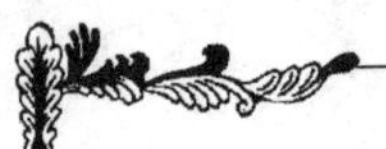

（二）癥瘕肿块

瘀血壅聚于经络脏腑，日久可成癥瘕肿块。清代医家唐容川的《血证论》说：“瘀血在经络脏腑之间，则结为癥瘕。”又说：“气为血滞，则聚而成形。”妇科的癥瘕肿块是比较多见的，如子宫肌瘤、卵巢囊肿、子宫内膜异位症、盆腔炎症包块、阴道闭锁的月经潴留、内生殖器的畸胎瘤或某些恶性肿瘤等，都属于这一范畴。《灵枢·水胀》有石瘕、肠覃的描述：“石瘕生于胞中，寒气客于子门，子门闭塞，气不得通，恶血当泻不泻，衃以留止，日以益大，状如怀子，月事不以时下，皆生于女子，可导而下。”这可能是指先天性处女膜闭锁的经血潴留症。“肠覃者，寒气客于肠外，与卫气相搏，气不得营，因有所系，癖而内著，恶气乃起，息肉乃生。其始生也，大如鸡卵，稍以益大，至其成，如怀子之状，久者离岁，按之则坚，推之则移，月事以时下，此其候也。”这可能是对卵巢囊肿的描述，因其在子宫之外，而且往往占居肠位，故曰肠覃。可见我国在两千多年前对于血瘀所致的妇科癥瘕包块等病，已有了一定的认识。

（三）妇科出血

“瘀血不去，新血不得归经”，这是妇科出血机理之一。又经行不畅，可致血不循经而妄行，成为离经之血。故妇产科的各种出血症，可由血瘀所引起：如胞宫积瘀，可致崩中漏下；产后胞衣不下或胞衣不净，可致产后大量出血或长期淋沥出血；血气郁逆，血不循经而妄行，可致经行吐衄、输卵管妊娠（亦由于气血滞碍不通所致）等，可使脉道损伤而内部出血。这些出血因素，都是由于血瘀造成。

（四）发热

机体内有瘀阻，一方面可由积瘀化热，另一方面又可降

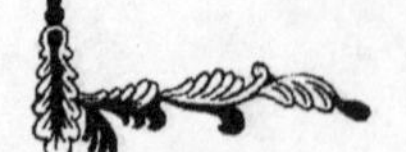

低体内的抗御能力而容易引起感染发热。产后发热中的一个类型即由于瘀血壅阻。例如产褥感染，中医学认为这是内有瘀积，继感热毒之邪所致。

（五）精神神经症状

血瘀症可引起精神抑郁，哭笑无常，有些出现顽固性头痛等神经系统症状，如热入血室、经前期紧张综合征等，血瘀往往是构成这些疾病的因素之一。

（六）月经不调和闭经

血瘀不仅可致痛经、崩漏等月经疾病，也可致月经不调和闭经。月经以通畅为顺，这反映身体血行畅利，若气滞血瘀，则血行滞碍，可出现月经先后多少不定，或是淋沥状，小腹胀痛，经色紫黯而有血块等；又或月经由量少而渐至闭止，此多因经、产期间，血室正开，外为寒凝，以致经脉阻滞，血不畅行，月经量少；若瘀血内停，积于血海，冲任受阻，则可由少而闭。多种月经疾病，均可由血瘀而产生，其表现症状有或多或少的不同，而其病机则一，贵乎临床时进行具体的辨证。

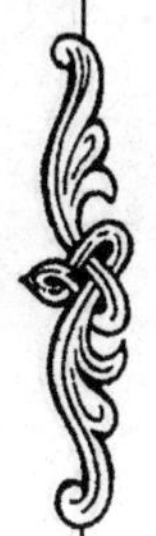

至于血瘀的诊断，除上述几种见症可供参考外，在望诊、切诊、触诊等方面还有它的特点。

其一，面色多紫黯甚或黧黑。

其二，唇舌黯红青紫或有瘀斑（一般多见于久病血瘀或瘀积较明显的患者，但无此种表现不一定不是血瘀）。

其三，如属月经异常者，经色多紫黑，经质多稠浓或有较明显的血块。

其四，皮肤干燥而色紫无华，甚或肌肤甲错。

其五，腹部按之可触及硬实的痞块，且疼痛拒按。

其六，脉象沉弦或沉涩。

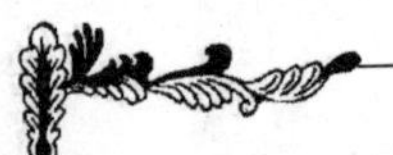

四、活血化瘀法的作用和妇产科常用的方药

（一）活血化瘀法的作用

瘀血是一种有形之邪，多属实证。《素问·阴阳应象大论》说："血实者宜决之。"决之，即驱除化逐之意，亦即我们常说的活血祛瘀法或称活血化瘀法。《素问·至真要大论》指出："疏其血气，令其调达，以致和平。"此即理气活血，使瘀滞的血脉恢复其原有的活动流通，以达到治疗之目的。根据国内临床观察和实验研究资料，活血化瘀法有如下的作用：

1. 改善微循环 有瘀血证候表现的患者，经过活血化瘀治疗后，发现其毛细血管脆性明显改善，间接提示能增加微循环毛细血管的张力和降低血管壁通透性，不同程度地解除微循环障碍，从而改善微循环的功能。

2. 改善血液流变学性质 用活血化瘀法治疗后，可使血液的浓、黏、凝、聚程度减轻或恢复正常，从而改善血液流变学性质。

3. 调节血流分布和改善心脏功能 中药活血化瘀的药物，分别有选择性地扩张血管，开放某一局部的血管网，加速这个部位血液流动的作用，从而调节全身血液和改善心脏功能。"心主血脉"，妇女以血为本，故心的功能与妇产科疾病具有一定的关系。《素问·阴阳别论》说："二阳之病发心脾，有不得隐曲，女子不月。"《素问·评热病论》指出："月事不来者，胞脉闭也。胞脉者属心而络于胞中，今气上迫肺，心气不得下通，故月事不来也。"心主血，脾统血，二脏与血均有密切关系。活血化瘀法能调节血流分布和改善心脏功能，这对于某些月经病是有调整作用的。

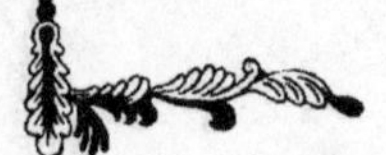

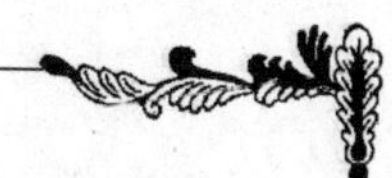

4. 促进组织的修复与再生 这是由于使用活血化瘀法后，血液流变性改善。血流加快，红细胞解聚，毛细血管网开放增多，在局部血流增加的基础上，加快了坏死组织的吸收，以及血液的供给和营养的改善，从而促进组织的修复和再生，因此对妇科各种炎症具有一定的效果。

5. 促进增生性病变的转化和吸收 活血化瘀法能减轻组织增殖和组织粘连，对于肿瘤细胞的生长也具有一定的抑制作用。因此，活血化瘀法对于妇产科此类病变某一阶段，具有一定疗效。

6. 对代谢、免疫、抗凝和纤溶的影响 实践证明，不少活血化瘀药物对体内物质代谢有一定作用。有些活血化瘀药物对排卵型功能性子宫出血患者，服药以后可使尿中所含17羟升高，这说明它对肾上腺皮质功能也有一定的影响。此外活血化瘀法对免疫功能的影响，值得今后深入研究。又某些活血化瘀药物能纠正出血时间和凝血时间，故对某些月经过多或出血不止的病人，可以达到减少出血及止血之目的。

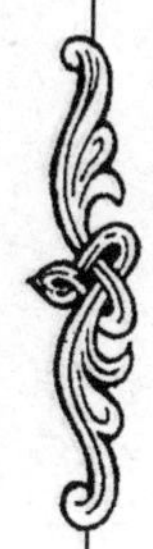

以上几点，是近年来国内研究活血化瘀作用原理的初步认识，这些可喜的探索，值得我们今后进一步从各方面继续加以研究。

（二）活血化瘀的常用方药

导致血瘀的原因不同，由此而产生的疾病甚多，故活血化瘀法应用范围很广，但运用起来其中亦有差异，现仅就妇产科所常用者概述如下：

1. 行气活血 适用于气滞血瘀之证。如肝气郁结的痛经、经前紧张症、慢性盆腔炎等，常用方药如膈下逐瘀汤（《医林改错》方：乌药、延胡索、枳壳、香附、当归、川芎、赤芍、桃仁、红花、丹皮、灵脂、甘草）、香棱丸（《济

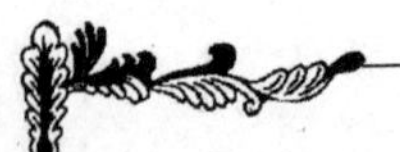

生方》方：丁香、木香、小茴香、三棱、莪术、青皮、枳壳、川楝子）、丹栀逍遥散（《古今医统》方：丹皮、栀子、柴胡、当归、芍药、茯苓、甘草、薄荷、煨姜）等。

2. 活血止痛 瘀血内阻的特征往往出现疼痛，在妇产科中更为常见。常用方药如失笑散（《太平惠民和剂局方》方：蒲黄、灵脂）、金铃子散（《太平圣惠方》方：川楝子、延胡索）、活络效灵丹（《医学衷中参西录》方：丹参、当归、没药、乳香）等。

3. 祛瘀散寒 寒凝则血瘀，根据《内经》"温则消而去之"之理，治宜温经散寒以祛瘀，或通阳逐瘀，常用方药如少腹逐瘀汤（《医林改错》方：干姜、桂枝、小茴香、没药、川芎、当归、芍药、灵脂、延胡索、蒲黄）、金匮温经汤（《金匮要略》方：吴茱萸、桂枝、生姜、川芎、当归、人参、半夏、阿胶、丹皮、麦冬、芍药、炙甘草）、生化汤（《傅青主女科》方：川芎、当归、煨姜、桃仁、炙甘草）、桂枝茯苓丸（《金匮要略》方：桂枝、茯苓、桃仁、丹皮、赤芍）等。

4. 攻逐瘀血 血瘀明显而形成瘀积，同时体质尚壮盛者，可采用攻逐瘀血之法。常用方药如桃红四物汤（《医宗金鉴》方：桃仁、红花、当归、川芎、芍药、地黄）、桃仁承气汤（《伤寒论》方：桃仁、大黄、桂枝、芒硝、甘草）、下瘀血汤（《金匮要略》方：土鳖虫、桃仁、大黄）、抵当汤及抵当丸（《伤寒论》方：水蛭、虻虫、桃仁、大黄）等。

5. 清热化瘀 血内蕴热，煎熬津液，使血液浓、稠、黏、聚，成为瘀热在里的病机，治宜清热化瘀。常用方药如解毒活血汤（《医林改错》方：连翘、葛根、柴胡、生地、赤芍、当归、桃仁、红花、枳壳、甘草）、消乳汤（《医学衷

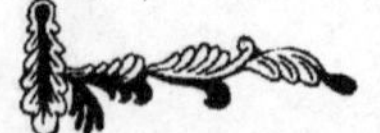

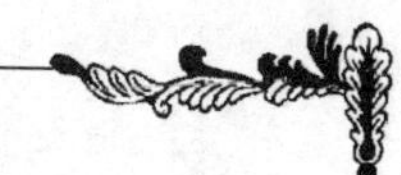

中参西录》方：丹参、乳香、没药、穿山甲、金银花、连翘、知母、栝楼)、血府逐瘀汤(《医林改错》方：生地、赤芍、归尾、川芎、桃仁、红花、柴胡、牛膝、甘草、桔梗、枳壳)等。

五、活血化瘀法对妇产科常见病的运用

妇产科疾病需用活血化瘀法治疗的，最常见者有如下几种：

(一)痛经

引致痛经的主要原因，多为寒凝或瘀阻。如痛经反复发作，日久不愈，且疼痛剧烈拒按，或按之有包块，且血块较多，血块排出后则疼痛暂为缓减者，多由瘀滞所致。从现代医学观点来看，这种痛经不少属于子宫内膜异位症，治则必须以化瘀止痛为主，并结合寒热辨证治疗。可用失笑散为主方，或选用桃红四物汤、金匮温经汤、少腹逐瘀汤、膈下逐瘀汤等，随证加减化裁。

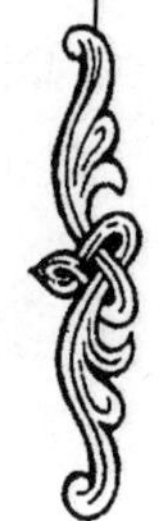

(二)闭经

闭经可分为虚证和实证两大类。虚证之闭经多因血虚或肾虚；实证的闭经不外痰湿或血瘀。一般来说，久闭多虚，突闭多瘀(注意与早孕相鉴别)。虚证宜以补为通，或先补后攻，因势利导，实证可攻或兼温化。祛瘀通经的方药，常用的有桃红四物汤、瘀血汤、《良方》温经汤(《妇人大全良方》方：当归、川芎、白芍、肉桂、莪术、丹皮、牛膝、人参、甘草)等。

(三)崩漏

崩漏的原因，以肝肾阴虚或脾肾阳虚为主，但亦往往兼有血瘀。特别是久漏不止的病人，多属瘀滞所致，惟必须以

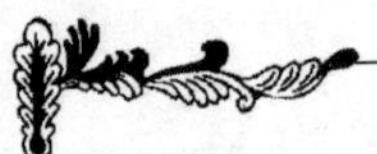

中医的辨证原则为依据。如漏下日久，经色紫黑，兼有下腹胀痛、唇舌有瘀斑者，每属瘀血为患。据近年文献报道，对功能性子宫出血采取活血化瘀法治疗，可取得中药刮宫止血的效果。常用方药可用失笑散重加益母草。

（四）月经不调

月经先后无定期、量多少不定，或行而不畅，呈淋漓状，兼有下腹胀痛者，往往与气滞血瘀有关。以行气解郁、活血化瘀法治疗，多能取效。常用方药可选丹栀逍遥散加丹参、香附、凌霄花、益母草、郁金等。

（五）经行吐衄

本证往往由于冲脉瘀滞不通，月经不调畅，因而挟同肝气上逆而吐血衄血。治则应以凉血降逆、理气通经为主。方药可用丹栀逍遥散（栀子用黑栀子）加丹参、牛膝、茅根、郁金之类，以凉血化瘀降逆。

（六）经前期紧张综合征

有些妇女每次月经前烦躁不安、头痛失眠、易怒喜哭、乳房胀痛、月经不畅利等。此症多属气血郁滞于里所致。治宜舒肝解郁，行气活血。可用丹栀逍遥散加丹参、桃仁、郁金、香附、青皮之类，使月经调畅，则诸症可除。

（七）盆腔炎

本症主要由于瘀热壅滞小腹，气机受阻，因而引起炎症所致。证候表现为下腹疼痛，或形成癥瘕包块，带下增多，或有不同程度的发热等。治宜清热化瘀、行气止痛。可用解毒活血汤合金铃子散加减，或用活血化瘀汤（北京首都医院方：生地、赤芍、桃仁、红花、生牡蛎、生鳖甲、昆布、海藻、夏枯草、桑寄生、川断）、急盆清解汤（广州中医学院附属医院方：金银花、连翘、败酱草、丹皮、栀子、赤芍、

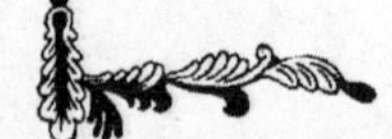

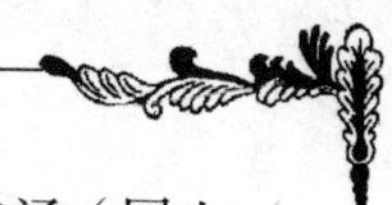

桃仁、蒲公英、没药、乳香、甘草)、慢盆消结汤(同上：丹参、三棱、莪术、生苡仁、苍术、云苓、柴胡、青皮)，以活血化瘀散结。

(八)胎衣不下

本症往往造成产后大出血的危险证候。接生时除用手术处理外，中医可采用活血逐瘀法以助其排出，气虚者则于活血逐瘀方中重加黄芪等益气之品，加强子宫的收缩功能，将胎盘排出。

(九)产后恶露不绝

本症有虚、有实。虚证由于气虚不摄；实证则因瘀血未净(往往是胎盘残留)，以致新血难安，因而淋漓不止。血色多紫黑而夹有小血块，且有腹痛。治宜活血化瘀，方用生化汤重加益母草，以助瘀血排出。

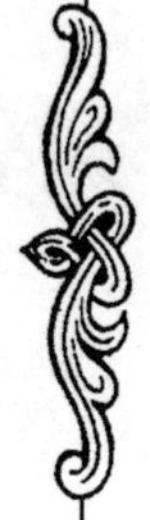

(十)产后腹痛

本症也是有虚、有实。虚证由于血虚或兼内寒；实证则由于瘀血内留，俗称儿枕痛。痛有定处，呈刺痛状，恶露不多而色黯黑。治宜活血止痛。可用生化汤合失笑散加广木香、乌药之类。

(十一)产褥感染

产后瘀血内留兼感热毒邪气，故突发高热，腹部胀痛，恶露臭秽，甚或全身发斑，神志昏迷等。治宜清热解毒兼活血化瘀。方药可用犀角清络饮(《通俗伤寒论》方：犀角、生地、丹皮、赤芍、桃仁、连翘、茅根、竹沥、灯心花、菖蒲)加减。高热昏迷者，兼服紫雪丹(《太平惠民和剂局方》)。

(十二)癥瘕肿块

妇科病的癥瘕肿块，范围较广，有属于炎症者，有属于

生殖器官肿瘤等实质性组织增生者，不论其属于哪种类型，总由于血瘀结聚。治则应于散结化瘀法中结合辨证施治。一般可选用桂枝茯苓丸、大黄䗪虫丸（《金匮要略》方：大黄、䗪虫、桃仁、虻虫、水蛭、蛴螬、干地黄、干漆、芍药、杏仁、黄芩、甘草）、化癥回生丹（《温病条辨》方：人参、肉桂、两头尖、麝香、姜黄、丁香、川椒炭、虻虫、三棱、蒲黄炭、红花、苏木、桃仁、苏子霜、灵脂、降香、干漆、归尾、没药、白芍、杏仁、香附、吴茱萸、延胡索、水蛭、阿魏、小茴香炭、川芎、乳香、高良姜、艾炭、益母膏、地黄、鳖甲胶、大黄）、香棱丸等内服。外用双柏散（广州中医药大学方：大黄、黄柏、侧柏、泽兰），调成膏状局部外敷。

（十三）异位妊娠

异位妊娠，俗称宫外孕，多发生于输卵管。不论在输卵管破裂前或破裂期出血或后遗包块，均属于气滞血瘀，蓄瘀，治宜活血化瘀消炎散结（休克型除外）。少腹蓄瘀者可用宫外孕一号方（山西医学院方：赤芍、丹皮、桃仁），以促进腹腔内离经之血的吸收。盆腔包块形成者，可用宫外孕二号方（上方加三棱、莪术），以化瘀消癥。

六、体会

活血化瘀法是中医学中一种重要的也是特有的治法。它与中医学中的气血学说有紧密联系。《内经》首先提出“血凝泣，脉不通”的病机。张仲景《伤寒杂病论》论述有蓄血证、瘀血、干血、血痹、经水不利、产后腹痛等与血瘀有关的疾病，并载有十多首活血化瘀的方剂。以后历代对瘀血的论述不断有所补充，并创制了不少活血化瘀的方剂。尤其

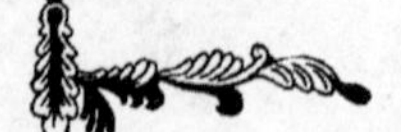

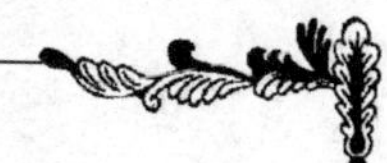

是清代王清任的《医林改错》和近世唐容川的《血证论》等著述，对瘀血症的理论和治法方药，有了较大的发展。近年来，此治法经中西医结合进行了大量的临床观察和实验研究，取得了可喜的成绩，其应用范围不断扩大，内、外、妇、儿、五官、眼科的多种疾病，用之均收到较满意的效果，因而引起人们对它的重视。在中医妇产科领域，对瘀血这种致病因素，向来极为重视，活血化瘀法应用于妇产科疾病也较广泛，方药尤多。如王清任认为有些不孕症可用少腹逐瘀汤治疗。输卵管不通患者，用活血化瘀法治疗，也可收到一定效果。宫外孕过去认为非手术治疗不可，但近年用活血化瘀法非手术治疗，取得较好的疗效，成为突出的科研成果。用复方莪术注射液治疗妇科癌症，亦有一定的作用。今后进一步研究，以突破现有的水平，前途是大有希望的。

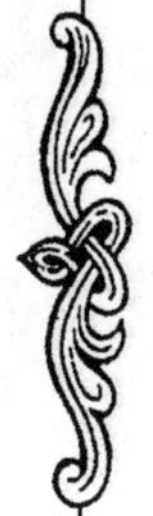

为了配合计划生育工作的开展，有研究采用活血化瘀通经之法，用以治疗月经过期不久，疑有早孕可能者，进行催经止孕，而达到早期药物人工流产之目的，这也有进一步深入研究的必要。

活血化瘀法的运用，应该以中医辨证施治的理论来指导实践，但必须结合现代的科学方法来加以研究。了解其在体内各方面所起的作用，并分析各种方剂、药物的特性，掌握其最适宜的剂量，使能收到最理想的效果，这是今后应予努力的。

（原载全军活血化瘀专题学习班资料）

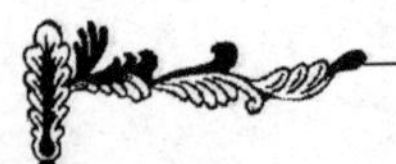

妇科望诊的重要意义

中医之四诊以望诊为首。《难经》有“望而知之谓之神，闻而知之谓之圣，问而知之谓之工，切而知之谓之巧”之说。而望诊在妇科至为重要，包括了对神、色、形态的观察和对经、带、恶露的辨析，是第一手的客观资料。根据中医的整体观念，“有诸内必形诸外”，故能视外而知内。有经验的医家，通过望诊可以大致了解病情。

望诊首先望神，主要观察病人的神志、眼神和精神状态。对危急重症的诊断有较大意义。如神志淡漠，反应迟钝者，常为大量失血之征，可见于崩漏、堕胎（不全流产）或宫外孕破裂等，救治不及则可迅速陷入厥脱之危象。如双目无神，眼眶下陷，神志淡漠，肌肤甲错，则为气阴两亏之征，妊娠剧吐或产后发热、盆腔炎热入营血之重症皆可有此表现。若非危重症而见表情淡漠，不欲言语者，多属阳虚，可见于绝经前后或月经前后诸症。

望面色是望诊中较主要的部分。面部的色泽反映了脏腑气血的盛衰。面色苍白是白而带青之色，主气血虚，常兼肝血不足或有肝风；面色白而虚浮者，主肺气虚或气虚血脱；面色萎黄主脾虚、血虚；晦黄为黄而晦暗，主脾肾两虚，尤以肾虚为主；面色红赤则为实热之象；颧红主虚热，尤以午后为甚；面色晦暗或黯斑主肾虚或脾肾两虚。面颊、眼眶或额部晦暗和黯斑常见于妇科肾虚证。晦暗是黑褐而无华之色，属肾之本色。肾主生殖，面色晦暗者多有生殖功能低下

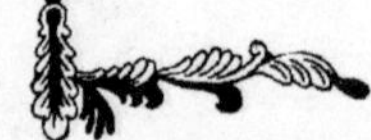

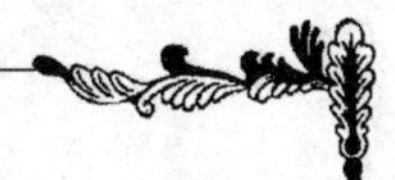

之痼疾。对晦暗或黯斑的辨析，则以眼眶黯黑主肾虚，面颊黯斑主脾肾虚，下眼睑浮而晦暗者以脾虚为主。晦暗或黯斑的程度与病情相关，证候重则晦暗或黯斑加深，病情好转则晦暗与黯斑渐消。这种征象多见于崩漏、闭经、不孕、滑胎等病程长而缠绵难愈的患者。此外，环口黯黑则为肾虚冲任亏损。因任脉与督脉交会于唇口，肾之精气不足，则唇口不荣，而艰于生育。但唇色暗又主寒凝、血瘀和心阳不振，应结合全身脉证予以鉴别。同时，面部黯斑还需与长期日晒形成的晒斑和使用化妆品不当造成的皮肤损害相鉴别。

望舌为望诊中最重要的内容。“舌为心之苗窍”，脏腑以经络连于舌本，故脏腑的寒热虚实亦可通过舌象反映出来。曹炳章《辨舌指南》云：“辨舌质可辨脏腑之虚实，视舌苔可察六淫之浅深。”妇科舌诊亦有其规律。如舌体瘦小者，是温病伤阴之象。而妇科久病血虚也可见舌体瘦。瘦薄而偏红为阴虚内热；瘦薄而偏淡为气血两虚。舌淡而胖主脾虚、气虚；胖而湿润如水泡猪肝样则主脾虚湿盛。舌红主热，舌尖红为心火盛；舌边红为肝胆热；舌绛红而干为热盛伤阴；舌暗红为血瘀，甚至可有瘀点、瘀斑。而舌淡黯不荣润者，则主肾虚，为肾气不足，精血不能上荣之故，其特征是黯滞而淡，无润泽之色，与血瘀之紫暗不同。苔白主寒，苔黄主热，苔腻主湿，苔黑而干主热炽伤阴，灰黑而湿润为寒水上泛，剥苔或无苔则主伤阴，也为胃气虚衰之象。

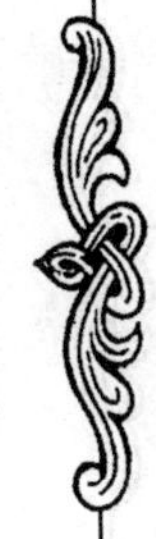

望形态在妇科有特殊的意义。妇科病常与体质禀赋有关。大抵形体消瘦者，阳有余而阴不足，不受温燥；形体肥胖者，有余于形而不足于气，脾气虚则易生痰湿，且不任寒凉。女子年逾18岁仍矮小、瘦削、乳房不丰者，为先天肾气不足，可见于闭经或月经不调。毛发之荣枯，关乎肾精与

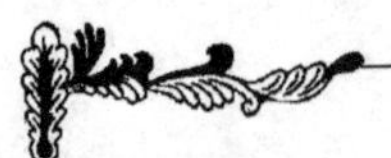

气血。毛发枯槁、脱落，主肾虚；女子体毛浓密，有如须眉之象，为冲任当泄不泄，常因痰湿壅滞胞脉，可致闭经、不孕。

望经带是妇科特有的内容。观察月经、带下、恶露的量、色、质，以辨寒热虚实。如经色鲜红而质黏，为虚热；深红而质稠，为实热；经色淡红而质稀，属气血虚；暗红而质稠，或有血块，为血瘀；若淡黯而质稀如水，则属肾虚。带下以量少津津常润为善。如量多清稀如水，为脾肾阳虚；量多色白而黏，为脾虚湿盛；带下色黄或赤白相间，多为湿热；黏腐如豆渣或青黄如泡沫，为湿浊下注；带下如脓样或五色杂见，为湿毒或热毒，常因肿瘤继发感染所致；带下色赤而量少，可因瘀热，淡黯而稀，则属肾虚。

望诊为四诊之一，随着科学技术的进步，现在可通过超声波、X线透视、造影、CT、MRI等手段诊察体内的病变，是中医望诊的进一步发展。但医生对病人的整体形态与神态进行观察，并诊视局部与分泌物的情况，仍是临证的第一要务。结合问诊、闻诊与切诊，参考其他辅助检查，均有助于对病人作出正确的诊断。

妇科病可概括为虚实两类

古云“万病不外虚实两端，万方不离补泻二法”。这是中医辨证论治的高度概括，对妇科病也不例外。

妇科有月经病、带下病、妊娠病、产褥病、产后病以及与生殖系统有关的杂病。但从辨证分类而言，若非虚证，便

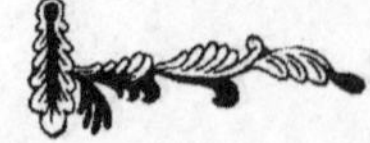

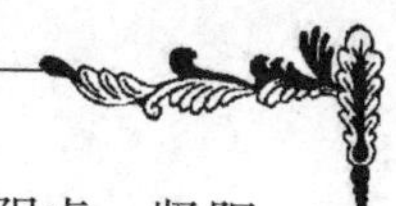

是实证，或虚实夹杂之证。常见的妇科虚证有肾阴虚、肾阳虚、脾肾阳虚、肝肾阴虚、肝阴亏损、脾气虚陷、气虚、血虚等等；实证则有血瘀、气滞、痰湿壅阻等等。而寒往往与虚并见，热则多与实并存。故妇科病的寒、热，也可归属于虚、实两类。从具体病证而言，如月经病之崩漏，可因气虚失摄、脾虚不统、肾不闭藏等因素所致，亦可由瘀血内阻、血不归经，或血内蕴热、迫血妄行而成。闭经可因血虚或肾虚以致无源可下，也可由瘀血阻滞、痰湿壅阻或肝气郁结不疏而致。又如杂病中之不孕症，可因肾虚精血亏损以致不能按期排卵或黄体不健，亦可由气滞血瘀使胞宫、胞络阻滞，输卵管阻塞、盆腔炎腹痛之类是也。朱丹溪云："女不可以为母，得阴道之塞者也。"阴道之塞，可理解为月经不畅顺、输卵管不通等情况。其中有实证，也有虚证。可见同一病者，由于致病机理不同，多有虚实之别，治法方药，则应有补泻之分。补不足、泻有余，这是常法。

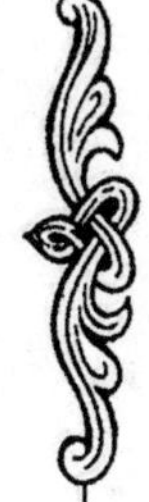

张景岳《妇人规》论妇科病认为"虚者极多，实者极少"，用药多偏于温补。但纵观临证之际所遇之妇科病证，则往往是虚证与实证参半。这种情况，可能关乎时代、地域的不同，患者体质之差异。如痛经、经行乳胀、乳痈、乳癖、癥瘕等病证（包括盆腔炎、子宫内膜异位症、子宫肌瘤、卵巢囊肿、输卵管阻塞、乳腺增生等），均以实证居多，治宜行气活血、化瘀散结、疏肝解郁、清利湿热等。其中尤以血瘀和气滞为多见。古人有谓"产后多虚、多瘀"，其实妇产科疾病均属多虚、多瘀，不独产后为然。

经、带、胎、产、杂病何以血瘀为患较多？由于妇女以血为主，经、孕、产、乳皆以血为用。血脉通畅，周流不息，营运全身，则脏腑安和，经脉调畅，健康无病；月经、胎孕均可正常。倘血液出现浓、黏、凝、聚，甚或溢出脉道之外，则血行不畅或缓慢壅阻，均属血瘀范畴。现在通过微循环、血液流变学等检查方法进行观察，可发现红细胞聚集性增强、变形能力减弱、血流缓慢等，这是血流瘀滞的一种表现，从而对脏腑经络产生不良影响，引起病变。血与气是相辅而行的。血脉瘀滞，气亦随之，故血瘀气滞，往往同时并见。气行则血行，气滞则血滞，故活血行气，成为治疗血瘀气滞之大法。

《金匮要略》妇人病三篇中，共列有药方 33 首（另有阳旦汤未列药物，有一条只云“当以附子温其脏”而未列方名），包括外用者 3 首，内服者 30 首。其中补虚者 8 首，泻实者 10 首，余为和解或补泻兼用者。10 首泻实方中，活血化瘀者占 7 首，计有桂枝茯苓丸、下瘀血汤、抵当汤、红蓝花酒、旋覆花汤、大黄甘遂汤、土瓜根散等。此外，在《虚劳篇》尚有用大黄䗪虫丸治疗房室伤而内有干血者，可见血瘀在妇产科是常见的病机，活血化瘀法具有重要的临床意义。仲景首先录载了活血化瘀的方药，后世不断有所发展。清代王清任的《医林改错》可以说是活血化瘀治法的专书。其中血府逐瘀汤、膈下逐瘀汤、少腹逐瘀汤等，至今仍广泛应用于妇科临床，与仲景的下瘀血汤、抵当汤、桂枝茯苓丸、红蓝花酒等，可以说是先后相辉。妇产科之实证，总以瘀血壅阻为主。近年来对于瘀血的病机和活血化瘀法的研究，有了进一步的认识，这对治疗妇产科病的实证，有很大的帮助和启发，应进一步深入加以研究。

虚与实是不同的病理变化。《内经》云：“邪气盛则实，精气夺则虚。”“实者泻之，虚者补之。”这是总的治疗原则。泻，是去其有余，攻其邪气；补，是补其不足，益其精血。

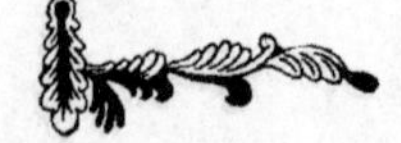

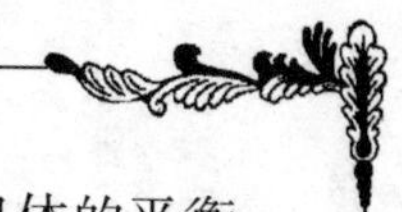

两种治法虽然相反，目的都是补偏救弊，恢复机体的平衡。如何适当运用这两种方法，必须随证、随人，辨明邪正的虚实，才能灵活施治，而不应有所固执。

妇女如何安度晚年

中华人民共和国成立以来，我国人民生活水平逐渐提高，社会安定，卫生和福利条件较好，寿命也明显延长。现在男女平等，妇女多数参加工作。从全国来说，妇女平均寿命较男子为高，已达75岁左右，离、退休后生活同样有保障。社会上老年人不断增加，如何维持其身心健康，以达到既长寿又健康，这是当前普遍关心的问题。

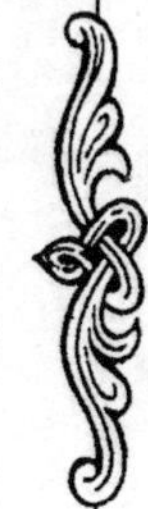

早在两千多年前，《黄帝内经》就提出："食饮有节，起居有常，不妄作劳，故能形与神俱，以尽终其天年，度百岁乃去。"近来各国科学家经过研究，认为人的寿命应超过100岁，如各方面调理得好，是可以活到百岁以上的。事实上，我国的百岁寿星为数不少，其中尤以妇女为多。因此，如何保证其健康，使其老年生活自理，减少疾苦，以安享其天年，应引起医学家与社会学家的重视。

老年妇女健康与否，与中青年时期的保健养生有密切关系。

一、适时婚嫁，优生优育

早婚、早孕或孕产频多，对身体健康是有影响的。我国现行《婚姻法》规定女子年满20周岁才能结婚，这是合法

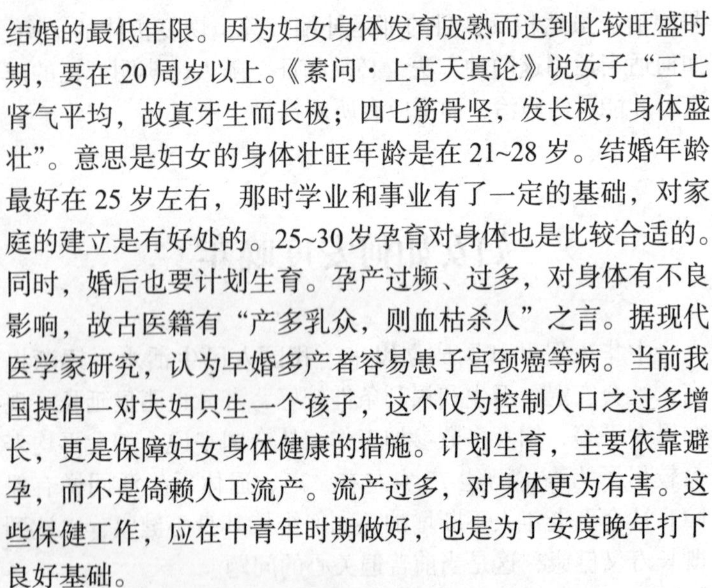

结婚的最低年限。因为妇女身体发育成熟而达到比较旺盛时期，要在20周岁以上。《素问·上古天真论》说女子"三七肾气平均，故真牙生而长极；四七筋骨坚，发长极，身体盛壮"。意思是妇女的身体壮旺年龄是在21~28岁。结婚年龄最好在25岁左右，那时学业和事业有了一定的基础，对家庭的建立是有好处的。25~30岁孕育对身体也是比较合适的。同时，婚后也要计划生育。孕产过频、过多，对身体有不良影响，故古医籍有"产多乳众，则血枯杀人"之言。据现代医学家研究，认为早婚多产者容易患子宫颈癌等病。当前我国提倡一对夫妇只生一个孩子，这不仅为控制人口之过多增长，更是保障妇女身体健康的措施。计划生育，主要依靠避孕，而不是倚赖人工流产。流产过多，对身体更为有害。这些保健工作，应在中青年时期做好，也是为了安度晚年打下良好基础。

二、乐观舒畅，安度更年期

妇女在绝经前后的几年，45~55岁这个时期，属于更年期。一般妇女50岁左右绝经，但亦有早至40岁，或晚至55岁才绝经者，这因各人的体质或生活环境而异。总之，从生育期过渡到没有生育之一段时期，称为更年期。《内经》谓："七七任脉虚，太冲脉衰少，天癸竭，地道不通，故形坏而无子也。"概括地指出了这一时期的情况和机理。西医认为此时卵巢功能减退，雌激素分泌量减少，机体从生育期内分泌旺盛过渡到减退的状态，由此而产生植物性神经紊乱等，临床上可出现多种多样的症状，如烦躁、忧郁、焦虑、头晕、烘热、多汗、失眠、心悸、情绪不稳，甚或阵发性啼哭、狂妄等，这些症状可三三两两出现，轻重不一，时间长

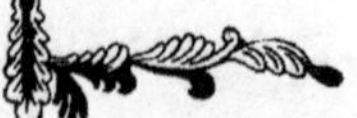

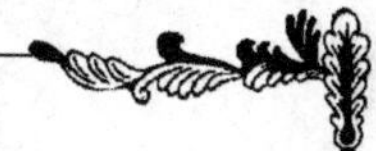

短不定，短则一二年，长则六七年，而出现这些症状者，只是少数。因此，通过身体锻炼和精神上的修养，是可以预防这些症状出现的。

首先要精神开朗，思想乐观，心情舒畅。老年医学研究表明，乐观愉快，能使血液中增加一种有益于健康的化学物质，促进和调节人体的生理平衡，增强肌体的免疫能力，延缓衰老进程，而且有益于大脑皮层和神经的协调，消除身心疲劳，振奋精神，延缓大脑的老化。因此，老年人应该参加一些娱乐活动或旅游，切忌把自己关在家里，以免孤独抑郁。因为不良情绪会给大脑带来恶性刺激，导致人体各系统的机能紊乱而发病。长期抑郁，心绪不宁，使大脑处于紧张状态，肾上腺皮质激素分泌增多，神经、血管也处于紧张状态，则往往容易患老年性痴呆、癌症、冠心病、胃及十二指肠溃疡等疾病。不良情绪可导致疾病，病痛又反过来影响情绪，这种恶性循环，不仅影响健康，并能影响寿命。因此，妇女在此阶段，必须乐观舒畅，维持身体健康，若稍有不适，既要及早调治，更要建立战胜疾病的信心，务求平稳地渡过更年期，且愉快地进入老年期。

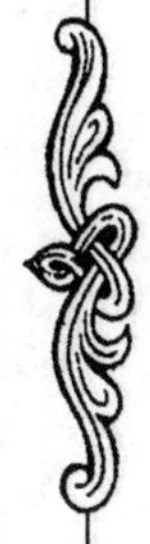

三、胸怀坦荡，安享晚年

妇女渡过更年期后，一般 55 岁便可退休。退休是人生的一个转折点，需要有计划地重新加以安排。由于每个人的身体和家庭情况有所不同，计划安排各异。但首先要精神开朗、思想乐观，具有随遇而安的心态。《内经》谓：“恬淡虚无，真气从之，精神内守，病安从来？”一个人无论什么时候，若能心情愉快，则血气和调，脏腑功能正常，抗御能力健旺，自可无病，没有疾病侵扰，则生理正常运转而健

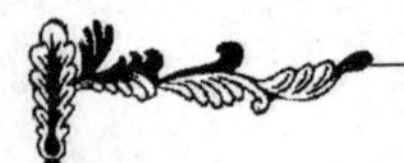

康。妇女进入退休年龄后，其实只是“天年”的一半（《内经》以百岁为天年；《尚书·洪范》以120岁为寿。可见我国古代是以100~120岁为人的天然寿命，这与现代外国生命学家研究的结论基本相同），这时期仅是达到天然寿命的中年，应是“不知老之将至”，此际“来日方长”，要有“老当益壮”之心态。对人的年寿有正确的认识，则不会有“去日苦多来日短”之感，心无挂虑，达到《内经》所言“内无思想之患，以恬愉为务，以自得为功”，自可安享晚年。

四、食饮有节，起居有时

合理的饮食，对健康至关重要，老年人更应注意。饮食必须定时、定量。食物入胃，一般要有四五个小时才消化完毕。胃肠具有习惯性和规律性，进食应有基本固定的规律，相距时间太长、太短，甚或食无定时，均非所宜。老年人进食不宜过饱，食至七八成便可以了，更不可暴饮暴食。若素有高血压或心脏病者，饱食以后，容易诱发中风或心肌梗死等心脑血管疾患。孔子曾说：“肉虽多，不使胜食器，为酒无量，不及乱。”饮食物以清淡的蔬菜植物类为主，较为适宜，膏粱厚味的肥腻肉食，足以增加体内胆固醇。酒以不饮或少饮为佳。过甜、过咸的食品也不宜多吃。晨起喝一两杯茶或进食一碗大米粥，对胃肠具有清利作用。每日适量食些水果，保持大小便通畅，这对老年人是很重要的一种习惯。至于食物的宜寒、宜热，那要按各人的体质而定，总要以食后自觉舒适，不会出现不适感为佳。

起居要有定时，以早眠早起为好，老年人一般每晚有六七小时的睡眠就可以了，但中午应有一小时左右的午睡时间，以缓解疲劳。严寒酷暑，易生疾病，宜慎加防护。冬令

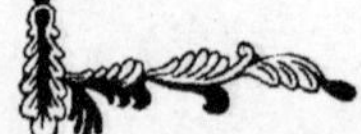

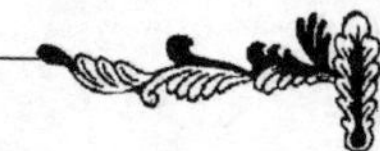

宜多接触阳光，注意保暖；夏季宜到树木阴凉处纳凉，避免汗多，并可借此多吸新鲜空气。尽量适应四时气候的变化，可以避免感染疾病。《内经》谓“虚邪贼风，避之有时”，即是此意。

五、劳逸有度，静养延年

活动与休息，总是交替进行的。动以养形，静以养气。一个人不活动或很少活动，则形体虚弱，甚或萎缩；过于安逸，则血脉滞碍，消化不良，肌肉不发达，体质羸弱。《内经》云：“久卧伤气，久坐伤肉”。但过度疲劳，则消耗体力。虽说生命在于运动，但长寿在于静养。世俗人有这样比喻：青少年如猴的活泼跳跃，中壮年如马之千里奔驰，老年人如龟之潜藏宁静。人不可有动而无静，亦不可有静而无动，白天以工作活动为主，夜间必需睡眠休息，这是一整天的劳逸结合。青少年精力充沛，应多运动；老年人身体机能减退，应休息多而活动少。这是一生历程中的劳逸有度。老僧所以能长寿，主要靠心无杂念，打坐静养。我国有两句格言：“淡泊明志，宁静致远。”这对老年人更为适用。人到了退休时期，事业已告一段落，不应再追求个人的名利，患得患失，宜修心养性，淡泊自甘，宁静以延年，寿命自可长久，这是老年人重要的养生之道。

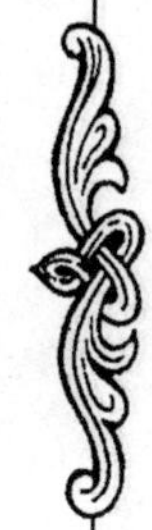

六、寄情文化，雅致人生

妇女退休以后，家务当然不能完全不做，但不宜为家务所困。有孙子者含饴弄孙，亦是人生一种乐趣，但不应像变相的保姆。应该有自己活动的园地，有自己的爱好乐趣。除注意上述的生活调节外，可选择一两种比较喜欢而有意义的

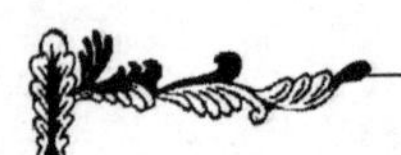

事情以怡情悦性。如书法、绘画、音乐、唱歌、读书、吟诗、写作、雕刻、集邮、下棋、种花、盆栽、刺绣等。寄情于一种文化艺术之中，以增加生活情趣，陶冶性情，使精神有所寄托，避免无聊枯寂。但不要沉迷于打麻将等无益的活动。上述这些雅致的文化生活，是可以通过学习逐步培养起来，兴趣是可以慢慢形成的，主要在于决心而已。

漫谈养生之道

目前世界上许多国家的人口，已逐渐趋向老龄化，不少国家人口的平均寿命达到70岁。如何使老年人长寿而又健康，生活能够自理，这是一个重要的社会问题。我国近年来由于社会安定，生活水平提高，老年人的比例也不断增长。保障老年人的健康，除社会福利和医疗卫生等条件外，更重要的是老年人本身要积极维持心身的健康，这就须要讲求养生之道。

我国历来很重视养生，以保持心身健康，防止疾病的发生。不仅医学著作中重视这一问题而详加阐述，其他经、史、子、集等古籍中也有所论及。远在春秋战国时代，孔子在《论语》中就说："子之燕居，申申如也，夭夭如也。"意思是孔子在空闲时，总是舒舒坦坦地休息。又说："鱼馁而肉败，不食；色恶不食；臭恶不食；失饪不食；不时不食。"这是从饮食上讲求卫生，以免因食了腐败变质或未经煮熟及不合季节的食物而导致疾病。《内经》对养生之道记载颇多，后世更有专书论述，如宋、元时代的《寿亲养老新书》是其

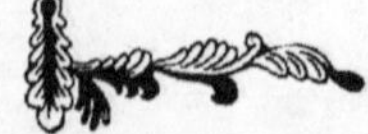

较著名者。我已年逾古稀，虽然也存在若干老年人常患的毛病，但精神体力还可以为人民贡献余热，对于养生之道略有体会，总结几条，以供参考。

一、心身的修养

精神修养对于养生是极为重要的，必须摆在首要的位置。因为人的脏腑气血，均可受七情所左右。心情舒畅，则脏腑安和，气血调畅，即使偶膺邪气的干扰，亦可把它抑制下去，不致生病。《素问·上古天真论》说："恬淡虚无，真气从之，精神内守，病安从来？"恬淡，是心情安闲清静；虚无，是思想上没有贪求妄想，患得患失的观念。这样则整体的生理活动保持正常，正气充沛，抗御能力良好，疾病自难于发生。

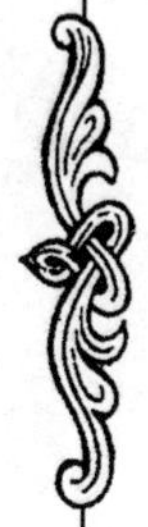

在人的一生中，总不会一帆风顺，有顺境也会有逆境。如何对待？各人有所不同。有些人处于顺境则骄奢淫逸，处于逆境则愤懑不平。或在困境中灰心丧气，意志消沉。如十年动乱时，有些人走上了自杀的道路；有些人虽受到不公正的对待，却能泰然处之，本着一种信念：事实与真理总会有一天能大白于天下，正气总会得到伸张。处境虽暂受委屈，生活一时比较艰苦，若具有恬淡虚无的精神，终能安然渡过。我是有过这种感受的。在"文革"期间下放受审查时，自问平生未有做过坏事，虽受压力，还是心安理得，无所畏惧，心身不致垮下来。故我认为养生之道首重精神修养，在平时固然重要，处逆境时尤为重要。

二、饮食的调摄

饮食为后天之本，对营养机体、维持健康至关重要。《素问·脏气法时论》说："五谷为养，五果为助，五畜为益，五菜为充，气味合而服之，以补益精气"也就是说，应以谷物类为主食，五谷，指粳米、麦、黍、大豆、小豆。同时要吃些水果，五果，指桃、李、杏、栗、枣。还要吃适量的肉类，五畜，指牛、羊、猪、鸡、犬。更要食蔬菜以充实脏腑，五菜，指葵、藿、薤、葱、韭。当然，古时的食物种类没有今天这样多，现在各类食物繁多，不限于这五种，但按此配伍是合适的。

饮食还应有所节制，不宜暴饮暴食，尤其是老年人，更应注意。疾病中的"食中"，是指醉饱过度所致中风类的病变，这在老年人尤为多见。《内经》指出："饮食自倍，肠胃乃伤。"又说："膏粱之变，足生大丁。"一方面指出暴饮暴食之害，同时说明过多食膏粱厚味，可以导致痈疔等疾患。孔子在《论语》中说："肉虽多，不使胜食器。"也就是说，不要过多地吃肉类，以免消化不良。这对老年人尤为重要，因肉食过多，容易引起血脂增高、动脉硬化，可导致高血压和心脏病。我国一向以谷类为主食，佐膳品也是以蔬菜为多，肉类只占少量。目前一些西方国家已认为我国的饮食模式最合理，可以减少高血压、脑血管意外、心脏病、糖尿病、癌肿等老年人好发病的发生。

饮食固然可以养生，同时也可以治病。《寿亲养老新书》就指出：凡老人有患，宜先以食治，食治未愈，然后命药，此养老之大法也。这是中医养生的特点。古代已有用于调治各种老年性疾患的药粥，如：治眼目之莲实粥、栀子仁粥；治耳聋耳鸣之猪肾粥、鲤鱼脑髓粥等。一些食物也是药物，如莲子、百合、山药、芡实、大枣、扁豆、赤小豆、黑豆、姜、蒜、葱等，用之得当，便可起到营养与治疗的双重

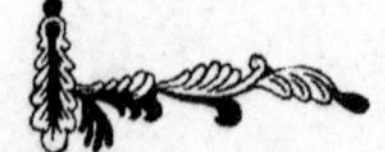

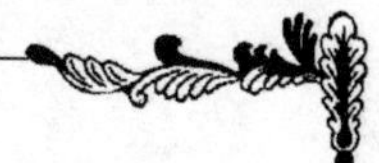

作用。

此外，饮食要定时定量，也就是《内经》指出的“食饮有节”。同时要少饮酒或不饮酒。酒量之多寡因人而异，也因身体健康状况而异，很难定出具体的限量，主要是适量。酒本来是一种药，适量饮用可以助气血的运行。适时、少量饮酒，一般是无妨的，以不影响精神与身体健康为度。至于烟则宜绝对禁止，因烟草所含尼古丁等有毒物质，对人体是有害而无益的。

中国人好饮茶，西方人好饮咖啡，比较起来，饮茶还是有好处的。茶叶具有消食、化痰、清利胃肠、消暑利尿、生津解渴、提神醒脑等作用。茶叶中含有蛋白质、氨基酸、维生素B、维生素C和无机盐（如氟盐等），以及鞣酸、咖啡因等。清晨起来喝一两杯茶，对身体会有好处，但浓度不宜过高，也不应作为整天不可缺少的嗜好。我每天晨起必饮一两杯浓度适中的乌龙茶，或在工作繁忙时也喝一两杯，这不仅可以解渴，且足以提高工作效率，日本人还认为茶有防癌作用。

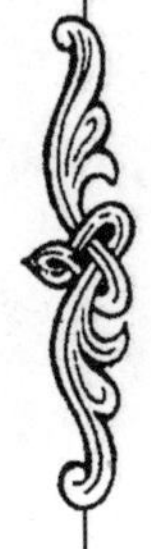

三、维持二便调畅

人体每日要有定量的饮食进入，经消化吸收其精华以后，其渣滓亦应及时排出，这是新陈代谢的需要，也是运化健旺的表现。《素问·六微旨大论》说：“出入废则神机化灭；升降息则气立孤危。故非出入则无以生长壮老已；非升降则无以生长化收藏。”饮食入胃是物质进入人体的衢道，大小二便是残余物质排出的主要途径。小便癃闭或大便不通，均可形成病证甚至导致严重的后果。故保持二便调畅，对健康是很重要的。当然，大小便过频、过多也是一种病态，故应

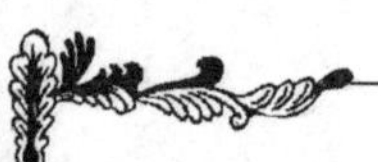

定时定量。特别是大便，宜习惯于每天晨起即行排便，使大肠清净，而后进食，则吸收较好，这对保持健康关系亦大，不应忽视。

四、作息有时，劳逸有节

人的生活，必须有规律。日夜的作息时间固然要有规律，四季寒暑的调节也应有规律。年龄的长幼，在生活上也应该有它的规律。《素问·上古天真论》说："法则天地，象似日月，辨别星辰，逆从阴阳，分别四时。"人体应该"与天地相参，与日月相应"，简称为"天人相应"。人体的生物钟是受宇宙环境影响和制约的。"日出而作，日入而息"，则顺应了昼夜的规律。"比昼作夜，晨昏颠倒"，则是违背自然的规律。为了保障健康，必须作息有时。最好能早眠早起，多见阳光，呼吸清新的空气，并作适当的运动，使气血流通。这不论对中年人或老年人都是适宜的，但运动量的大小，则可随年龄和体质而异，不能勉强或强求一致。世俗人谓童年是猴年，像猴子似的蹦蹦跳跳；青壮年是马年，可像马匹一样千里奔驰；老年是龟年，应该像龟一样多休息而少劳作，以减少体力的消耗。《三国志·华佗传》说："人体欲得劳动。但不当使极耳。动摇则谷气销，血脉流畅，病不得生。"不论年龄长幼，均应注意劳逸结合。过劳固然不好，过逸亦不适宜。故《内经》谓"久卧伤气，久坐伤肉"。长期卧床休息而缺少活动，身体会愈感虚弱，起来便会头晕。经常坐着而不活动，则肌肉不发达，体力也会衰退。故《内经》一方面主张"不妄作劳"，但又提出要"形劳而不倦"。总之，太过或不及都是不适宜的。

凡从事文化教育、医疗、科研、管理等工作者，都是一

种脑力劳动，经过一定时间的工作后，应有适当的休息以资调节。随着年龄的增长，脑力会有所减退，如何保持大脑的功能，不使其过度疲劳，颇为重要。大脑的休息有两种方式：一是适当地睡眠或闭目养神，或做静养气功；一是暂时改作其他感兴趣的消遣，如散步、太极拳、体操、欣赏花鸟虫鱼书画，或阅览报刊等，以松弛脑力。夜间则要保持充足的睡眠，酣睡是最好的补剂，比什么补益药品都好。

五、虚邪贼风，避之有时

养生之道，固然要重视内在因素的调摄，增强体质，但也不能忽视外来病因的侵袭。所以《素问·上古天真论》首先指出："虚邪贼风，避之有时。"虚邪，指致病因素乘虚而入，贼风，指乘人不觉而侵袭人体的风邪。"风为百病之长"，足以贼害人之健康。对于各种外来的致病因素，应按季节加以防避，如冬令严寒，染病易于流行，应注意防避；夏令暑热，一方面容易中暑，另一方面若过于贪冷纳凉，可致暑湿或寒暑；秋季干燥，燥气易于伤肺，易患咳嗽等疾。故应"因时之序"，以避邪气。这是养生应注意的另一方面。因疾病的发生，不外乎邪、正盛衰的关系，如无病邪，则正气不致耗损，疾病便不会发生，而健康得以保持。

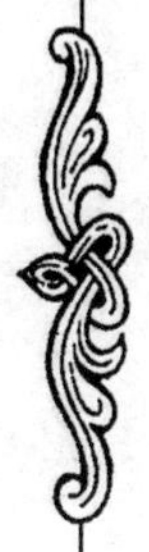

六、结语

善养生者，一般可以得到长寿。养生之道，乃医学的重要内容之一。我国历史上著名的医学家，由于懂得养生，很多都能享高寿。如葛洪 81 岁，陶弘景 85 岁，孙思邈超过了 100 岁，王冰 94 岁，钱乙 82 岁，朱丹溪 78 岁，张景岳 77 岁，叶天士 79 岁，吴鞠通 84 岁。他们都是活到老，工作到

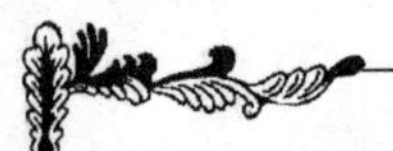

老，为我们留下了很多宝贵的临床经验与医学著作。

人的寿命长了，工作年限可相应延长，其经验更丰富，学问更深，知识更广博，对社会的贡献也更大。若能做到推迟衰老的发生，增进健康，延长寿命，使能更好地为人类社会服务，这是一件很有意义的工作。今天已诞生了“老年医学”这一门新学科，以便更好地研究衰老机制，防治老年性疾患，为广大老年人服务。根据人类学者的研究，人不仅可以活到 100 岁，甚至可以活到 200 岁，有些人到 100 多岁仍很精壮，人类是可以达到寿而康的。所以，健康长寿之道，是值得我们进一步深入研究的。

胎教与优生

计划生育是我国当前的国策，目前提倡一对夫妇只生一个孩子，故优生优育受到普遍的重视。

我国两千年前已经注意到优生优育的问题。《晋语》指出：“同姓不婚，惧不殖也。”《左传》也说：“男女同姓，其生不蕃”。古代聚族而居，同姓基本是同一氏族，具有较亲密的血缘关系。近亲结婚，不利于优生优育。我国在春秋战国时期对此已有所认识，故提出上述警惕和禁止之言，以告诫人们须慎重处理，以免影响下一代的健康成长。现在我国《婚姻法》规定“直系血亲和三代以内旁系血亲禁止结婚”。时代虽不同，规定的方法和内容不完全一样，但意义是相同的。

“胎教”一说，也是为了优生优育，其内容更为具体。

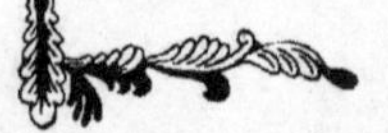

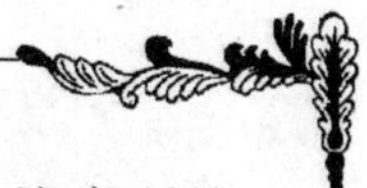

主要是指妇女妊娠以后，通过母体的思想言行和注意所处的环境对胎儿进行早期的教育。胎教之说，据有文献可考者，最早见于汉初戴德所编著的《大戴礼记》(成书于公元前70年左右)，该书《保傅篇》说："易曰：正其本，万物理，失之毫厘，差之千里，故君子慎其始也。春秋之元，诗之关睢，礼之冠婚，易之乾坤，皆慎始敬终云尔。素成谨为子孙，娶妻嫁女，必择孝悌，世世有行仁义者。如是则子孙慈孝，不敢淫暴。党有不善，三族辅之。故曰：凤凰生而有仁义之意，狼虎生而有贪戾之心，两者不等，各以其母。呜呼，戒之哉！无养乳虎，将伤天下！故曰：素成胎教之道，书之玉版，藏之金匮，置之宗庙，以为后世戒。青史氏之记曰：古者胎教，王后腹之七月则就宴室，太师持铜而御户左，太宰持斗而御户右。比及三月，王后所求声音，非礼乐则太师缊瑟而称不习；所求滋味者，非正味则太宰倚斗而言曰：不敢以侍王太子。"又说："周后妃妊成王于身，立而不跂，坐而不差，独处而不倨，虽怒而不詈，胎教之谓也。"这是要求孕妇从精神意志、饮食及生活起居等多方面注意给胎儿以良好的影响。胎教的理论及其哲学观点是"慎始"。胎儿是人生之始，具有接受母体所传递信息的能力，故母体应作出模范而加以启发之。其后刘向写的《列女传》也有相似的记载(成书于公元前30年左右)，内云："太任者，文王之母。太任之性，端一诚庄，惟德之行。及其有娠，目不视恶色，耳不听淫声，口不出敖言，能以胎教。……古者妇人妊子，寝不侧，坐不边，立不跛，不食邪味，割不正不食，席不正不坐，目不视于邪色，耳不听淫声，夜则令声诵诗，道正事，如此则生子形容端正，才德过人矣。故妊之时，必慎所感，感于善则善，感于恶则恶，人生而有万物

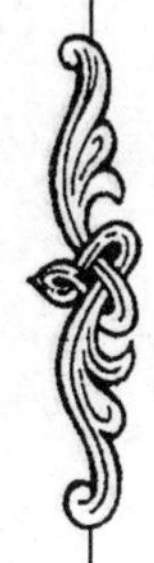

者，皆其母感于物，故形音肖之也。”戴、刘二人所述，均谓胎教始于西周早期，距今已有三千多年的历史，可能在汉代初年此说已流行于世，故二氏均加以记录。胎教之说，自隋朝以后的医著多有采用。如《诸病源候论·妊娠候》说：“妊娠三月始胎，当此之时，血不流，形象始化，未有定仪，见物而变。欲令见贵盛公主好人，端正庄尹；不欲令见伛偻侏儒丑恶形人及猿猴之类。……欲令子贤良盛德，则端正坐，清虚和一，坐毋邪席，立毋偏倚，行毋斜径，目毋邪视，耳毋邪音，口毋邪言，心毋邪念，毋妄喜怒，无得思虑，食无到脔，无邪卧，无横足。思食瓜果，噉味酸俎，好芬芳；恶见秽臭。是谓外象而变也。”唐代《千金要方·养胎》节中亦有相类似的记载。《外台秘要·养胎法》指出胎教之理是通过“外象而内感”。宋代《妇人大全良方》设有《胎教门》，谓：“胎教产图之书，不可谓之迂而不加信。”其后的妇产科医著亦多有论及胎教者。至清末之《胎产心法·教育宜忌论》对胎教的内容亦有扼要而系统的叙述。可见我国医学是把胎教之说加以继承并予以肯定的。

胎教虽有悠久的历史，但长期以来未能进一步加以研究和发展，甚或为人所忽视，以为是虚缈无凭。惟近年来却为中外学者所注意和研究。一些科学家证实胎教对胎儿具有深远的影响，并从解剖学、生理学、内分泌学、心理学等方面获得了依据。如近年来北京、南京、苏州等医学院合编的《医学心理学·优生与胎教》一章，收集了不少资料。它首先指出：“健康的心理，完善的人格，虽然大多要靠后天的社会教育而培养，但不应忽视遗传因素和胚胎期的教育。随着科学的发展，对人类智力的发掘，人们逐渐认识到把儿童教育提前到胎儿期是有意义的。”

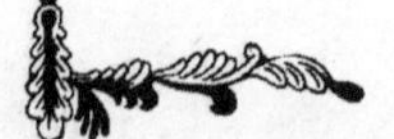

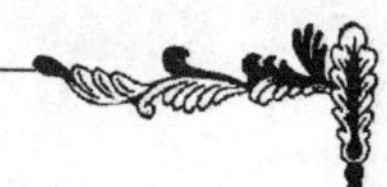

重庆医学院一研究小组对多动症儿童进行过调查，初步印象是这些儿童在胚胎时期，其母曾有较大情绪波动和心理困扰的情况。这种情况，我国两千年前的《内经》早已有所记载和论述。如《素问·奇病论》说："人生而有巅疾者，病名为何？安所得之？岐伯曰：病名为胎病，此得之在母胎中时，其母有所大惊，气上而不下，精气并居，故令子发为巅疾也。"巅，指巅顶，巅疾，即大脑的疾患，如癫痫、躁动症等。这说明儿童神经系统方面的病变，可因母体妊娠期受过严重精神刺激而发生。

根据对胚胎发育过程的研究，胎儿很早就能对一些刺激作出反应。《医学心理学》指出："神经解剖学和神经生理学的研究表明，怀孕第四周，受精卵生出一根头大尾细的神经管，能对直接的或间接的刺激作出反应。第 8 周的胎儿大脑皮层就已能粗略分层，脑细胞发育迅速，对母亲传来的信息较敏感。到第 23 周，胎儿大脑皮层结构形成，脑发育基本定型，这是胎儿能够接受胎教的物质基础。"这充分说明胎教是有胚胎解剖生理学根据的，是具有科学内容的。

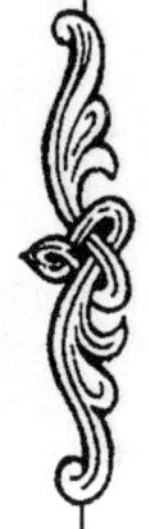

1979 年美国妇产科专家凡德卡创办了一所胎教学校，专门指导孕妇如何对胎儿进行教育，认为 4 个月可以对胎儿用语言、音乐等进行教育，这可使其发育得更好，出生后比较聪明，学习较好。加拿大精神病学家托马斯·维尼写了《未出生婴儿的秘密生活》一书，认为"未出生婴儿在子宫中第六个月起就不是一个被动的、无思维、对外界不以为意的小动物，而是一个有意识、有反应、迷人的小人儿了。"因此，他认为"孩子的性格，部分取决于婴儿在母亲子宫中所接收的信息。"奥地利萨尔茨堡大学的杰拉德·约特马恩医生对 141 名怀孕到分娩的妇女进行调查，其结论是："母亲的态度对婴儿有着极大的影响。”现在有越来越多的科学家认为基因往往载有早期人类遗传信息。通常所说的多反射胎儿，对母体外环境作出敏捷反应的能力，正是通过多反射产生的。这与古人认为孩子所以和父母“形音相肖”一致。胎儿生长发育所需要的营养和氧气，是由母体血液通过胎盘供给的。有些学者认为母体情绪变化会影响激素分泌和血液的化学成分。积极的情绪会使血液中增加有利于健康发育的化学物质；而消极的情绪则会使血液中增加有害于神经系统和其他组织的物质，这是孕妇情绪的变化足以影响胎儿性格的一种物质基础。前不久，英国心理学家欧德思进行了一项有趣的尝试，在一位孕妇腹部放置一个耳机，以便向孕妇体内的胎儿播放音乐，结果胎儿竟对音乐作出迅速反应，随着音乐而有翩翩起舞之意。加拿大一位青年乐团指挥鲍里斯·布罗特对某些短小的乐曲，不看乐谱也能指挥演奏出来。追究原因，这些乐谱正是他母亲怀他时经常练习者。上述事例，都说明胎儿对音乐是敏感的。相反，孕妇若在妊娠期间遭受恶劣的严重刺激，会给胎儿带来病变。美国有一个17岁的青年女子，婚后遭丈夫粗暴虐待，她生下的孩子第2天便夭折了。经解剖后发现婴儿胃部有三个溃疡点，并有大量出血。绅尼医生解释说：胎儿在母亲怀孕期间过着一种极其恐怖的生活，母体的内分泌作用于胎儿引起溃疡。同样，吸烟会对胎儿产生不良影响，过多饮酒也是如此，这是众所周知的。外国报道的不少例子说明，胎儿是会受母体的精神情绪和生活环境所影响的。

我国胎教之说，认为其机理是“胎儿禀质未定，逐物而变”，通过“外像而内感”的关系，给胎儿以一定的影响。一切事物的好坏，往往是从最早期便开始有其根苗。胎儿是

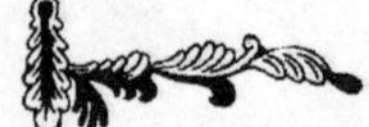

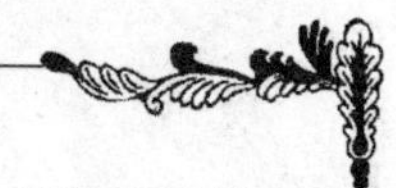

人生之始，是幼嫩的根苗，故在胎儿时期便要开始进行教育，以打下良好的基础。这是根源于我国古代哲学"慎始"的思想。有良好的幼苗，然后才易茁壮成长。胎教的内容，扼要地说，即妇女在妊娠期要精神愉快，心绪宁静，节制七情，思想纯正，端庄朴实，说话文雅，阅读有积极意义和优美的诗文，不看淫秽或惊恐怪异的书刊、戏剧，不听淫靡的乐曲，口不出恶言及怒骂，不与别人争吵，多接触正直而有道德的好人，不吃平时未尝食过的食物，不吸烟酗酒及避免不良嗜好，勿登高涉险，避免跌仆受伤及过度疲劳用力，避免性生活等。《叶氏女科证治》从气血精神来解释胎教的机理，颇为中肯，叶氏云："胎前静养乃第一妙法。不较是非，则气不动矣。不争得失，则神不劳矣。心无嫉妒，则血自充矣。情无淫荡，则精自足矣。安闲宁静，即是胎教。"总之，妊娠期应广泛地从思想、情绪、言行、生活、起居、饮食各方面注意，给胎儿以良好而优美的信息感受。从现代的实际报道和科学的验证，胎教是有意义的。这一既古老而又新颖的课题，有待进一步深入加以探究。

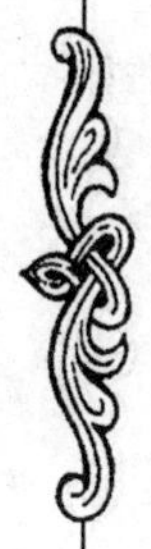

漫谈"黄芩白术乃安胎圣药"之说

胎动不安乃妊娠常见病症，其原因很多，安胎之法，必须辨证施治，方能奏效，固执一方一法，实难达到预期的效果。自金元以来，朱丹溪提出所谓："黄芩白术乃安胎圣药"之说，对后世影响很大，至今仍有人持此二味作为安胎必用之药者，胎或能安，则更坚信不疑；如果服药后胎不能安而

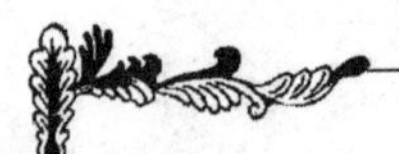

坠堕，则认为已尽了医药之能事而安之若素。事实是否这样呢？根据个人经验，对此说不能苟同。

《丹溪心法·金匮当归散论》说：“妇人有孕则碍脾，运化迟而生湿，湿而生热，古人用白术黄芩为安胎之圣药，盖白术补脾燥湿，黄芩清热故也。况妊娠赖血培养，此方有当归川芎芍药，以保血尤为备也，服此药则易产，所生男女兼无胎毒，则痘疹亦稀，无病易育，而聪明智慧不假言矣。”本来，张仲景的《金匮要略·妇人妊娠病脉证并治》只说：“妇人妊娠，宜常服当归散主之。”当归散原方是：“当归、黄芩、芍药、川芎各一斤，白术半斤。右五味，杵为散，酒饭服方寸匕，日再服。妊娠常服，即易产，胎无疾苦，产后百病，悉主之。”清代医学家尤在泾于《金匮心典》注释说：“妊娠之后，最虑湿热伤动胎气，故于芎归芍养血之中，用白术除湿，黄芩除热。丹溪称黄芩白术为安胎圣药，夫芩术非能安胎者，去湿热而胎自安耳。”《医宗金鉴》注释云：“妊娠无病，不须服药，若其人瘦而有热，恐耗血伤胎，宜常服此以安之。”这两家解释，似较允当。原张仲景本方，并无突出黄芩白术为安胎主药之意，且白术只占其余四味药之半量，并非当归散之主药可知。但朱丹溪又说：“条芩白术乃安胎圣药，俗以黄芩为寒而不用，反谓温热药能养胎，殊不知胎孕宜清热养血，使血循经而不妄行，乃能养胎。”他的立论，自有其一方面的道理。但他解释当归散时，却谓“古人用白术黄芩为安胎圣药”，未免歪曲古人意，而妄下断语。从学术态度来说，实在不够严肃。查孙思邈的《备急千金要方·妇人方》以至宋代著名医学家陈自明的《妇人良方大全》等较朱丹溪为早的妇产科典籍，均未有“黄芩白术为安胎圣药”之说，朱丹溪却以“古人”二字冠之，亦不过托古

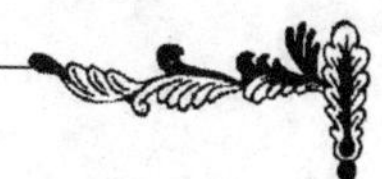

以自重而已。至谓“所生男女兼无胎毒，则痘疹亦稀，无病易育”，亦属浮词。后更谓“而聪明智慧不假言矣”则更属唯心之论。

清代医学家陈修园《女科要旨》讲了一个故事，兹抄录如下：“余内子每得胎三月必坠，遵丹溪法，用药连坠五次，后余赴省应试，内子胎适三个月，漏红欲坠，先慈延族伯延义，以四物汤加鹿角胶、补骨脂、杜仲、续断各二钱，一服而安，令每旬一次，余归已六个月矣。阅其方大为一骇，叹曰：补骨脂《本草》载其坠胎，又合鹿角胶、杜仲之温，川芎之行以助之，竟能如此之效，设余在家，势必力争，又以黄芩、白术坠之矣。此后凡遇胎漏欲坠之症，不敢专主凉血。”陈修园是以崇古著名的医家，食古不化，亦身受其害，以后，在事实面前得到一次深刻的教训，才有所醒悟，后来订出一条“新定所以载丸”（人参、白术、杜仲、桑寄生、云苓、枣肉为丸，米汤送服）以治胎动不安。

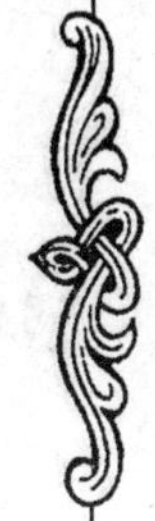

对于朱丹溪之论点，张景岳在《妇人规》已提异议。他说：“凡妊娠胎气不安者，证本非一，治亦不同，盖胎气不安，必有所因，或虚，或实，或寒，或热，皆能为胎气之病，去其所病，便是安胎之法，故安胎之方，不可执，亦不可泥其月数，但当随证随经，因其病而药之，乃为至善，若谓白术、黄芩乃安胎之圣药，执而用之，鲜不误矣。”他更详细解释说：“治热用黄芩，寒则不宜也；非惟寒者不宜，即平气者亦不宜。盖凡今之胎妇，气实者少，气虚者多，气虚则阳虚，而再用黄芩，有即受其损而病者，有用时虽或未觉，而阴损胎元，暗残母气，以致产妇羸困，或儿多脾病者，多由乎此，奈今人不能察理，但以‘圣药’二字，认为胎家必用之药，无论人之阴阳强弱，凡属安胎，无不用之，

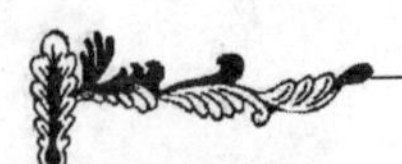

其害盖不少矣。至若白术虽善安胎，然或用之不善，此其性躁而气闭，故凡阴虚者非可独用，气滞者亦当权宜。”张景岳这个论点切中时弊，较为正确，现在重温一下，颇有必要。

我认为，妊娠妇女如身体有所不适，应随证随人，按其虚实寒热加以调治，而避免使用犯胎药。如早期妊娠而有少量阴道流血、腰酸腹痛、下坠感等先兆流产证候，则必须进行安胎，按固肾补气、止血养血为主的原则治理。经云：“胞脉系于肾”，肾以载胎，血以养胎。早期先兆流产，除身体虚弱，胚胎先天发育不良及跌仆挫损伤冲任等外，主要由于肾脾亏损，伤及冲任，以致不能系胞载胎及摄血养胎，其诱因多由于妊娠三月内不能节制房事及劳力过度所致。故《傅青主女科》对导致“小产”的几种原因，首重行房不慎，治法提出以固肾补气摄血安胎为主。临床常用的方药可选用《医学衷中参西录》的寿胎丸（菟丝子、阿胶、续断、桑寄生）合四君子汤加减化裁。寿胎丸以菟丝子为主，《中国药学大辞典》谓其能“补肝肾，生精髓，用作强壮收敛药”。《圣惠方》谓其可治难产。我个人经验，菟丝子是固肾安胎的主药，补而不燥，是补益肝肾的理想药物，而且药价便宜，药源不缺。桑寄生是固肾养血安胎止漏之品，兼有强腰壮骨之功。续断温补肝肾，暖子宫，止胎漏，强筋骨。阿胶有滋肾安胎、养血止血的作用。本方具有滋养肝肾、止血安胎的功效。四君子汤补气健脾，在本方的基础上，可加入首乌、熟地以滋肾养血，少量春砂仁以化气安胎，并防止阿胶、菟丝子、熟地的滋滞。我用此方治疗多例先兆流产和习惯性流产之有先兆症状者，均能奏效。当然，如果流血过多、时间过长，或胎元不正、胎萎不长，甚至已成不可避免

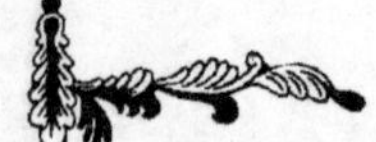

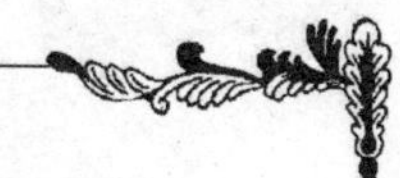

流产者，则当别论。

“黄芩、白术乃安胎圣药”之说，应该重新评价，以免误人。

（原载《新中医》1977年第1期）

当归对妇科病的宜忌

当归向来被视为妇科调经补血之圣药。妇女以血为主，民间凡有妇科疾患，往往自煎当归饮服，而医者对于各种妇科病，方中亦每配伍当归，似乎当归对一切妇科疾病皆可施用，无须辨证，这不符合中医因证用药之要旨。殊不知当归对妇科病亦有所宜忌，未可概行施用也。

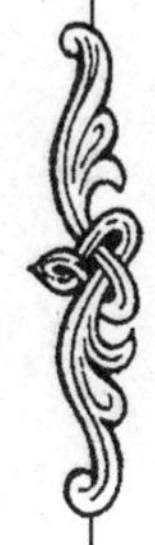

当归性味甘平温，《名医别录》认为其辛，大温。凡辛温之品，只适宜于虚寒之体及寒凝之证。若血少而阴虚者，则当归虽有补血之功，亦不宜用，或不宜独用，以其辛温助阳，则不能益阴以生血。遇此证候，以选用滋润养血之品如熟地、黄精、枸杞子、何首乌、鸡血藤之类为宜。

妇科病以血证较多，如月经过多、崩漏、经行吐衄、经间期出血、胎漏、胎动不安、妊娠卒下血等，均以出血为主症，这些妇科血证，在其出血未止时，多不宜用当归，否则往往反而增加其出血，这是我从临床实践中得出的深刻体会。上述这些妇科血证，是生理上不应该有的现象，乃属病理性的出血，应及时加以止血，欲其止血，需使血脉宁静，才能达到目的。《景岳全书·本草正》云：“当归其气辛而动，故欲其静者当避之。凡阴中火盛者，当归能动血，亦非所

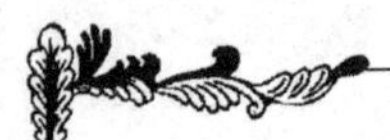

宜。……其要在动、滑二字，若妇人经期血滞，临产催生及产后儿枕作痛，俱当以此为君。”这里已基本说出运用当归之宜忌矣。若妇女月经过少、月经先后无定期、月经稀发、闭经、痛经、恶露不行等血行滞碍之症，自宜运用当归以助其遄行。倘阳盛火旺而出血过多者，均不宜用。《本草正》在当归条中说：“若吐血衄血之气火升浮者，助以温升，岂不为虎傅翼？是止血二字之所当因证而施，固不可拘守其止之一字而误谓其无所不可也。且凡失血之症，气火冲激，扰动血络，而循行不守故道者，实居多数。当归之气味俱厚，行则有余，守则不足，亦不可过信‘当其所归’一语，而有循名失实之咎。”说明古人对当归早有正确的认识。无奈世人误以为当归是妇科之圣药，补血之通剂，不求辨证，概行施用，这不仅不能愈病，有时反而增病，良可慨也！近世名医张山雷对此有深刻的体验，他在《沈氏女科辑要笺正·血崩》中指出：“当归一药，富有脂液，气味俱厚，向来视为补血要剂，固亦未可厚非，在阳气不足之体，血行不及，得此温和之品，助其遄行，未尝非活血益血之良药。惟其气最雄，走而不守，苟其阴不涵阳而为失血，则辛温助动，实为大禁。”并附有血崩一案，患者原由张氏用滋阴补土之法治疗，病情稳定。另一医者加用当归三钱，仅进一剂，鲜血陡然暴下，几致厥脱，特录之以为世人戒。这确是经验之谈。据药理研究，当归对子宫有两种不同作用的成分，一是抑制，二是兴奋，后者易溶于水，故煎服当归，能使子宫兴奋，在子宫出血期间，煎服当归，会令子宫兴奋，这是促使出血增多之原因。一般月经过多及崩漏之患者，为了想补血，往往自诉曾服当归而未愈。余嘱其回忆服用前后的情况，多谓服后反而增加血量者，不知何故云云。余随给予解

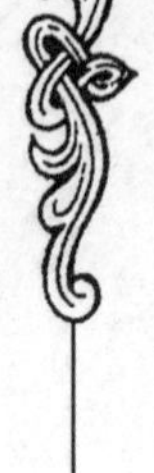

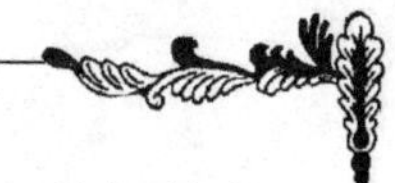

释，才恍然大悟。其实当归不仅出血期间不宜用，凡妇科病有阴虚火旺者均非所宜。故对常用中药使用的宜忌，有加以详细阐明并广为宣传的必要，以免贻误也。

论逍遥散、定经汤等的沿革及其异同

以舒肝而调经的方子不少，其中以逍遥散与定经汤治疗月经不调为妇科所最常用。二方之组成，虽有相类似之处，但却分别侧重于调肝或滋肾，临床运用时应有所区别，兹探讨如下：

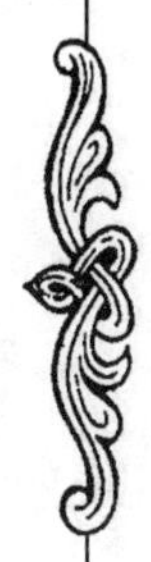

一、逍遥散的源流与发展

逍遥散首见于《太平惠民和剂局方·妇人诸疾》中，几百年来用为治疗妇科月经病的常用方，影响深远，由此而演变的方剂不少。本方除治疗妇科病外，并具有其他广泛的疗效。据《太平惠民和剂局方·妇人诸疾》所述的功效有："治血虚劳倦，五心烦热，肢体疼痛，头目昏重，心忪颊赤，口燥咽干，发热盗汗，食减嗜卧及血热相搏，月水不调，脐腹胀痛，寒热如疟。又疗室女血弱阴虚，荣卫不和，痰嗽潮热，肢体羸瘦，渐成骨蒸。"按本方载于妇人诸疾门中，原文所主诸证，当以妇科病兼见者为主。方义着重于养血舒肝。肝主藏血，性喜条达，故凡肝血不足而肝气郁结者，均可用之。近年来，通过实验研究，证明本方能使肝细胞的变性、坏死等病理现象减轻，血清谷丙转氨酶活力下降，从而对慢性、迁延性肝炎等肝病有一定疗效。根据中医辨证论

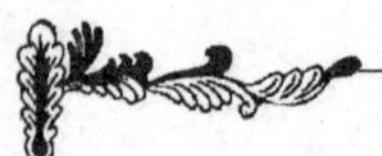

治、异病同治的原理，凡属肝郁血虚所致的各种疾病，例如两胁作痛、寒热往来、头痛目眩、神疲食少、月经不调等，均可用之。

原方的组成为：甘草（微炙赤）半两，当归（去苗，锉，微炒）一两，白茯苓一两，白芍药一两，白术一两，柴胡（去苗）一两。

制法和服法：为粗末。每服二钱，水一大盏，烧生姜一块，切破，薄荷少许，同煎至七分，去滓热服，不拘时候。按本方以柴胡、白芍、薄荷疏达肝气，当归、白芍养血和肝，白术、茯苓、炙甘草、煨姜健脾和胃。全方着重养血舒肝，佐以健脾。《金匮要略》云："见肝之病，知肝传脾，当先实脾。"以木病可以乘脾土。本方的组成，充分体现其遵照仲景所提出的这个原则。从其所用之分量及煎服法看，是属于"轻剂"的范畴，剂型是粗末之散剂，每服仅二钱，且不用久煎，热服不拘时候，意即每天不止服一次。散者，散也，轻可去实，肝气郁结不舒，属于实证之病机，故用散剂、轻剂以宣散之。热服不拘时，亦以助其升发之气。若用重剂久煎，反失轻清浮泄之义。方药之运用，若违反了中药之药性与药理，足以影响疗效。汪讱庵编《医方集解》逍遥散的分量是：炙甘草五分，归、芍、苓均为一钱，保持了轻剂的原旨。今人用逍遥散的处方，各药动辄三五钱，概用三碗水煎取一碗，有失原方的意旨，以致有些人服了感觉燥热，达不到轻清宣泄郁气之目的，影响了疗效。剂型与用量，必须遵照中医的理论和中药的药理。

逍遥散的来源，基本是根据四逆散之立法化裁而成的。四逆散为《伤寒论》用治邪热郁结于内，至成热厥之候的主方。方中用柴胡、白芍以疏肝解郁清热，枳实行脾气之壅

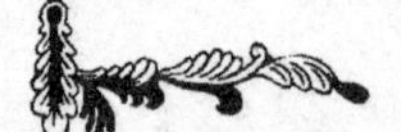

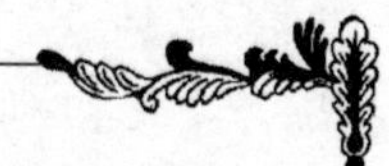

滞，调中焦运化之功，甘草和中。四逆散为调理肝脾之祖方。逍遥散之立法，亦是以调肝理脾为主。方中柴胡、白芍舒肝平肝，少佐薄荷以增益其疏散条达之力，白芍与当归合用，养血以柔肝；白术、茯苓、甘草培补脾土，少佐煨姜以增强运化之效。诸药合用，使肝郁得解，血虚得养，脾虚得补。肝脾和调，气血畅利，则诸症可愈。四逆散与逍遥散虽均属舒肝和脾之剂，惟前者着重于气分，而后者则兼顾血分，以此为异。

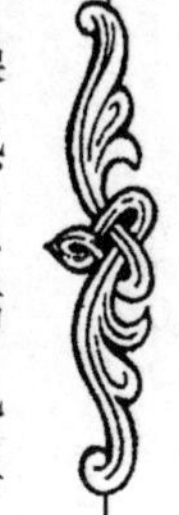

逍遥散创立以后，不断有所发展。薛己在《校注妇人良方》卷二十四于逍遥散原方加入丹皮、炒栀子各五分，柴胡亦为五分，其余各药均用一钱，名加味逍遥散（即一般所称之丹栀逍遥散），用治肝脾血虚有热，遍身瘙痒，或口燥咽干，发热盗汗，食少嗜卧，小便涩滞。又治瘰疬流注虚热等症。《审视瑶函·卷四》丹栀逍遥散称为八味逍遥散。丹、栀各七分，余药均用一钱，为粗末，水煎服。用治怒气伤肝，脾虚血少，致目暗不明，头目涩痛。肝郁容易化火，凡肝郁有热者，则丹栀逍遥散较为适用。《傅青主女科》在丹栀逍遥散基础上化裁出宣郁通经汤，即原方去苓、术，加入香附、黄芩、郁金各一钱，白芥子二钱，归、芍、丹皮各五钱，炒栀子三钱，柴胡一钱。用治肝火炽盛，瘀热内郁而成血块，甚至经水未来而腹先痛者。《医略六书·女科指要》则在逍遥散中加入生地黄五钱，当归三钱，柴胡、甘草各五分，苓、术、芍药各一钱五分。为粗末，每服二钱，加生姜一块，薄荷少许，水煎服，名黑逍遥散，用治肝郁脾虚，妇女崩漏，脉弦虚数者。《傅青主女科·经水先后无定期》中，在黑逍遥散基础上以山药易白术，以炒荆芥易煨姜、薄荷，再加入菟丝子，名曰定经汤。以上是逍遥散演变的概略。

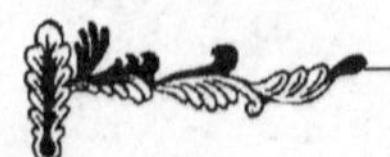

二、逍遥散、定经汤等方义的异同及在临床上的运用

从逍遥散发展为丹栀逍遥散、宣郁通经汤、黑逍遥散、定经汤等，是有其脉络相承的。但彼此同中有异，异中有同，其方义、剂型、分量及临床运用上各有所区别。由四逆散之着重调理肝脾气机，发展为逍遥散之兼顾养血柔肝，再发展为丹栀逍遥散、宣郁通经汤之兼清泻肝经郁热，再发展为黑逍遥散、定经汤之兼滋养肝肾。从药量来说，从分量轻少逐渐转为有些药物用量较重。从治疗范围来说，则从治疗多种疾病逐渐偏向专治妇女月经失调，而失调之中，其证候表现又有所差异。辨证选方时应分别掌握运用。

逍遥散着重疏解肝经之郁气。肝喜条达，故宜用散剂以散之，量轻以扬之。轻可去实，故全方仅用粗末二钱，水一盏煎取七分，不宜久煎，皆取其轻清上浮而易于透达之意。虽或改用饮片，药量亦宜轻。从逍遥散系列方可证。近世医者不明此理，不论什么方药，每药概用10克、15克，有违中医学审方命药之准则。不知药量应轻则轻，应重则重，并非凡药量重均可增大其功力。其实，药量轻重不同，会有不同的作用或出现相反的效果。这些例子是不少的。如桂枝汤之桂枝增加二两，则为桂枝加桂汤，不是治太阳中风，而是治奔豚气，可为例证。

定经汤是于舒肝、健脾、养血、滋肾之中，比较着重于滋肾养血。方中重用菟丝子、熟地以滋肾补肾，菟丝子、当归、白芍俱用至一两，熟地、怀山药五钱，药量均较重，茯苓三钱，炒荆芥二钱，柴胡五分。从各药分量的轻重，可见其着重于滋肾养血了。他认为："经水出诸肾，而肝为肾之

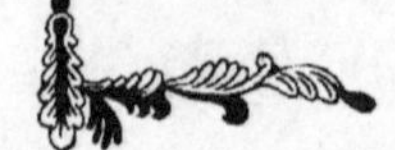

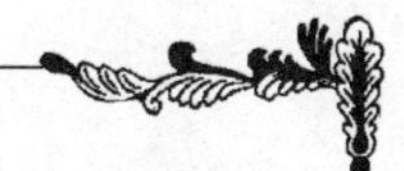

子，肝郁则肾亦郁矣。肾郁而气必不宣，前后之或断或续，正肾之或通或闭耳。……治法宜舒肝之郁，即开肾之郁也。肝肾之郁既开，而经水自有一定之期矣。”经水出诸肾之观点，是根据《素问·上古天真论》论述月经来源之生理提出的。因肾气盛然后天癸至，天癸至才有月经来潮，故滋肾养血是调治月经之或通或闭的重要原则。当然，月经的定期来潮，还要赖肝、脾的共同协调，但以肾水的充沛为根本，而以血为用事。肝主藏血，脾主统血，肾、肝、脾互相支持协调，使任脉通、冲脉盛，则月事以时下，否则便断续不调。故定经汤从肾、肝、脾兼顾以治月经失调，是比较全面而以肾为重点的。肾为阴中之阴，位居下焦，故滋肾药宜重。补可扶弱，重可镇怯而直达下焦，以收水到渠成之效。

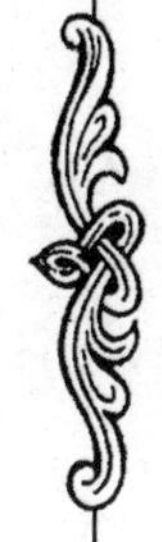

关于诸逍遥散、宣郁通经汤、定经汤在临床上的运用，可分述如下：①肝气郁而不舒，以致经行不畅，先后多少不定，或经前乳房、少腹胀痛，胸胁苦满，头痛目眩，舌色黯滞，苔薄白，脉弦者，宜用逍遥散；②若肝郁化火，烦躁易怒，口苦咽干，五心烦热，小便涩赤，发热面红，舌边稍红，苔黄，脉弦略数者，宜丹栀逍遥散；③若肝火炽盛，煎熬津血，以致经血紫黑成块，经前腹痛，舌红苔黄，脉弦数者，宜宣郁通经汤以降肝火、利肝气、解肝郁而兼养肝血；④若肾水不足，水不涵木，木盛乘土，以致月经后期量少，面色晦黯，脉弦细者，宜黑逍遥散；⑤倘肾水亏损，肝失所养，肝血不足，以致气郁不舒，因而月经延后，稀发，甚或闭止不行，眼眶黯黑，面额部有黯黑斑，舌黯不荣，脉弦细尺弱者，则宜用定经汤。正如傅氏所说：“此方舒肝肾之气，非通经之药也；补肝肾之精，非利水之品也。肝肾之气舒而通，肝肾之精旺而水利，不治之治，正妙于治也。”他所说

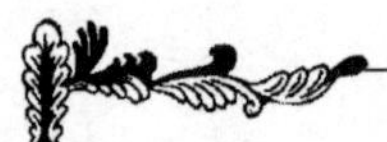

之水，是指经水，非小水之谓。从其谓“非通经之药”一言，可知定经汤所治，着重于后期、稀发、闭经之不调，方药并非攻伐祛瘀通经之剂，但通过滋肾养血以达到通经之目的，故曰“不治之治，正妙于治也”。从临证实践来说，很多月经稀发、闭经之患者，以肾水亏损者居多，故须用补而通之，或先补后攻之法，因势利导，使水到渠成，便可奏效。定经汤重用菟丝子、大熟地以滋水补肾，增益月经生化之源，并重用当归、白芍以养血柔肝，山药、茯苓以健脾，少佐柴胡、荆芥以舒发肝气。水足血旺，肝气得舒，经水自可来潮。

从上列各方的加减化裁，可见方药是不能执泥不变的，应该按不尽相同的病机与证候，而分别选方命药，才能收到预期的效果。

保产无忧散和生化汤新解

保产无忧散见于《傅青主女科·产后编》，生化汤首见于《景岳全书·妇人规·古方》，两方均普遍流行于民间，广为使用，前方应用于妊娠晚期及分娩之前，后方用于新产之后。《景岳全书·妇人规·古方》亦载有保生无忧散，但与傅氏所载和后世广泛流传使用者不同，仅方名相同而已，在此不作讨论。

保产无忧散又名保产无忧方、神验保生无忧散，俗称十二太保，加一味黄芩则称十三太保。一般用于妊娠 7 个月后及临产前，以防治难产。该方由下列药物组成：当归（酒

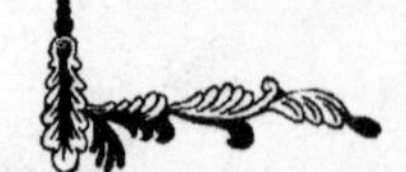

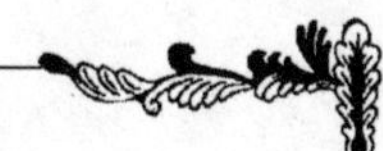

洗)、川芎各4.5克，荆芥穗(炒焦)、炙黄芪各2.5克，艾叶(炒)、厚朴(姜炒)各2克，枳壳(麸炒)2克，菟丝子(酒炒)4克，川贝母(去心)3克，白芍(酒炒)3.5克，羌活、甘草各1.5克，生姜3片。妊娠7个月后每月三五服，临产热服，若虚极加入人参1.5克。清代以后妇产科专书多载有该方。程钟龄之《医学心悟·妇人门》在该方后云："妇人临产先服一二剂，自然易生。或横生倒产。甚至连日不生，连服一二剂，应手取效，永救孕妇产难之灾，常保子母安全之吉。"并云："此方流传海内，用者无不响应，而制方之妙，人皆不得其解，是故疑信参半。余因解之。新孕妇人，胎气完固，腹皮紧窄，气血裹其胞胎，最难转动，此方用撑法焉。当归、川芎、白芍养血活血者也；厚朴祛瘀血者也，用之撑开血脉，俾恶露不致填塞；羌活、荆芥，疏通太阳(经)，将背后一撑，太阳经脉最长，太阳治而诸经皆治；枳壳疏理结气，将前面一撑，俾胎气敛抑而无阻滞之虞；艾叶温暖子宫，撑动子宫，则胞胎灵动；川贝、菟丝，最能运胎顺产，将胎气全体一撑，大具天然活泼之趣矣。加黄芪者，所以撑扶元气，元气旺则转运有力也。生姜通神明，去秽恶，散寒止呕，所以撑扶正气而安胃气；甘草协和诸药，俾其左宜右有而全其撑法之神者也。"历来对本方无合理详尽的方解，程氏之说，遂成为唯一的解释。由于本方对临产孕妇确有一定的防治难产效果，近年来报道其可治胎位不正，说明它对晚期孕妇有调整机体的作用，实践有效，自有真理存焉。程氏撑法之解释，从今天来看，还缺乏科学的说服力。其实，本方具有活血化瘀行气益气的作用，能帮助晚期孕妇及临产时的血气流动，因而达到助胎顺产之目的。

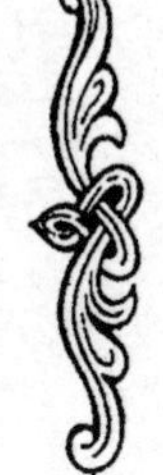

最近第四军医大对晚期孕妇通过甲皱微循环、血液流变

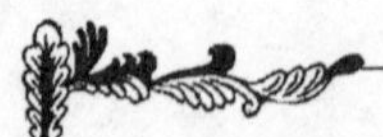

学的观察，结合对孕鼠的实验研究，提示正常晚期孕妇出现血液流动较为缓慢，主要原因是红细胞变形能力差和血红细胞聚集性增强，证明晚期孕妇已有血瘀情况存在，也是产后血瘀成因之一，为产后多瘀的渊源。基此情况，于晚期孕妇适当予以活血化瘀、行气益气之剂，对临产及产时是有所帮助的。保产无忧散正是适合这一时期的机理而设。方中川芎、当归、芍药活血化瘀，厚朴、枳壳、羌活行气，荆芥、艾叶温行气血，黄芪益气，菟丝子护胎，川贝母实验证明其能兴奋子宫，《甄权本草》谓其可治产难。中药是具有多种作用的，川贝不单纯在于除痰也。甘草和中缓急，能抑制平滑肌活动、缓解子宫肌痉挛而止腹痛。全方共奏活血化瘀行气益气缓急护胎之功，使血气流畅，机能活泼，有利于临产分娩，故可防治难产。本方主要用于产前调整机体，故用轻剂，各药分量均轻，以达到灵活转枢之效，不用攻破逐瘀只用活血之品，佐以益气护胎之药，通过活血行气以达到顺利分娩之目的，正是本方配制涵义。

生化汤始见于《景岳全书·妇人规·古方》，称钱氏生化汤，乃会稽钱氏世传治妇人方。其方药物组成为：当归15克，川芎6克，炙甘草1.5克，焦姜1克，桃仁10粒（去皮尖），熟地9克。方后亦说一方无熟地。《傅青主女科·产后编》所引是无熟地者，后世亦多用无熟地这一首方。景岳在该方后附有加减法：①胎衣不下或血冷、气闭、血枯、气弱等证，连服生化汤二三剂，即下；或用此送服益母丸一丸，即下。盖益母草行血养血，性善走而不伤人者也。②凡妇人无论胎前产后，皆宜此药。③凡血晕、虚晕，加荆芥穗。④凡产妇气虚、气脱，倦怠无力，加人参、黄芪。⑤凡阳虚厥逆，加附子、肉桂。⑥脉虚烦渴，加麦冬、五味。⑦气壅

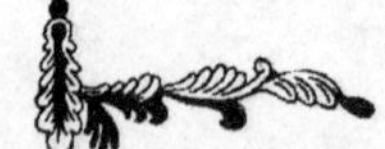

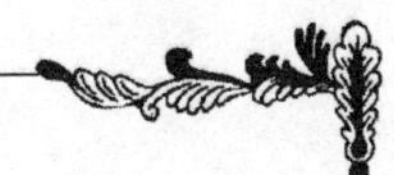

有痰，加陈皮、竹沥。⑧血虚血燥便结，加麻仁、杏仁、苁蓉。⑨多汗不眠，加茯神、枣仁、黄芪。上体多汗加麻黄根；下体多汗加汉防己。⑩烦热加丹皮、地骨皮。⑪口噤如弓反张瘈疭者，加荆芥、防风。⑫恶露未尽，身发寒热，头痛胁胀，其小腹必然胀痛，加红花、丹皮、肉桂、延胡索。⑬内伤饮食，加山楂、陈皮、砂仁或神曲、麦芽。⑭外伤寒湿，或加苍术、白术。⑮血积食积，胃有燥粪，腹胀痛，加大黄。⑯产后下血不止，或如屋漏水，沉黑不红，或断或来，或如水，或有块，淋漓不休，此气血大虚之候，不可误用寒凉，其脉浮脱者，可加附子辈诸阳分药，否则不救矣。⑰佛手散单用当归、川芎，此即其变方也。《傅青主女科·产后编》所载之生化汤，通过加减化裁列出了多首生化汤，基本上也是根据《妇人规·古方》的加减法而来。生化汤主要用于新产之活血化瘀、祛风散寒和中，以促恶露之及早排出，故除芎、归外，配以桃仁、煨姜、炙甘草。

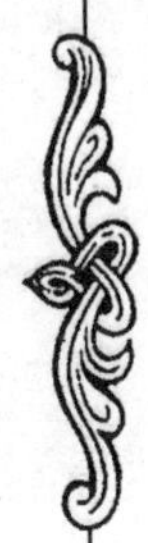

生化汤与保产无忧散均有活血行瘀的作用，但对象不同，故配伍有异，惟却有相互连系之妙。近年来有学者以生化汤加益母草作动物实验，结果显示该方对正常育龄小鼠有对抗雌激素所致的子宫充血水肿增生肥厚的作用，而对去卵巢小鼠则可促进子宫增重，提示该方在卵巢功能下降时又能代偿部分卵巢功能，以防止子宫萎缩。此实验初步说明生化汤既能生又能化的双向药性作用。又有学者以生化汤加红花，对100例产后子宫复旧不良和子宫收缩痛者与同时期用麦角新碱者进行对照比较，结果认为加红花生化汤对促进产后子宫复旧，较麦角新碱为好。

生化汤虽然是一首古方，但使用时亦应根据产妇的体质和临床表现不同而适当加减化裁，才符合中医辨证用药的原

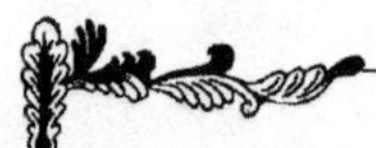

则。世人或时医不问情况，概用生化汤煎服，疗效不一定理想。

产后多虚、多瘀。分娩本是一个生理过程，而新产及产后会由此而出现一些病理现象。产后多虚是由于产时耗损血气，一时未能恢复所致；产后多瘀则由于晚期妊娠已有血流缓慢滞碍的现象，加以有恶露存在，影响子宫复旧和新血的滋长。生化汤，特别是生化汤加益母草对促进子宫收缩和迅速排尽恶露具有良好的活血祛瘀作用。我在临床应用上有同样的体会。生化汤也是轻剂，轻可去实，药量不宜过重，否则会出现相反作用而增加出血量，这是值得注意的。若加益母草则可用至30克，它能增强子宫肌的收缩力和紧张性，作用与脑垂体后叶激素相似而较平稳，有效部分以叶为佳，并有利尿作用，不仅为月经病和产后病之常用药，且可作为肾炎利尿之理想药物。

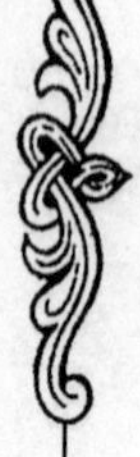

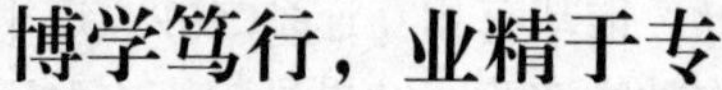

博学笃行，业精于专

一、学医的历程

先父是晚清的儒生，以儒通医，常与友人之精于医者切磋琢磨，研究医理，讨论病证。除《内经》《难经》《伤寒论》《金匮要略》外，对吴鞠通的《温病条辨》钻研较深，精于内、妇、儿科。我在父亲熏陶之下，亦立志学医。古人谓“不为良相，当作良医”，从政与为医，同样是为了解除人民之疾苦。

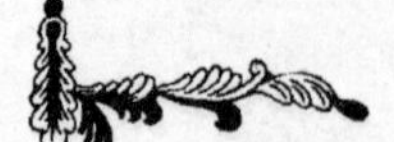

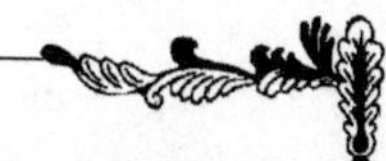

当时广州已有中医学校之设立，为了更好地学习岐黄之术，我于1930年考入广东中医药专门学校学习。该校为五年全日制，系由广州、香港中医药界共同创办，校舍宽敞，设备完善，师资充沛，制度严谨，具有良好的学习环境与条件，学习除理解中医发展的过程和一般的基本理论外，主要是背诵《内经》主要条文及《伤寒论》《金匮要略》和温病等典籍，为中医学打下了牢固的基础。然后学习内、外、妇、儿各科。在学习中我觉得与同学互相问难、讨论研究、启发思路，收益最大。我们在班里联系了10位志同道合的同学，组成一个医学研究会，每周假日开研究会一次，提出问题共同讨论，或各自选题写成文章以便大家参考研究，通过这种形式，以推动学习，并以此锻炼写作能力，收效良好。

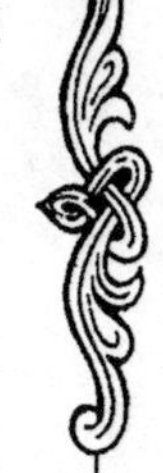

二、实践中磨炼

毕业后，我被留在学校的附属广东中医院任医生。该院除门诊外，并有住院病人。该院也是当时设备较好的中医院，全部用中医中药治疗。住院的病人，均属急重病者及顽残之疾，其中，高热持续不退、神志昏迷者，或大量吐血、喘促危急者，或偏枯瘫痪、活动不能者，或骨折创伤、疼痛溢血者，等等，不一而足。由于有机会接触及处理这些危重病人，对一个年青医生来说是很好的锻炼机会。在20世纪30年代的旧中国，固然没有公费医疗，如非急重病也不习惯于住院，而中医院却是来者不拒，在这样的工作环境中，在有经验的长辈指导下，不仅锻炼了胆识，更重要的是提高了医疗技术，同时迫使自己去查阅典籍，请教古人，对一些民间验方，也得取来验证。“礼失而求诸野”，中医不少宝贵

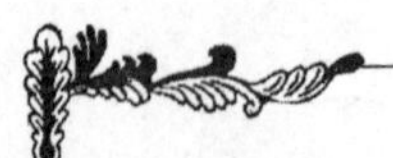

的经验，往往散落在民间，故不少民间疗法，是具有一定效果的。毕业后的几年间，在接诊病人的过程中，我是在长辈的带领下，不断钻研典籍，向他人学习来锻炼自己、提高自己的。

三、博学笃行

医学是一门自然科学，也是实践的科学。但它不是孤立的，而是有横向联系的。故医生除对本专业的书籍要熟读和博览外，对于其他学科如哲学、文学、历史、天文、地理、化学、物理、心理学等，都应有所了解，具备一定的知识。我从青年时代起，对哲学、文史、天文、地理等也颇感兴趣，故均有所涉猎，虽然谈不上有什么成就，但却得到一定的启发。古代古家中我比较钦佩张景岳，这不单纯是学术观点问题，而是由于他的学识广博，在著述中理论纵横，头头是道，这不能不归功于他的多方面学识。今天有许多“边缘科学”出现，也是由横向科学之间产生出来的。

医学是一门实践性很强的科学。“熟读王叔和，不如临证多”，有理论而无实践，这是无本之木，无源之水，这种理论将是空泛的。有实践而无理论，这种实践是不能推广和提高的。孔子说：“博学之，审问之，慎思之，明辨之，笃行之。”这是指整个学习过程中的各个环节。医学也是这样，博学之后，应该经过不断的思考、研究，以明辨是非，最终立足于实践。不断地实践，实践出真知。但实践应该有理论作指导，避免盲目实践而多走弯路。医学的进程，应该本着“实践，认识，再实践，再认识，循环往复，以至于无穷”螺旋式上升的规律，才会有较高的成就。数十年来，我虽然有较长一段时间从事医学教育行政工作，但我从未离开过临

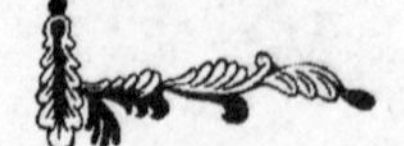

证实践。中医离开了实践是不能发展的。医生必须要学到老、做到老。

四、由博返约

做学问应该是宝塔式的，基础要广阔，但最后要有所精专。医学既然与各个学科有横向的联系，本身的各个科目之间亦有联系，故首先要求学识广博。但一个人精力有限，而学问却无穷。为学之道，必须由博返约，才能精专而深入。就医学范畴来说，有基础科目，也有临床科目。就临床科目而言，则有内、外、妇、儿、五官、皮肤、骨伤等科，不可能各科都精。当然，内科是临床各科的基础，有了基础知识和各科的一般知识之后，最终只能致力于某一科而作精深的研究。我毕业后的几年是以内科为主的，我开始教学的时候，是讲授《金匮要略》。然后转而着重儿科，包括临床和讲授、编写儿科教程。最后又因工作需要和个人兴趣的关系而转向妇科，从临床、教学到编写教材均集中于妇科了。经过20多年的专业钻研，渐渐有了较多的体会。我现在虽不敢说已精专于妇科，但已经历了这个由博返约的过程。在专业之中，我认为教学与临床是相互促进的。有些人以为教学是输出，故不乐意做教学工作；以为临床才能得到技术上的提高，便一味热衷于临床。其实，教与学是相长的。教师在教学过程中可提高本身的专业理论，俾能有系统地指导临床，既是输出，也有收入。对一个临床医生来说，教学也是一种锻炼和学习。

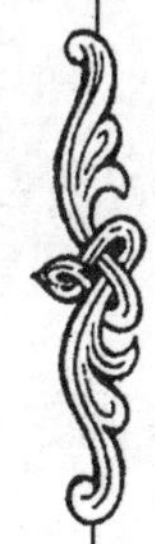

对一门学问要专下去，不是简单的事情。“学海无涯”，一种学问，就算花了一生的精力，也未必能全面地洞察精微。若只有广度而无一定的深度，则有如一叶扁舟，浮泛于

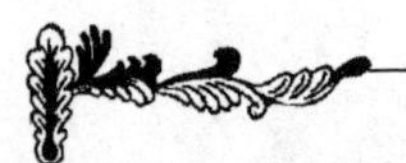

汪洋大海之中，是难于到达彼岸的。

医学上的专，除专科临床实践之外，更应动笔总结经验，掌握其规律，以便更好地指导今后的临床实践。因为在总结的过程中，除了整理客观资料之外，还要经过思考才能找出其规律性。古人说："学而不思则罔，思而不学则殆。有了实践而不加以思考总结，便会茫无定见，那就不能进一步深入下去而有所成就。由博返约之后，还要在专业上不断下工夫，学习、实践、总结，再学习、再实践、再总结，不断深入，这是做学问应有的进程。

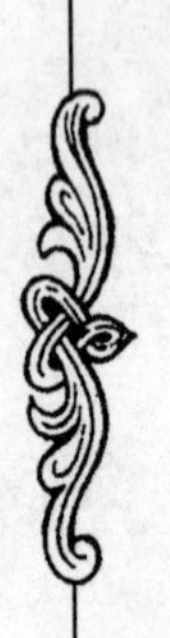

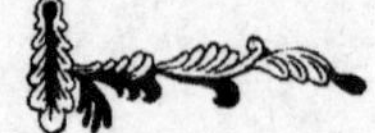

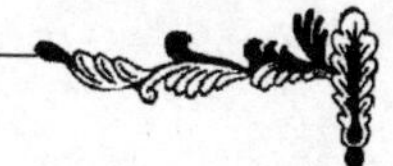

年谱

1914 年 10 月	出生于广东省南海县西樵山。
1930~1935 年	就读于广东中医药专门学校，以总成绩第一名毕业。
1934 年	考取广州市中医师执照。
1935~1938 年	任职广东中医院医师。
1939~1941 年	任职广东中医药专门学校。
1943~1945 年	在广东省连县开办中医讲习所。
1947~1949 年	任职广东中医药专门学校儿科学教师。
1950~1953 年	兼任广东中医院院长。
1951 年	加入中国民主同盟。
1953~1957 年	任广东省中医进修学校副校长。
1956 年 5 月	兼任广州中医学院筹备委员。
1956~1957 年	兼任广州中医学院金匮要略教研室主任。
1958~1966 年	任广州中医学院妇儿科教研室主任、进修部主任、校务委员会委员。

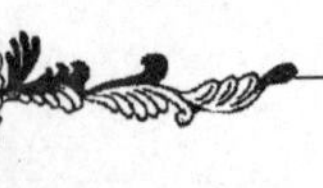

1962 年	评为广东省名老中医。
1964 年	当选为广东省人大代表。
1971~1979 年	任广州中医学院妇科教研室主任。
1977 年 12 月	被评为广州中医学院第一位教授。
1978 年	招收首届中医硕士研究生。
1978~1993 年	当选为第五、六、七届全国人大代表。
1980~1982 年	任广州中医学院副院长。
1979 年	出版《罗元恺医著选》(广东科学技术出版社出版)。1982 年获广东省高等教育局科技成果三等奖。
1981 年	任国务院学位委员会医学学科评议组成员。
1982 年	任广州中医学院学位评定委员会主席。
1983 年	由卫生部任命为广州中医学院顾问。
1983 年	创制“滋肾育胎丸”,获卫生部科技成果乙级奖。
1984 年	点注《妇人规》(张介宾原著,1985 年罗元恺点注),1986 年广东科学技术出版社出版。1986 年获广东省高等教育局二等奖。
1984 年 7 月	任中华人民共和国医学专家代表团团长,访问泰国。
1984 年	任中国中医药学会妇科专业委员会副主任委员。
1985 年	创制“田七痛经胶囊”,获广州市科委科技成果三等奖。
1986 年	主编高等中医药院校第五版统编教材

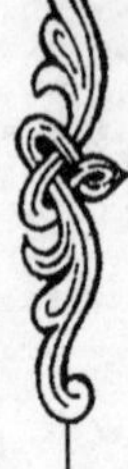

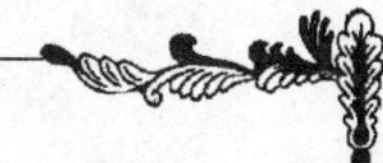

《中医妇科学》(上海科学技术出版社)。

1986 年　获首批中医妇科博士学位授权资格。

1986 年　出席第二届亚细安中医学术大会并作学术报告(马来西亚·吉隆坡)。

1988 年　主编高等中医药院校教学参考丛书《中医妇科学》(人民卫生出版社出版)。1989 年授权在台湾知音出版社再版。

1989 年　出席第三届亚细安中医学术大会并作学术报告(泰国·曼谷)。

1990 年　出版《罗元恺论医集》(人民卫生出版社出版)。

1991 年　由国家人事部遴选为全国首批老中医药专家学术经验继承工作的导师，1993 年指导其学术继承人张玉珍、罗颂平，1994 年出师。

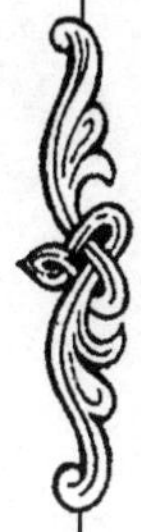

1993 年　出版《罗元恺女科述要》(广东高等教育出版社出版)。

1994 年　主编《实用中医妇科学》(上海科学技术出版社出版)。

1995 年 2 月 21 日　病逝于广州。